- 国家卫生和计划生育委员会"十三五"规划教材
- 全国高等学校教材

专业用

眼 病 学

第 3 版

主　　编　李筱荣

副 主 编　许　迅　沈丽君　张铭志

编　　者（以姓氏笔画为序）

齐　虹　北京大学医学部

许　迅　上海交通大学

孙丰源　天津医科大学

李筱荣　天津医科大学

杨培增　重庆医科大学

余敏斌　中山大学

沈丽君　温州医科大学

张铭志　汕头大学

赵桂秋　青岛大学医学院

徐国兴　福建医科大学

褚仁远　复旦大学

瞿小妹　复旦大学

编写秘书　刘巨平　天津医科大学

　　　　　杨瑞波　天津医科大学

融合教材数字资源负责人　李筱荣　天津医科大学

融合教材数字资源秘书　　杨瑞波　天津医科大学

人民卫生出版社

图书在版编目（CIP）数据

眼病学/李筱荣主编.—3 版.—北京:人民卫生出版社,2017
ISBN 978-7-117-24793-1

Ⅰ.①眼…　Ⅱ.①李…　Ⅲ.①眼科学-高等学校-教材
Ⅳ.①R77

中国版本图书馆 CIP 数据核字(2017)第 259350 号

| 人卫智网 | www.ipmph.com | 医学教育、学术、考试、健康，购书智慧智能综合服务平台 |
| 人卫官网 | www.pmph.com | 人卫官方资讯发布平台 |

眼　病　学

第 3 版

主　　编：李筱荣
出版发行：人民卫生出版社（中继线 010-59780011）
地　　址：北京市朝阳区潘家园南里 19 号
邮　　编：100021
E - mail：pmph @ pmph.com
购书热线：010-59787592　010-59787584　010-65264830
印　　刷：中农印务有限公司
经　　销：新华书店
开　　本：889×1194　1/16　　印张：16
字　　数：484 千字
版　　次：2004 年 7 月第 1 版　　2017 年 12 月第 3 版
　　　　　2025 年 1 月第 3 版第 12 次印刷（总第 19 次印刷）
标准书号：ISBN 978-7-117-24793-1/R·24794
定　　价：66.00 元

第三轮全国高等学校眼视光学专业本科国家级规划教材（融合教材）修订说明

第三轮全国高等学校眼视光学专业本科国家卫生计生委规划教材，是在第二轮全国高等学校眼视光学专业本科卫生部规划教材基础上，以纸质为载体，融入富媒体资源、网络素材、数字教材和慕课课程形成的"五位一体"的一套眼视光学专业创新融合教材。

第一轮全国普通高等教育"十五"国家级规划教材、全国高等学校眼视光学专业卫生部规划教材于2003年启动，是我国第一套供眼视光学专业本科使用的国家级规划教材，其出版对于我国眼视光学高等教育以及眼视光学专业的发展具有重要的、里程碑式的意义，为我国眼视光学高级人才培养做出了历史性的巨大贡献。本套教材第二轮修订于2011年完成，其中《眼镜学》为普通高等教育"十二五"国家级规划教材。两轮国家级眼视光专业规划教材建设对推动我国眼视光学专业发展和人才培养、促进人民群众眼保健和健康起到了重要作用。

在本套第三轮教材的修订之时，正逢我国医疗卫生和医学教育面临重大发展的重要时期，我们贯彻落实全国卫生健康大会精神和《健康中国2030规划纲要》，按照全国卫生计生工作方针、医药协同综合改革意见，以及传统媒体和新兴媒体融合发展的要求，推动第三轮全国高等学校眼视光学专业本科国家级规划教材（融合教材）的修订工作。

本轮修订坚持中国特色的教材建设模式，即根据教育部培养目标、国家卫生计生委用人要求，医教协同，由国家卫生计生委领导、指导和支持，教材评审委员会规划、论证和评审，知名院士、专家、教授指导、审定和把关，各大院校积极参与支持，专家教授组织编写，人民卫生出版社出版的全方位教材建设体系，开启融合教材修订工作。

本轮教材修订具有以下特点：

1. 本轮教材经过了全国范围的调研，累计共有全国25个省市自治区，27所院校的90名专家教授进行了申报，最终建立了来自15个省市自治区，25个院校，由52名主编、副主编组成的编写团队，代表了目前我国眼视光专业发展的水平和方向，也代表了我国眼视光教育最先进的教学思想、教学模式和教学理念。

2. 课程设置上，由第二轮教材"13+3"到本轮教材"13+5"的转变，从教师、学生的需要出发，以问题为导向，新增《低视力学实训指导》及《眼视光学习题集》。

3. 对各本教材中交叉重复的内容进行了整体规划，通过调整教材大纲，加强各本教材主编之间的交流，力图从不同角度和侧重点进行诠释，避免知识点的简单重复。

4. 构建纸质＋数字生态圈，完成"互联网＋"立体化纸数融合教材的编写。除了纸质部分，新增二维码扫码阅读数字资源，数字资源包括：习题、视频、动画、彩图、PPT课件、知识拓展等。

5. 依然严格遵守"三基"、"五性"、"三特定"的教材编写原则。

6. 较上一版教材从习题类型、数量上进行完善，每章增加选择题。选择题和问答题的数量均大幅增加，目的是帮助学生课后及时、有效地巩固课堂知识点。每道习题配有答案和解析，学生可进行自我练习。自我练习由学生借助手机或平板电脑终端完成，操作简便，激发学习兴趣。

本套教材为2017年秋季教材，供眼视光学专业本科院校使用。

4　第三轮全国高等学校眼视光学专业本科国家级规划教材（融合教材）修订说明

第三轮教材（融合教材）目录

获取融合教材配套数字资源的步骤说明

1 扫描封底红标二维码,获取图书"使用说明"。

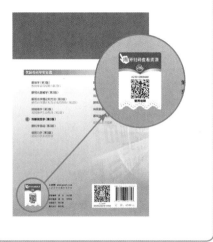

2 揭开红标,扫描绿标激活码,注册/登录人卫账号获取数字资源。

3 扫描书内二维码或封底绿标激活码随时查看数字资源。

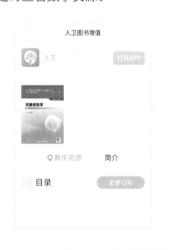

4 登录 zengzhi.ipmph.com 或下载应用体验更多功能和服务。

扫描下载应用

客户服务热线 400-111-8166

关注人卫眼科公众号
新书介绍　最新书目

第三届全国高等学校眼视光学专业教材（融合教材）评审委员会名单

主任委员

  瞿　佳　温州医科大学

副主任委员

  赵堪兴　天津医科大学

  赵家良　北京协和医学院

  吕　帆　温州医科大学

委　员（以姓氏笔画为序）

王云创	滨州医学院	赵堪兴	天津医科大学
王保君	新乡医学院	胡　琦	哈尔滨医科大学
兰长骏	川北医学院	袁援生	昆明医科大学
毕宏生	山东中医药大学	徐国兴	福建医科大学
吕　帆	温州医科大学	郭　锐	南京中医药大学
刘陇黔	四川大学	蒋　沁	南京医科大学
刘祖国	厦门大学	曾骏文	中山大学
李筱荣	天津医科大学	廖洪斐	南昌大学
何　伟	辽宁何氏医学院	瞿　佳	温州医科大学
赵家良	北京协和医学院		

秘书长

  刘红霞　人民卫生出版社

秘书

  姜思宇　温州医科大学

  李海凌　人民卫生出版社

前　言

　　眼是人体精密的光学器官,眼的光学系统将物体转换成清晰的像,像投射在视网膜上,并经过视网膜整合后传递到大脑中枢,由大脑中枢感知为视觉。近年来,看得清逐步替代看得见的治疗理念,良好的视觉质量成为眼科医师、视光科医师和视光师共同追求的目标。良好的视觉质量是建立在健康的眼睛基础之上,区分眼的病态和健康是眼视光学专业学生的必备能力。《眼病学》主要讲述各类眼科疾病的病因、发病机制、临床表现、诊断和治疗。区分、识别眼病以及判断其是否会对眼的光学性能产生影响尤为重要。因此,《眼病学》教材在系列教材中的地位就不言而喻了。

　　全国高等学校眼视光学专业规划教材《眼病学》于 2004 年 7 月第一次出版,2012 年进行了再版。经过 5 年发展,知识日新月异,媒体形态层出不穷,"十三五"期间有必要进行第 3 版教材的修订出版工作,更好地为眼视光学专业学生服务。

　　在这次修订工作中,全体编写专家儿经讨论,共同努力,对教材内容及编排做出如下修订内容:①为保证"十三五"系列教材的一致性和避免内容重复的原则,把屈光和调节、斜视和弱视章节内容删除,仅列章节名称,这两部分内容由相关教材《眼视光学理论和方法》《斜视弱视学》详细介绍。根据授课教师反馈,眼部肿瘤在每个章节都有,但上版教材中单有一章眼部肿瘤,本次修订删除眼部肿瘤一章。在眼科学基础教材中讲授的内容,在本次修订中不再详细讲述。②基于三基原则,将专业性较强的和不太常见的疾病删除,精简内容。将青光眼一章中继发性青光眼不太常见类型以及不常见全身疾病的眼部表现内容删除。③本次修改新增知识拓展板块,对学生感兴趣的内容进行画龙点睛式拓展,引导学生扩展学习方向。④本轮教材的一大亮点就是融入了数字资源,将课后习题、丰富的图片和视频以数字资源的形式展现,开阔学生视野。

　　在教材编写过程中,人民卫生出版社做了大量的工作,刘巨平主任、杨瑞波主任和李静老师为组织编写、定稿审稿、编排及校阅付出了辛勤劳动和大量心血,以及对于在编撰过程中为本书的编写工作做出贡献的老师们,在此一并致谢。本教材修订时间仓促,错漏之处难免,请读者谅解并批评指正,以便再版时进一步改进。

李筱荣

2017 年 3 月 8 日

目　录

融合教材数字资源目录

第 一 章

眼睑病

本章学习要点

- 掌握:睑腺炎、睑板腺囊肿的病因、临床表现、诊断和处理原则。
- 熟悉:睑缘炎、病毒性睑皮炎、睑内翻、基底细胞癌、睑板腺癌的病因、临床表现和处理原则。
- 了解:眼睑位置、形态异常以及眼睑的良性肿瘤等的临床表现。

关键词 睑腺炎 睑板腺囊肿 睑皮炎 眼睑肿瘤

第一节 概 述

眼睑是主要由皮肤和结膜组成的皱襞,分为上下眼睑。眼睑游离缘即皮肤和黏膜交界处为睑缘,上下睑缘之间的裂隙叫睑裂。眼睑从解剖上由外向内分五层:皮肤层、皮下组织层、肌层、睑板层和睑结膜层。眼睑皮肤是全身皮肤最薄的部位,由表皮和真皮构成。皮下组织为疏松的结缔组织,有睫毛毛囊、汗腺和皮脂腺等组织结构。肌层中包括眼轮匝肌、上睑提肌和 Müller 肌。睑板层由致密的结缔组织、弹力纤维和睑板腺组成,睑板腺彼此平行并垂直于睑缘分布。睑结膜层的结膜内有大量单细胞黏液腺,还有些副泪腺。

眼睑覆盖眼球前部,其主要功能是保护眼球免受外界伤害。眼睑反射性闭合动作,可使眼球避免强光的刺激和异物的侵害。眼睑经常性瞬目运动,可及时地去除眼表面的尘埃或微生物,将泪液均匀地涂布于眼球表面、防止眼表干燥,并促使泪液从泪道系统排出。睑缘之前唇长有睫毛,可以遮挡和防止灰尘等异物进入眼内及减弱强光的刺激。

眼睑皮肤是全身皮肤的一部分,全身性皮肤病变均可在眼睑发生,如接触性皮炎和鳞状细胞癌等。皮下组织为疏松的结缔组织和少量脂肪,肾病和局部炎症时容易出现水肿。眼睑腺体丰富,也易导致腺体分泌导管阻塞和炎症。

眼睑在颜面占据主要位置,许多眼睑病的发生,与眼睑的开闭功能或与眼球的位置关系失常有关。例如睑内翻、睑外翻、上睑下垂和先天性睑裂狭小综合征等。

治疗眼睑疾病时,要注意保持眼睑的完整性及其与眼球的正常关系,维持眼睑的功能。如在处理眼外伤时,应按照眼睑的解剖结构分层缝合,不应草率切除皮肤。由于眼睑的表面和形态对人的外貌影响非常大,故在进行眼睑手术和外伤处理时,如切除肿瘤时,必须遵循眼睑解剖特点,减少术后眼睑疤痕,应考虑到美容的问题。

第二节 眼 睑 炎 症

眼睑暴露在外,易受风尘、化学物质和微生物的侵袭,发生炎症反应。由于眼睑皮肤菲

笔记

薄,皮下组织疏松,炎症时眼睑充血和水肿等反应显著。眼睑各种腺体的开口大多位于睑缘和睫毛的毛囊根部,易发生排泄受阻,导致感染。睑缘是皮肤和黏膜的交汇处,眼睑皮肤和睑结膜的病变常可引起睑缘的病变。

一、睑腺炎

睑腺炎(hordeolum)是常见的眼睑腺体的感染。睑板腺感染称为内睑腺炎又称内麦粒肿。比较表浅的 Zeis 或 Moll 腺等的感染称为外睑腺炎,又称外麦粒肿(图 1-1)。

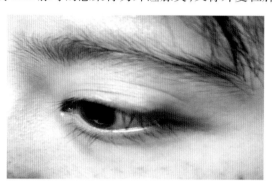

图 1-1　睑腺炎

【病因】　睑腺炎大多是由葡萄球菌感染引起的,通常是金黄色葡萄球菌。

【临床表现】　患处有红、肿、热、痛等急性炎症的表现。外睑腺炎的炎症反应主要位于睫毛根部的睑缘处,开始时眼睑红肿范围较弥散,但触诊时可发现硬结和压痛;邻近外眦角时,疼痛特别明显,还可引起反应性球结膜水肿。可有同侧耳前淋巴结肿大和压痛。数日后硬结变软化脓,脓头在睫毛根部,终则溃破,脓液排出后,红肿迅速消退,疼痛减轻。内睑腺炎被局限于睑板腺内,部位较深,患处红肿疼痛明显。炎症初期病变处有硬结,触之压痛,睑结膜面局限性充血和肿胀,并可见黄色脓点,炎症进展至肿块变软有波动感,表面向结膜囊内破溃,少数病人可向皮肤面破溃。破溃后炎症明显减轻,逐渐消退。

在儿童、老年人或患有糖尿病等慢性消耗性疾病以及长期使用免疫抑制剂等免疫低下病人中,睑腺炎可在眼睑皮下组织扩散,甚至发展为眼睑蜂窝织炎。眼睑红肿,可波及同侧面部。眼睑不能睁开,球结膜反应性水肿剧烈,可暴露于睑裂之外,眼局部压痛明显。可伴有发热、寒战和头痛等全身症状。

【诊断与鉴别诊断】　眼睑局部肿块,发病比较急,肿块局部有明显红肿痛表现,根据肿块的部位确定为内、外睑腺炎。根据临床表现易于诊断。但需要与睑板腺囊肿继发感染鉴别。睑板腺囊肿是腺体无菌性慢性肉芽肿性炎症。病情进展缓慢。一般无疼痛,继发局部感染后可以有局部红和痛,但不如睑腺炎局部反应明显。

【治疗】　早期睑腺炎应局部热敷,每次 10~15 分钟,每日 3~4 次,以促进眼睑血液循环,促使硬结软化,缓解症状,促进炎症消散。滴用抗生素滴眼液每天 4~6 次,以控制感染。

当脓肿形成、局部有波动感,疼痛减轻时,应切开排脓。外睑腺炎的切口应在皮肤面,与睑缘相平行,使其与眼睑皮纹相一致,以减少瘢痕。如果脓肿较大,可放置引流条。内睑腺炎的切口常在睑结膜面,与睑缘相垂直,以避免伤及睑板腺管。当脓肿尚未形成时不宜切开,更不能挤压排脓,否则因眼睑和面部静脉无瓣膜,会使感染扩散。一旦有眼睑蜂窝织炎表现,应全身使用抗生素。

笔记

二、睑板腺囊肿

睑板腺囊肿(chalazion),又称霰粒肿,是常见的眼睑病变(图1-2)。

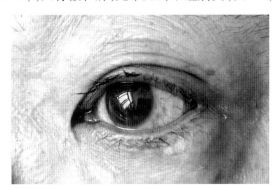

图1-2 睑板腺囊肿

【病因】 睑板腺囊肿是因腺体排出导管阻塞,造成腺体内分泌物潴留而引起睑板腺的特发性无菌性慢性肉芽肿性炎症。

【临床表现】 多见于青少年或中年人,可能与睑板腺分泌功能旺盛有关。表现为眼睑皮下圆形肿块,可单个发生,也可几个交替出现。大小不一,进展缓慢。一般无疼痛,肿块也无明显压痛。小的囊肿经仔细触摸才能发现。较大者可使皮肤隆起,但与皮肤无粘连。与肿块对应的睑结膜面,呈紫红色或灰红色的病灶。小的囊肿可以自行吸收,但多数长期不变,或逐渐长大,质地变软。也可自行破溃,排出腺体样内容物,在睑结膜面形成肉芽肿,或在皮下形成暗紫红色的肉芽组织。

【诊断与鉴别诊断】 根据眼睑肿块硬结,发病缓慢,病程较长,局部无急性炎症表现可以诊断。而睑腺炎发病急,有明显局部红肿痛炎症表现,容易鉴别。

【治疗】 小而无症状的睑板腺囊肿无需治疗,待其自行吸收。大者可通过热敷。如不能消退,应在局部麻醉下行手术切除。用睑板腺囊肿镊子夹住囊肿部位眼睑后,在睑结膜面作与睑缘相垂直的切口,切开睑结膜,刮除囊肿内容物,并向两侧分离囊膜壁逐渐剥离,将囊肿完整摘出。对于复发性或老年人的睑板腺囊肿,应进行肿块切除,并进行病理检查,以除外睑板腺癌。

三、睑缘炎

睑缘炎(blepharitis)是常见的双侧睑缘部位的亚急性慢性炎症。常见类型有鳞屑性睑缘炎、溃疡性睑缘炎和眦部睑缘炎。

(一)鳞屑性睑缘炎

【病因】 鳞屑性睑缘炎(squamous blepharitis),亦称皮脂溢出性睑缘炎(seborrheic blepharitis),是因皮脂腺或睑板腺分泌过多而造成的慢性炎症。患部常可发现卵圆皮屑芽胞菌(pityrosporum ovale),它能把脂类物质分解为有刺激性的脂肪酸。屈光不正、视疲劳、营养不良和长期使用劣质化妆品,也可能是本病的诱因。

【临床表现】 病人自觉眼部痒、刺痛和烧灼感。睑缘充血,睫毛和睑缘表面附着上皮鳞屑,睑缘表面有点状皮脂溢出,皮脂集于睫毛根部,形成黄色蜡样分泌物,干燥后结痂。去除鳞屑和痂皮后,暴露出充血的睑缘,但无溃疡或脓点。睫毛容易脱落,但可再生。如长期不愈,可使睑缘肥厚,后唇钝圆,使睑缘不能与眼球紧密接触,泪小点肿胀外翻而导致泪溢。

【诊断】 根据睑缘充血,睑缘和睫毛表面覆盖上皮鳞屑和黄色蜡样分泌物,去除鳞屑和

二维码1-1
扫一扫,获取
鳞屑性睑缘炎
精彩图片

笔记

痂皮后,暴露出充血的睑缘,但无溃疡,即可诊断。

【治疗】 用生理盐水或3%硼酸溶液清洁睑缘,拭去鳞屑。然后涂抗生素眼膏,每日2~3次。痊愈后可每日1次,至少持续2周,以防复发。去除诱因和避免刺激因素,如有屈光不正应予矫正,如有全身性慢性病应同时进行治疗,此外应注意营养和体育锻炼,增加身体抵抗力。

二维码 1-2
扫一扫,获取
溃疡性睑缘炎
精彩图片

(二)溃疡性睑缘炎

【病因】 溃疡性睑缘炎(ulcerative blepharitis)是睫毛毛囊及其附属腺体的慢性或亚急性化脓性炎症,大多为金黄色葡萄球菌感染引起,亦称葡萄球菌性睑缘炎(staphylococcal blepharitis)。也可由鳞屑性睑缘炎受感染后转变为溃疡性。屈光不正、视疲劳、营养不良和不良卫生习惯,可能是本病的诱因。

【临床表现】 与鳞屑性睑缘炎一样,病人也有眼部痒、刺痛和烧灼感等,但更为严重。睑缘皮脂溢出更多,睫毛根部散布小脓疱,有痂皮覆盖,去除痂皮后露出睫毛根端、出血性溃疡和小脓疱。睫毛常被干痂黏结成束。毛囊因感染而被破坏,睫毛容易随痂皮脱落,且不能再生,形成秃睫。溃疡愈合后,瘢痕组织收缩,使睫毛生长方向改变,形成睫毛乱生,如倒向角膜,可引起角膜损伤。如患病较久,可引起慢性结膜炎和睑缘肥厚变形、睑缘外翻、泪小点肿胀或阻塞、泪溢。

【诊断】 睑缘充血,睫毛根部散布小脓疱,有痂皮覆盖,去除痂皮后露出睫毛根端、出血性溃疡和小脓疱。根据上述症状可以诊断。

【治疗】 以生理盐水或3%硼酸溶液每日清洁睑缘,除去脓痂和已经松脱的睫毛,清除毛囊中的脓液。然后用涂有抗生素眼膏的棉签在睑缘按摩,每日4次。炎症完全消退后,应持续治疗至少2~3周,以防复发。溃疡性睑缘炎比较顽固难治,应积极治疗,除去各种诱因,注意个人卫生。

(三)眦部睑缘炎

【病因】 眦部睑缘炎(angular blepharitis)多因莫-阿(Morax-Axenfeld)双杆菌感染引起,或与维生素 B_2 缺乏有关。

【临床表现】 本病多为双侧,主要发生于外眦部。病人自觉眼部痒、异物感和烧灼感。外眦部睑缘和皮肤充血、肿胀,并有浸渍糜烂。邻近结膜常伴有慢性炎症,表现为充血、肥厚和有黏性分泌物。严重者内眦部也受累。

【诊断】 根据双侧外眦部睑缘和皮肤充血、肿胀,并有浸渍糜烂的临床表现,可以诊断。

【治疗】 滴用0.25%~0.5%硫酸锌滴眼液,每天3~4次,此药可抑制莫-阿双杆菌所产生的酶。适当服用维生素 B_2 或复合维生素 B 可能有所帮助。如有慢性结膜炎,应同时治疗。

四、病毒性睑皮炎

眼睑皮肤是全身皮肤的一部分,所以全身皮肤的病变均可在眼睑皮肤表现。病毒性睑皮炎比眼睑细菌性感染少见。本节主要介绍临床最常见的单纯疱疹病毒性睑皮炎和带状疱疹病毒性睑皮炎。

(一)单纯疱疹病毒性睑皮炎

【病因】 单纯疱疹病毒性睑皮炎(herpes simplex palpebral dermatitis)由单纯疱疹病毒感染引起,此种病毒常潜伏在人体内,在感冒、高热或身体抵抗力降低时病毒会趋于活跃而致病。因发热性疾病时常可引起单纯疱疹病毒性睑皮炎,又称为热性疱疹性睑皮炎。

【临床表现】 病变可发生于上、下睑,以下睑多见,与三叉神经眶下支分布范围相符。

笔记

初发时睑部皮肤出现丘疹,常成簇出现,很快形成半透明水疱,周围有红晕。水疱易破,渗出黄色黏稠液体。约1周后充血减退,肿胀减轻,水疱干涸,结痂脱落后不留瘢痕,但可有轻度色素沉着。眼睑水肿,眼部有刺痛和烧灼感。如发生于睑缘处,可能蔓延至角膜。在唇部和鼻前庭部,可有同样的损害出现。此病可以复发。

【诊断】　根据存在明显发病诱因,睑部皮肤出现丘疹、水疱、结痂等一系列典型的皮损表现,可作出诊断。

【治疗】　局部保持清洁,防止继发感染。不能揉眼。结膜囊内滴用0.1%阿昔洛韦滴眼液,防止蔓延至角膜。皮损处涂敷3%阿昔洛韦眼膏或0.5%碘苷眼膏。

（二）带状疱疹病毒性睑皮炎

【病因】　带状疱疹病毒性睑皮炎(herpes zoster palpebral dermatitis)由水痘-带状疱疹病毒感染三叉神经半月神经节或三叉神经第一支所致。这是一种性质较为严重的眼睑皮炎,常发生在年老体弱者。

【临床表现】　发病前常有轻重不等的前驱症状,如全身不适和发热等,在受累神经的支配区域出现剧烈神经痛。数日后,患侧眼睑、前额皮肤和头皮潮红、肿胀,出现成簇透明小疱。疱疹的分布不越过睑和鼻的中心界限。小疱的基底有红晕,疱群之间的皮肤正常。数日后,疱疹内液体混浊化脓,形成深溃疡,约2周后结痂脱落。因皮损深达真皮层,脱痂后留下永久性皮肤瘢痕。炎症消退后,皮肤感觉数月后才能恢复。可同时发生带状疱疹性角膜炎或虹膜炎,在鼻睫神经受侵犯和鼻翼出现疱疹时,这种可能性更大。

【诊断】　根据存在明显发病诱因,睑部皮肤疱疹的分布不越过睑和鼻的中心界限的典型皮损表现,可作出诊断。

【治疗】　应适当休息,提高机体抵抗力,必要时给予镇痛剂和镇静剂。疱疹未破时,局部无需用药。疱疹破溃无继发感染时,患处可涂敷3%阿昔洛韦眼膏或0.5%碘苷眼膏。如有继发感染,可加用抗生素溶液湿敷,每天2~3次。滴用0.1%阿昔洛韦滴眼液,防止角膜受累。对重症病人,全身应用阿昔洛韦、抗生素及糖皮质激素。

五、接触性睑皮炎

接触性睑皮炎(contact dermatitis of lids)是眼睑皮肤对某种致敏原的过敏反应,也可以是头面部皮肤过敏反应的局部表现。

【病因】　以药物性皮炎最为典型,常见的致敏药物有眼局部应用的抗生素、局部麻醉剂、阿托品、毛果芸香碱、碘和汞等制剂。与眼睑接触的许多化学物质,如化妆染料、染发剂和眼镜架材料及遮盖用粘纸等,也可能为致敏原。全身接触某些致敏物质或服用某种食物也可发生眼睑皮肤过敏。

【临床表现】　起病可呈急性、亚急性和慢性。急性者眼睑局部发痒和烧灼感,眼睑红肿,皮肤出现丘疹、水疱或脓疱,伴有微黄黏稠渗液等湿疹样表现。不久皮损处糜烂结痂,脱屑。有时睑结膜肥厚充血。亚急性者,症状发生较慢,但常迁延不愈。慢性者,可由急性或亚急性湿疹转变而来,睑皮肤肥厚粗糙,表面有鳞屑脱落,呈苔藓状。本病有自限性。

【诊断】　根据致敏原接触史和睑皮肤湿疹样的临床表现,可作出诊断。

【治疗】　立即停止接触致敏原。如果病人同时应用多种药物,难于确认何种药物引起过敏时,可暂停使用所有药物。急性期可应用生理盐水或3%硼酸溶液冷湿敷,用糖皮质激素滴眼液。眼睑皮肤渗液停止后,可涂敷糖皮质激素眼膏。但不宜包扎。全身应用抗组胺类药物,反应严重时可口服泼尼松。

第三节　眼睑位置、功能异常和先天异常

正常眼睑位置应是:①眼睑与眼球表面紧密相贴,中间有一潜在毛细管空隙;②上下睑睫毛应充分伸展指向前方,排列整齐,不与角膜接触;③上下睑能紧密闭合,睡眠时不暴露角膜;④上睑能上抬至瞳孔上缘;⑤上下泪点贴靠在泪阜基部,使泪液顺利进入泪道。获得性或先天性眼睑位置异常可引起眼睑功能的异常,造成眼球的伤害。

一、倒睫与乱睫

倒睫(trichiasis)是指睫毛向后生长,乱睫(aberrant lashes)是指睫毛不规则生长。两者都可致睫毛触及眼球(图1-3)。

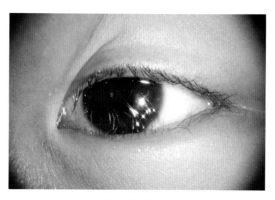

图1-3　倒睫

【病因】　凡能引起睑内翻的各种原因,均能造成倒睫。其中以沙眼最为常见,尤其是瘢痕期沙眼,其他如睑缘炎、睑腺炎、睑外伤或睑烧伤等。因为炎症和外伤后睑缘部或眼睑的瘢痕形成,结膜收缩变短,睑板变弯曲,牵引眼睑游离缘向后转折,睫毛倒向眼球。乱睫也可由先天畸形引起。

【临床表现】　倒睫多少不一,有时仅1~2根,有时一部分或全部睫毛向后摩擦角膜。病人常有眼痛、流泪和异物感。由于睫毛长期摩擦眼球,导致结膜充血、角膜浅层混浊、角膜溃疡、角膜新生血管、角膜上皮角化等。

【诊断】　检查可发现倒睫或乱睫,能发现睫毛触及角膜,角膜浅层混浊、结膜充血等,可以诊断。

【治疗】　对少数和分散的倒睫,可用拔睫镊拔除,重新生长时可予再拔。较彻底的方法可在显微镜下在倒睫部位切开除去毛囊,或行电解法破坏毛囊。对数多或密聚的倒睫,应手术矫正,方法与睑内翻矫正术相同。

二、睑内翻

睑内翻(entropion)指眼睑特别是睑缘向眼球方向卷曲的位置异常。当睑内翻达一定程度时,睫毛也倒向眼球。因此睑内翻和倒睫常同时存在。睑内翻可分为先天性睑内翻、痉挛性睑内翻和瘢痕性睑内翻。

【病因及分类】

1. **先天性睑内翻(congenital entropion)**　多见于婴幼儿,女性多于男性,大多由于内眦赘皮、睑缘部轮匝肌过度发育或睑板发育不全所引起。如果婴幼儿较胖,鼻梁发育欠饱满,也可引起下睑内翻。

二维码1-3
扫一扫,获取先天性睑内翻倒睫精彩图片

笔记

2. **痉挛性睑内翻（spastic entropion）**　多发生于下睑,常见于老年人,又称老年性睑内翻。由于眼轮匝肌发生痉挛收缩以及老年人眶脂肪减少,眼睑后面缺少足够的支撑所致。如果由于炎症刺激,引起眼轮匝肌,特别是近睑缘的轮匝肌反射性痉挛,导致睑缘向内倒卷形成睑内翻,称为急性痉挛性睑内翻。

3. **瘢痕性睑内翻（cicatricial entropion）**　上下睑均可发生。由睑结膜及睑板瘢痕性收缩所致。以往最主要是由沙眼引起,随着沙眼发病率的下降,目前由结膜化学伤和结膜类天疱疮等病之后引起的更多见。

【临床表现】　先天性睑内翻常为双侧,痉挛性和瘢痕性睑内翻可为单侧。倒睫摩擦角膜,病人有畏光、流泪、刺痛和眼睑痉挛等症状。检查可见睑板特别是睑缘部向眼球方向卷曲。角膜上皮可脱落,荧光素弥漫性着染。如继发感染,可发展为角膜溃疡。如长期不愈,则角膜有新生血管,失去透明性,导致视力障碍。

【诊断】　根据病人年龄、有无沙眼以及检查发现睑缘向眼球方向卷曲等临床表现,容易作出诊断。

【治疗】　先天性睑内翻随年龄增长和鼻梁发育,可自行消失,如没有刺激角膜可不必急于手术治疗。若5~6岁时,睫毛仍然内翻,严重刺激角膜,可考虑手术,将睑缘向外牵拉以矫正内翻。瘢痕性睑内翻必须手术治疗,可采用睑板楔形切除术或睑板切断术。老年性睑内翻可行肉毒杆菌毒素局部注射。如无效可手术切除多余的松弛皮肤和部分眼轮匝肌纤维。对急性痉挛性睑内翻,应积极控制炎症。

三、睑外翻

睑外翻(ectropion)指睑缘向外翻转离开眼球的位置异常,睑结膜常不同程度地暴露在外,常合并睑裂闭合不全。外翻甚者,泪点也随之外翻,引起泪溢。睑外翻根据其病因可分为瘢痕性睑外翻、老年性睑外翻、麻痹性睑外翻等(图1-4)。

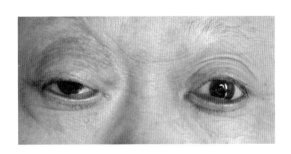

图 1-4　睑外翻

【病因及分类】

1. **瘢痕性睑外翻（cicatricial ectropion）**　是因眼睑皮肤面瘢痕牵引所致。睑皮肤瘢痕可由创伤、烧伤、化学伤、眼睑溃疡和睑部手术等引起,尤其在眼面皮肤受大面积烧伤后,可以形成广泛瘢痕,造成严重的睑外翻。

2. **老年性睑外翻（senile ectropion）**　仅限于下睑。由于老年人眼睑皮肤、外眦韧带和眼轮匝肌松弛、功能减弱或变性,使睑缘不能紧贴眼球,并因下睑重量使之下坠而引起。外翻引起的泪溢使病人经常向下揩拭泪液,更进一步加重下睑外翻。

3. **麻痹性睑外翻（paralytic ectropion）**　也仅限于下睑。由于面神经麻痹,眼轮匝肌收缩功能丧失,又因下睑重量使之下坠而发生。

【临床表现】　轻者仅有眼睑后缘稍离开眼球,但由于破坏了眼睑与眼球之间的毛细管作用而导致泪溢。重者则睑缘外翻,部分或全部睑结膜暴露在外,使睑结膜失去泪液的湿

笔记

润,最初局部充血,分泌物增加,久之干燥粗糙,高度肥厚、角化。下睑外翻可使泪小点离开泪湖,引起泪溢。严重睑外翻常有眼睑闭合不全,使角膜失去保护,角膜上皮干燥脱落,导致暴露性角膜炎或角膜溃疡。下睑皮肤也由于泪液浸渍潮湿而形成湿疹。

【诊断】 根据病人年龄、有无外伤等病史以及检查发现睑缘向外翻转离开眼球等临床表现,容易作出诊断。

【治疗】 瘢痕性睑外翻须手术治疗,可行眼睑成形术,彻底切除瘢痕组织并进行游离植皮术。老年性睑外翻也可行外翻矫正术。麻痹性睑外翻应先确定面神经麻痹的原因,进行相应的治疗,同时眼结膜囊内涂以大量眼膏、牵拉眼睑保护角膜和结膜,或作暂时性睑缘缝合。

四、眼睑闭合不全

眼睑闭合不全指上下眼睑不能完全闭合,导致部分眼球暴露,又称兔眼(lagophthalmus)。

【病因】 多种原因可造成,最常见原因为面神经麻痹后导致眼轮匝肌麻痹,使下睑松弛下垂,即麻痹性眼睑闭合不全。其次为各种原因导致的严重睑外翻。其他原因有角巩膜葡萄肿和眼眶肿瘤引起的眼球突出、Graves 眼病和先天性青光眼等眼眶容积与眼球大小的比例失调而致眼睑闭合不全。全身麻醉或重度昏迷时,可发生暂时的功能性眼睑闭合不全。少数正常人睡眠时,睑裂也有一缝隙,但角膜不会暴露,称为生理性眼睑闭合不全。

【临床表现】 轻度眼睑闭合不全时,因闭眼时眼球反射性上转(Bell 现象),只有下方球结膜暴露,引起结膜充血、干燥、肥厚和角化。重度眼睑闭合不全时,因角膜暴露,表面无泪液湿润而干燥,导致暴露性角膜炎,甚至角膜溃疡。而且大多数病人的眼睑不能紧贴眼球,泪小点也不能与泪湖密切接触,引起泪溢。

【诊断】 根据病人上下睑不能完全闭合,眼球部分暴露,比较容易作出诊断。

【治疗】 首先应针对病因进行治疗。瘢痕性睑外翻者应手术矫正。甲状腺病突眼时,可考虑紧急放射治疗垂体及眼眶组织,减轻组织水肿,制止眼球突出,否则可考虑眶减压术。面神经麻痹估计短时间不能恢复者,可考虑睑缘缝合术。在病因未去除前或者无法改善眼睑闭合不全,应及早采取有效措施保护角膜。轻度病人结膜囊内可涂抗生素眼膏,然后牵引上下睑使之互相靠拢,再用眼垫遮盖。或用"湿房"保护角膜,即用透明塑料片或胶片做成锥形空罩,覆盖于眼上,周围以眼膏固定密封,利用泪液蒸发保持眼球表面湿润。

五、上睑下垂

上睑下垂(ptosis)指单眼或双眼的上睑提肌和 Müller 平滑肌的功能不全或丧失,导致上睑部分或全部下垂。正常眼向前注视时,上睑缘约位于上方角膜缘与瞳孔缘之间。上睑下垂眼向前注视时,上睑缘的位置异常降低。轻者不遮盖瞳孔,但影响外观。重者部分或全部遮盖瞳孔,则影响视功能(图 1-5)。

【病因】 可为先天性或获得性。先天性者主要由于动眼神经核或上睑提肌发育不良,可为常染色体显性遗传或隐性遗传。获得性者,可以是眼睑病变破坏上睑提肌和 Müller 肌、重症肌无力、进行性眼外肌麻痹、动眼神经麻痹、交感神经麻痹、大脑皮质病变引起的上睑下垂以及全身内分泌和代谢性疾病引起的上睑下垂等。

【临床表现】 先天性上睑下垂常出生即有,多为双侧性,但两侧不一定对称,有时为单侧。常伴有眼球上转运动障碍。症状较明显者眼睑皮肤平滑、薄且无皱纹。如瞳孔被

笔记

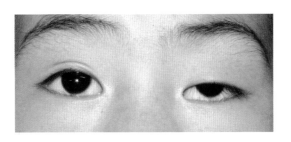

图 1-5　左眼上睑下垂

眼睑遮盖,病人为克服视力障碍,额肌紧缩,形成较深的横行皮肤皱纹,牵拉眉毛向上呈弓形凸起,以此提高上睑缘位置;或仰头视物。获得性上睑下垂多有相关病史或伴有其他症状,如动眼神经麻痹可能伴有其他眼外肌麻痹;上睑提肌损伤有外伤史;交感神经损害有Horner 综合征;重症肌无力所致的上睑下垂,有晨轻夜重、注射新斯的明后明显减轻的特点。

　　【诊断】　根据病人上睑位置低,部分或全部遮盖瞳孔,并且存在先天或者其他后天导致上睑下垂因素,比较容易诊断。

　　【治疗】　神经系统疾病或其他眼部和全身病所致的获得性上睑下垂,应先进行病因和药物治疗,无效时再考虑手术。先天性上睑下垂以手术治疗为主。如果遮盖瞳孔,为避免弱视应尽早手术,尤其是单眼患儿。

六、内眦赘皮

　　内眦赘皮(epicanthus)是上睑皮肤向下延伸到内眦部的垂直半月状皱褶。是一种比较常见的先天异常。

　　【病因】　系在胚胎发育期间,颅骨和鼻骨发育不全,使过多皮肤形成皱褶。本病多为常染色体显性遗传。

　　【临床表现】　常为双侧。皮肤皱褶起自上睑,呈新月状绕内眦部走行,至下睑消失。少数病人由下睑向上延伸,称为逆向性内眦赘皮。鼻梁低平。在鼻梁上皱褶中捏起皮肤,内眦赘皮可暂时消失。皮肤皱褶可遮蔽内眦部和泪阜,使部分鼻侧巩膜不能显露,常被误认为共同性内斜视,须用交替遮盖法仔细鉴别。

　　本病常合并上睑下垂、睑裂缩小、内斜视、眼球向上运动障碍及先天性睑内翻等。少数病例泪阜发育不全。

　　【诊断】　上睑皮肤向下延伸到内眦部的垂直半月状皱褶。

　　【治疗】　一般不需治疗。如为美容,可行整形手术。如合并其他先天异常,应酌情手术矫正。

七、先天性睑裂狭小综合征

　　先天性睑裂狭小综合征(congenital blepharophimosis syndrome)的特征为睑裂较小。

　　【病因】　为常染色体显性遗传病。可能为胚胎 3 个月前后,由于上颌突起发育抑制因子量的增加,与外鼻突起发育促进因子间平衡失调所致。因此,还有两眼内眦间距扩大,下泪点外方偏位。

　　【临床表现】　睑裂左右径及上下径与正常相比明显变小。有的横径仅为 13mm,上下径仅为 1mm。同时还有上睑下垂、逆向内眦赘皮、内眦距离过远、下睑外翻、鼻梁低平和上眶缘发育不良等一系列眼睑和颜面发育异常,面容十分特殊。

　　【诊断】　根据临床表现中的特殊面容,容易诊断。

笔记

【治疗】 可分期进行整形手术。

八、双行睫

双行睫(distichiasis)为正常睫毛根部后方相当于睑板腺开口处生长另一排多余的睫毛,也称副睫毛。

【病因】 为先天性睫毛发育异常,可能为显性遗传。

【临床表现】 副睫毛少则3~5根,多者20余根。常见于双眼上下睑,但也有只发生于双眼下睑或单眼者。一般短小细软,且色素少,但也有与正常睫毛相同者。排列规则,直立或向后倾斜。如果副睫毛细软,对角膜的刺激并不重。如果副睫毛较粗硬,常引起角膜刺激症状,裂隙灯检查可发现角膜下半部荧光素着染。

【诊断】 在正常睫毛后方另发生一行睫毛,容易诊断。

【治疗】 如副睫毛少和细软,触及角膜不多,刺激症状不重,可常涂用眼膏或配戴治疗性软性角膜接触镜以保护角膜。如副睫毛多且硬,可电解其毛囊后拔除,或切开睑缘间部加以分离,暴露毛囊后,在直视下逐一拔除,再将缘间部切口的前后唇对合复位。

九、先天性眼睑缺损

先天性眼睑缺损(congenital coloboma of the lid)为少见的先天异常。

【病因】 动物实验表明,胚胎期受X线照射以及注射胆碱或萘,第2代可发生眼睑缺损、先天性白内障及小眼球。有的病人家族有血亲结婚史,有发生母亲和女儿或兄弟两人同时患本病的报道。

【临床表现】 多为单眼。发生于上睑者较多见。缺损部位以中央偏内侧者占绝大多数。缺损的形状多为三角形,基底位于睑缘。但也有呈梯形或横椭圆形。如缺损较大,可使角膜失去保护而发生干燥或感染。

【诊断】 先天发生眼睑不完整,部分缺损。

【治疗】 手术修补,以保护角膜

第四节 眼 睑 肿 瘤

眼睑肿瘤(tumor of eyelid)分为良性和恶性两大类。

一、眼睑良性肿瘤

(一)鳞状细胞乳头状瘤

鳞状细胞乳头状瘤(squamous cell papilloma)是眼睑最常见的良性肿瘤。此病易发生于成年人或老年人,也可见于儿童。可为单个病变或多发,好累及睑缘。临床表现为皮肤隆起肿块,有蒂或宽基底,表面呈乳头状,可见到乳头内的血管及蛋白角化痂,病变与邻近皮肤颜色相似。病理学检查显示增生的鳞状上皮覆盖血管纤维结缔组织,呈指状突起,表面有角化不全或角化过度。治疗可考虑作手术切除。

(二)眼睑色素痣

眼睑色素痣(nevus of eyelid)亦称黑痣,常见于眼睑及结膜。多发生于出生前,少数发生于青春期。组织学上痣可分为五种类型:①交界痣;②复合痣;③蓝痣;④皮内痣;⑤先天性眼皮肤黑色素细胞增多症。痣的大小、形态、颜色、色素多少、表面平滑或隆突以及有无黑毛等特征很不一致。色素痣少有恶变,如静止不变,不影响功能或外观,则无需治疗;如迅速增

笔记

大,有溃烂出血等现象,疑有恶性变者宜手术切除。

（三）黄色瘤

黄色瘤（xanthelasma）多见于中老年人,多发生于上睑内侧部,呈双侧对称性淡黄色斑块状扁平隆起,质软,表面略粗糙,状如橘皮。此病系为结缔组织脂肪变性沉积。病理学检查显示皮肤浅层内由灶状含脂肪组织细胞聚集而成,主要围绕血管和乳头网状真皮附件结构,从不蔓延至皮下。若为美容需要,可行激光或手术切除。

（四）眼睑血管瘤

眼睑血管瘤（hemangioma of eyelid）是一种血管组织的先天发育异常,可在出生时已存在,或在出生后6个月内发生。通常在青春期后逐渐增大,引起各种症状,结合病理可分为毛细血管瘤和海绵状血管瘤两种:①毛细血管瘤占眼睑血管瘤的2/3左右,受累眼睑皮肤呈暗红色或鲜红色的斑块或扁平微隆起,如位于皮肤深层则呈暗紫色或浅蓝色。②海绵状血管瘤占1/3左右,一般患儿年龄较大,病变位置较深,呈淡紫色软性结节状肿块,富有弹性和压缩性,可深入眶内,低头或哭闹时肿瘤可增大或颜色加深。

病理学上,毛细血管瘤由毛细血管小叶混杂疏松纤维性隔组成;海绵状血管瘤组织学上由许多大小不等的血管窦组成。小的血管瘤有自行消退的倾向,可不予治疗。但如果引起眼睑功能障碍、散光或弱视,则应治疗。血管瘤小者或毛细血管瘤可采用病变内注射糖皮质激素、冷冻疗法或手术切除;血管瘤大者或海绵状血管瘤则宜手术切除。

二、眼睑恶性肿瘤

我国眼睑恶性肿瘤中最常见的为皮肤基底细胞癌,其后依次为睑板腺癌、鳞状细胞癌和恶性黑色素瘤。

（一）眼睑基底细胞癌

眼睑基底细胞癌（basal cell carcinoma of eyelid）为眼睑最常见的恶性肿瘤（约50%以上）。

【临床表现】 眼睑基底细胞癌常发生于老年人,男性略多于女性,好发于下睑内侧。一般呈浸润性生长,恶性程度低,很少发生转移,病程一般较长,最长可达20年。早期病变呈针头或黄豆大小的半透明微隆小结节,表面可见小的毛细血管扩张。因富含色素,可被误认为色素痣或黑色素瘤,但它隆起较高,质地坚硬,生长缓慢。日久肿瘤中央出现溃疡,溃疡表面的分泌物开始是稀薄的浆液,后为血性,溃疡基底硬而不平,表面覆有痂皮和色素沉着,边缘潜行,呈卷曲状,形状如火山口,并逐渐向深部和周围组织侵蚀,引起广泛破坏。

【诊断】 眼睑表面隆起的坚硬珍珠样结节,结节表面破溃,覆有痂皮和色素沉着,边缘呈卷曲状,溃疡基底硬而不平。根据临床表现结合病理可予诊断。

【治疗】 一旦诊断明确应及时治疗。手术切除是最常用最有效的治疗方法,手术切除线要在肉眼肿瘤边缘外3~5mm才能保证切除干净。基底细胞癌对放射治疗敏感,术后病理报告切缘阳性可加用放射治疗。

（二）睑板腺癌

睑板腺癌（meibomian gland carcinoma）在我国占眼睑恶性肿瘤的第二位。

【临床表现】 睑板腺癌好发于中老年妇女,上睑约占2/3病例。最常起源于睑板腺和睫毛的皮脂腺。睑板腺癌初起时为眼睑内坚韧的小结节,与睑板腺囊肿相似,以后逐渐增大,睑板呈弥散性斑块状增厚,睑结膜面相对处呈黄色隆起,表现为菜花样团块,可很快形成溃疡,表面皮肤常是正常的。如起自皮脂腺,则在睑缘呈黄色小结节。本病恶性程度较高,如向眶内发展,可引起眼球突出与运动障碍。肿瘤易沿局部淋巴结转移,耳前淋巴

二维码 1-7
扫一扫,获取眼睑基底细胞癌精彩图片

二维码 1-8
扫一扫,获取睑板腺癌精彩图片

笔记

结多见。

【诊断】　眼睑内坚韧的结节,睑板呈弥散性斑块状增厚,结合病理学检查结果容易诊断。病理学上睑板腺癌由不同分化程度的细胞组成小叶状,分化好的肿瘤细胞呈皮脂样分化,有丰富的精细的空泡状胞浆,核位于中央或稍向周边移位;分化不好的肿瘤呈退行性发育,大多数细胞显示多形性核,有明显的核仁,胞浆少。

【治疗】　睑板腺癌对放射治疗不敏感,以手术切除为主,应保证完整切除,切缘无肿瘤细胞,以免复发。预后取决于肿瘤的分化程度、侵犯范围、治疗是否及时以及有无转移等。

（三）眼睑鳞状细胞癌

眼睑鳞状细胞癌(squamous cell carcinoma of eyelid)发病率较低,发生率占眼睑恶性肿瘤的8%,睑缘部为好发位置,多见于老年人,以男性病人居多。恶性程度较高,侵袭性较强,可破坏眼球,侵入眶内及转移到局部淋巴结与全身。

二维码 1-9
扫一扫,获取眼睑鳞状细胞癌精彩图片

【临床表现】　早期见皮肤发生疣状、结节状或乳头状硬性小肿物,以后逐渐发展成为菜花样或溃疡型肿物。①乳头型或菜花样:癌组织色白而脆,主要向表面发展成巨大肿块,表面呈乳头状而基底广阔,少数可带蒂,常有溃破感染,生长较快;②溃疡型:此型一开始就以溃疡形式出现,溃疡边缘高耸外翻,溃疡较深,基底高低不平,有的呈火山口样的外观,溃疡边缘比较饱满外翻,无黑色色素沉着,是和基底细胞癌不同之处。

【治疗】　鳞状细胞癌通常以手术切除为主,术后辅助放射治疗和(或)化疗。手术切除线为肉眼肿瘤边缘外4~6mm。早期眼睑鳞状细胞癌罕有转移,有较好的预后。广泛局部切除可治愈。如侵犯眶内组织,并有耳前或颌下淋巴结转移,预后不好。

（四）眼睑恶性黑色素瘤

【临床表现】　眼睑恶性黑色素瘤(malignant melanoma of eyelid)是一种恶性程度高,发展迅速,易于向全身各处广泛转移的肿瘤,约占眼睑恶性肿瘤的1%。容易发生黑色素瘤的危险因素包括先天性或发育异常的痣和黑斑病等,以及过度的阳光照射、家族史、年龄和种族等。病变多位于睑缘,尤以内外眦部多见。早期为蓝黑色或灰黑色小结节,结节周围皮肤血管扩张。以后结节增大,有时发展成为菜花样肿物或形成溃疡,容易出血,也可在短期内迅速成长为巨大肿块。本病一部分是由良性黑痣恶变而成,有下列情况时要考虑恶变可能:①色素斑的颜色改变,特别是变为淡红色或淡蓝色;②质地变软变脆;③形状忽然增厚或隆起;④病变体积增大,病变表面渗液、渗血及结痂,出现溃疡;⑤病变区疼痛、触痛或发痒;⑥病变外围皮肤红肿或出现卫星结节。

【治疗】　恶性黑色素瘤常在短期内引起全身转移,一经确诊应尽早手术切除。切除的安全范围应较鳞癌或睑板腺癌为广,达肉眼肿瘤边缘外8~10mm。如切除后难以做眼睑成形术及保存眼球,则要做眶内容剜除术;如附近淋巴结有肿大,还要做淋巴清扫术。肿瘤细胞侵犯水平、肿瘤厚度、肿瘤的范围、病理组织学分型与恶性黑色素瘤的预后密切相关。

（五）眼睑浆细胞瘤

二维码 1-10
扫一扫,测一测

浆细胞瘤(plasmocytoma)以前认为是一种淀粉样变性,目前认为是淋巴瘤的一种,是一种恶性肿瘤。浆细胞瘤发于眼睑者少见,可单眼或双眼受累。病变早期多起于睑板组织,形成一粉红色或淡黄色边界欠清的肿块,此时多无明显症状,日久肿块逐渐增大,可累及结膜,位于上睑的病变晚期因肿块重力作用及上睑提肌的变性而上睑下垂。病因不明,可能与浆细胞浸润有关。治疗以手术切除为主。

（瞿小妹　张　琳）

笔记

参 考 文 献

1. 李凤鸣.眼科全书.北京:人民卫生出版社,1997
2. Paul RE,Emmett T,Cunningham Jr.Vaughan &Asbury′s General Ophthalmology.7th ed.Columbus:The McGraw-Hill Education,2008

第二章

泪器病

本章学习要点

● 掌握：急性、慢性泪囊炎的临床表现及处理原则。
● 熟悉：泪道阻塞或狭窄的常用检查方法；新生儿泪囊炎的临床表现及处理原则；急、慢性泪腺炎的临床表现及治疗。
● 了解：泪腺常见肿瘤的临床表现及治疗；泪溢的分类及原因。

关键词　泪囊炎　泪腺炎　泪溢　流泪　泪道

第一节　概　　述

泪器（lacrimal apparatus）包括两个部分，泪液分泌部分（secretory apparatus）和泪液排出部分（excretory apparatus）。

泪液分泌部分包括泪腺、副泪腺和结膜杯状细胞等外分泌腺。泪液的分泌分为两个部分，基础分泌和反射分泌。副泪腺和结膜杯状细胞为基础分泌腺，分泌的泪液量很少，在正常情况下维持角膜和结膜的湿润，能减少眼睑和眼球间的摩擦。泪腺是反射性分泌腺，在受到外界刺激（如角膜异物和化学物质刺激等）或感情激动时，泪液分泌大量增加，起到冲洗和稀释刺激物的作用。泪液排出部分（泪道）包括上、下泪小点和泪小管、泪总管、泪囊及鼻泪管，主要功能是引流泪液入鼻腔。在正常情况下，除了很少量的泪液通过蒸发消失外，大部分泪液依赖于眼轮匝肌的"泪液泵"作用，通过泪道排入鼻腔。在眼睑闭合时，泪小点暂时封闭，眼轮匝肌收缩，挤压泪小管和泪囊，迫使泪囊中的泪液通过鼻泪管排入鼻腔。睁开眼睑时，眼轮匝肌松弛，泪小管和泪囊因自身弹性扩张，腔内形成负压，泪湖的泪液通过重新开放的泪小点被吸入泪小管和泪囊。

泪器病的主要症状是流眼泪（tearing），分为流泪和泪溢。泪液分泌增多，排出系统来不及排出而流出眼睑外，称为流泪（lacrimation）；泪液排出受阻，不能流入鼻腔而溢出眼睑之外，称为泪溢（epiphora）。临床上区分是由于泪道阻塞引起的泪溢还是因眼表疾病刺激引起的流泪十分重要。鼻泪管阻塞常可引起泪囊继发感染，形成慢性泪囊炎，构成对眼的潜在危险。此外，泪液基础分泌不足，是引起眼表疾病的重要因素之一。

第二节　泪液分泌系统疾病

泪液分泌系统疾病主要包括泪腺炎症（dacryoadenitis）、泪腺脱垂和泪腺肿瘤。

一、泪腺炎

（一）急性泪腺炎

急性泪腺炎（acute dacryoadenitis）为泪腺的急性炎症，是特发性炎症和感染导致泪腺急

笔记

14

性感染肿大。在临床上女性多见,一般单侧发病,可并发于麻疹、流行性腮腺炎或流行性感冒。

【病因】　多为特发性炎症,也可为细菌和病毒感染所致,以金黄色葡萄球菌或淋病双球菌常见。感染途径可由眼睑、结膜、眼眶或面部的化脓性炎症直接扩散,远处化脓性病灶转移或来源于全身感染。

【临床表现】　可分别或同时累及泪腺的睑叶或眶叶,表现为眶外上方局部肿胀和疼痛,上睑水肿呈S形弯曲变形,耳前淋巴结肿大。触诊可扪及包块,有压痛,结膜充血和水肿,有黏性分泌物。提起上睑,可见泪腺肿大充血。急性泪腺炎病程通常短暂,可自行缓解,但也可形成脓肿。

【诊断】　根据病人临床表现及体征诊断。

1. 多为单侧发病,病人突然出现眶外上方局部充血、肿胀、疼痛,上睑水肿呈"S"形弯曲变形。

2. 泪腺区可触及包块,压痛明显。

3. 颞侧球结膜充血,水肿,有黏性分泌物,可伴有流泪。

4. 同侧耳前淋巴结肿大,可有发热、头痛等全身不适症状。

5. CT检查在眼眶外上方眶骨与巩膜间可见椭圆形肿大、边界不清的高密度影,周围眼眶骨质无破坏。

【治疗】　根据病因和症状治疗。特发性急性泪腺炎以糖皮质激素治疗为主,细菌和病毒感染引起的急性泪腺炎,应全身应用抗生素或抗病毒药物,局部热敷。脓肿形成时,应及时切开引流,睑部泪腺炎可通过结膜切开,眶部泪腺化脓可通过皮肤切开排脓。

（二）慢性泪腺炎

慢性泪腺炎(chronic dacryoadenitis)为病程进展缓慢的一种增殖性炎症,病变多为双侧性。

【病因】　免疫反应为主要病因,多为眼眶疾病的一部分,如甲状腺相关眼病、炎性假瘤等,也可为沙眼、结核和不明原因的肉芽肿性病变,也可为急性泪腺炎的后遗症。

【临床表现】　泪腺肿大,一般无疼痛,可伴有上睑下垂。在外上眶缘下可触及较硬的包块,但多无压痛,眼球可向内下偏位,向上、外看时可有复视,但眼球突出少见。有时伴有唾液腺炎症和肿胀(Mikulicz综合征)。

【诊断】　根据病人临床表现及体征诊断。

1. 泪腺肿大,一般无疼痛。

2. 外上眶缘下可触及包块,无压痛。

3. 可伴有上睑下垂或眼球向外上方注视时复视。

本病应与良性淋巴增殖性病变或恶性淋巴瘤相鉴别,通过活检可确诊。

【治疗】　针对病因或原发疾病治疗。其中,以免疫反应为主要病因的慢性泪腺炎,糖皮质激素治疗有效但停药易复发。

二、泪腺脱垂

眶部泪腺位于泪腺窝内,筋膜结缔组织形成的韧带将其悬挂在眶壁骨膜上。泪腺脱垂(lacrimal glands prolapse)指泪腺悬韧带发生松弛或断裂时,泪腺从泪腺窝脱出,进入颞侧眼睑皮下。

【病因】　主要为老年人退行性改变所致泪腺悬韧带松弛。青年人泪腺脱垂多见于伴发泪腺炎症或泪腺悬韧带松弛。儿童泪腺脱垂多见于上睑提肌及腱膜发育异常。

【临床表现】　眼睑外上方皮下肿块,易推动,质地柔软,无压痛。病人向内下方注视时

笔记

可见外眦处球结膜下肿块,推之可部分还纳。泪腺完全脱垂时可突出于睑裂外。

【治疗】 轻度脱垂可以观察,重度脱垂治疗有效的办法是泪腺复位手术。

三、泪腺肿瘤

泪腺肿瘤居眼眶占位性病变的首位。约30%为淋巴样瘤,70%为上皮来源的肿瘤,其中良性和恶性各占一半。在恶性泪腺肿瘤中,50%为腺样囊性癌,25%为多形性腺癌,25%为腺癌。治疗泪腺肿瘤一般需手术切除,应尽可能连同包膜完整切除,包膜残留或破裂可能导致肿瘤复发。无包膜或包膜不完整,手术不易彻底清除,复发率较高,术后应做放射治疗。

(一)泪腺多形性腺瘤(pleomorphic adenomas of lacrimal gland)

是眶内常见的良性肿瘤。该肿瘤在组织学上包含双层腺管上皮同时含有异常的基质成分如脂肪、纤维、软骨组织等,又称为"混合瘤",肿瘤有完整包膜。

【临床表现】 病人多为中年人,起病缓慢,一般单侧受累。典型的临床表现为在眼眶外上方可扪及硬性肿物,无压痛,不活动,表面呈结节状。如视力减退,多因眼球压迫变形引起屈光不正所致。眼球突出向内或向下方移位,眼球向上运动受限,由于肿瘤生长缓慢,病人可无复视。CT扫描显示肿瘤为圆形或类圆形高密度块影以及泪腺窝压迫性骨凹陷。

【治疗】 手术切除。手术必须连同包膜完整切除,肿瘤表面有许多小隆起,包膜残留或破裂可能导致肿瘤复发,甚至恶变。多形性腺瘤增长缓慢,虽属良性但禁忌穿刺或活检,因活检或手术时囊膜破裂可导致局部复发。

(二)腺样囊性癌(adenoid cystic carcinoma)

腺样囊性癌是泪腺最常见的恶性肿瘤。

【临床表现】 中年女性略多,病程短,多有自发疼痛,偶有头痛,查时多有触痛。眶周和球结膜水肿,眼球突出或移位,运动障碍,常有复视和视力下降。CT扫描可见软组织密度占位,边界不清,多呈片状向眶深部生长,可见骨质破坏。

【治疗】 一旦确诊,应施行手术治疗。手术包括局部扩大切除术或眶内容物剜除术。术后辅以放射及化学治疗。由于本病恶性程度高,易向周围组织和骨质浸润生长和转移,预后较差。病人长期生存率低。

第三节 泪液排出系统疾病

一、泪道阻塞或狭窄

泪道起始部(泪小点、泪小管和泪总管)管径窄细,位置表浅,并与结膜囊相通,容易受到炎症和外伤的影响而发生阻塞。鼻泪管下端是一个解剖学的狭窄段,易受鼻腔病变的影响出现阻塞。

【病因】

1. 眼睑及泪小点位置异常,泪小点不能接触泪湖。

2. 泪小点异常,包括泪小点狭窄、闭塞或缺如,泪液不能进入泪道。

3. 泪小管至鼻泪管的泪道阻塞或狭窄,包括先天性闭锁、炎症、结石、肿瘤、外伤、异物和药物毒性等各种因素引起的泪道结构或功能不全,致泪液不能排出。

4. 其他原因,如鼻腔阻塞等。

【临床表现】 主要症状为泪溢。泪溢可造成不适感,并带来美容上的缺陷。长期泪液浸渍,可引起慢性刺激性结膜炎、下睑和面颊部湿疹性皮炎。病人不断揩拭眼泪,可致下睑松弛和外翻,加重泪溢症状。成人泪溢多见于中年人,因功能性或器质性泪道阻塞造成泪

笔记

溢。在刮风或寒冷气候症状加重。婴儿泪溢可单眼或双眼发病,多由于鼻泪管下端发育不完全或留有膜状物阻塞,若继发感染,可有黏液脓性分泌物,形成新生儿泪囊炎。

【诊断】

1. **功能性泪溢**　相当多的成人泪溢并无明显的泪道阻塞,泪道冲洗通畅。泪溢为功能性滞留,主要原因是眼轮匝肌松弛,泪小管壁纤毛缺失,泪液泵作用减弱或消失,泪液排出障碍,出现泪溢。

2. **器质性泪溢**　上述列举的泪道阻塞或狭窄病因引起的泪溢都属器质性泪溢。

由于器质性泪道阻塞或狭窄可发生在泪道的任何部位,确定阻塞部位对于治疗方案的选择十分重要。泪道阻塞或狭窄的常用检查方法有:

(1)染料试验:在双眼结膜囊内滴入 1 滴 2% 荧光素钠溶液,5 分钟后观察和比较双眼泪膜中荧光素消退情况,如一眼荧光素保留较多,表明该眼可能有相对性泪道狭窄或阻塞。或在滴入 2% 荧光素钠 2 分钟后,用一湿棉棒擦拭下鼻道,若棉棒带绿黄色,说明泪道通畅或没有完全性阻塞。

(2)泪道冲洗:采用钝圆针头从泪小点注入生理盐水,根据冲洗液体的流向判断有无阻塞及其阻塞部位。通常有以下几种情况:①冲洗无阻力,液体顺利进入鼻腔或咽部,表明泪道通畅;②冲洗液完全从注入原路返回,为泪小管阻塞;③冲洗液自下泪小点注入,液体由上、下泪小点反流,为泪总管阻塞;④冲洗有阻力,部分自泪小点返回,部分流入鼻腔,为鼻泪管狭窄;⑤冲洗液自下泪小点注入,自上、下泪小点反流,同时有黏液脓性分泌物,为鼻泪管阻塞合并慢性泪囊炎。

(3)泪道探通术:诊断性泪道探通有助于证实上泪道(泪小点、泪小管和泪囊)阻塞的部位,治疗性泪道探通主要用于婴幼儿泪道阻塞。对于成人鼻泪管阻塞,泪道探通多不能起到根治效果。

(4)X 线碘油造影:用以显示泪囊大小及狭窄或阻塞的部位及程度。

【治疗】

1. **功能性泪溢**　可试用硫酸锌及肾上腺素溶液点眼以收缩泪囊黏膜。

2. **泪小点狭窄、闭塞或缺如**　可用泪小点扩张器扩张或泪道探针探通。如是先天性泪小点残缺可施行泪小点成形术,有时在高倍镜下隐约可见泪小点处有残膜,用泪道探针自泪点残迹处探入,戳破残膜,扩张泪小点。

3. **睑外翻、泪小点位置异常**　可在泪小点下方切除一水平椭圆形结膜及结膜下组织,以矫正睑外翻,使泪小点复位。如有眼睑松弛,可同时作眼睑水平缩短术。此外也可试行电烙术,电灼泪小点下方结膜,借助瘢痕收缩使泪小点复位。

4. **泪道狭窄或阻塞**　泪道探通并试用泪道硅胶管留置治疗。近年开展了激光治疗泪道阻塞,通过探针引导光纤维至阻塞部位,利用脉冲 YAG 激光的气化效应打通阻塞物,或术后配合插管,以提高疗效。泪道内镜的应用有利于检查和处理阻塞,取得了很好的疗效。此外也可采用泪液旁流术,用人工制造的小管等连接泪湖与泪囊或中鼻道,将泪液直接从泪湖引流到泪囊或鼻腔。轻度的鼻泪管狭窄或阻塞可采用泪道疏通成形加置管术,重度的可行泪囊鼻腔吻合术。

二、泪囊炎

(一) 急性泪囊炎(acute dacryocystitis)

急性泪囊炎大多在慢性泪囊炎(dacryocystitis)的基础上发生,与侵入细菌毒力强大或机体抵抗力降低有关,最常见的致病菌为金黄色葡萄球菌或溶血性链球菌。

【临床表现】　患眼充血和流泪,有脓性分泌物,泪囊区局部皮肤红肿、坚硬,疼痛和压痛

笔记

明显,炎症可扩展到眼睑、鼻根和面颊部,甚至引起眶蜂窝织炎,严重时可出现畏寒和发热等全身不适。数日后红肿局限,出现脓点,脓肿可穿破皮肤,脓液排出,炎症减轻。但有时可形成泪囊瘘管,经久不愈,泪液长期经瘘管溢出。

【治疗】 早期可行局部热敷,全身和局部使用抗生素控制炎症。炎症期切忌泪道探通或泪道冲洗,以免导致感染扩散,引起眶蜂窝织炎。如未能控制炎症,形成脓肿,则应切开排脓,放置橡皮引流条,待伤口愈合,炎症完全消退后按慢性泪囊炎处理。

(二)慢性泪囊炎(chronic dacryocystitis)

慢性泪囊炎是一种较常见的眼病,因鼻泪管狭窄或阻塞致使泪液滞留于泪囊内,伴发细菌感染引起。本病多见于中老年女性,可能女性鼻泪管较细长,或擤鼻少,泪液滞留。常见致病菌为肺炎双球菌、链球菌和葡萄球菌等。慢性泪囊炎的发病与沙眼、泪道外伤、鼻炎、鼻中隔偏曲和下鼻甲肥大等有关。

【临床表现】 主要症状为泪溢,并有黏液或黏液脓性分泌物回流。检查可见下睑皮肤出现湿疹,结膜充血,用手指挤压泪囊区,有黏液或黏液脓性分泌物自泪小点流出。冲洗泪道时,冲洗液自上、下泪小点反流,同时有黏液脓性分泌物。由于分泌物大量潴留,泪囊扩张,可形成泪囊黏液囊肿。

慢性泪囊炎是眼部的感染病灶,结膜囊长期处于带菌状态。如果发生眼外伤或施行内眼手术,极易引起化脓性感染,导致细菌性角膜溃疡或化脓性眼内炎。因此,应高度重视慢性泪囊炎对眼球构成的潜在威胁,尤其在内眼手术前,必须预先治疗。

【治疗】

1. **药物治疗** 滴眼前要先挤出分泌物,然后用抗生素眼液点眼,每日 4~6 次。也可在泪道冲洗后注入抗生素药液。药物治疗仅能暂时减轻症状。

2. **手术治疗** 常用术式是泪囊鼻腔吻合术,术中将泪囊通过一个骨孔与鼻腔黏膜相吻合,使泪液从吻合口直接流入中鼻道。近年开展的鼻内镜下鼻腔泪囊造口术,同样可达到消除泪溢,根治慢性泪囊炎的目的。无法行吻合术或造口术时,如在高龄病人,可考虑泪囊摘除术,以去除病灶,但术后仍存在泪溢症状。

(三)新生儿泪囊炎(neonatal dacryocystitis)

新生儿泪囊炎亦称先天性泪囊炎。泪液排出部分在胚胎发育中逐渐形成,其中鼻泪管形成最迟,常常到出生时鼻泪管下端仍有一黏膜皱襞(Hasner 瓣)部分或全部遮盖鼻泪管开口,一般在出生后数月内可自行开通。新生儿鼻泪管下端发育不完全,没有完成"管道化",或留有膜状物阻塞是造成该病的主要原因。

【临床表现】 可单眼或双眼发病。婴儿出生后不久即泪溢,逐步变为黏液性或脓性分泌物。

【治疗】 有规律地压迫泪囊区,自下睑眶下线内侧与眼球之间向下压迫,压迫数次后点抗生素滴眼液,每日 3~4 次,坚持数周,能够促使鼻泪管下端开放。大多数患儿可自行痊愈或经过压迫治愈。若保守治疗无效,半岁以后可考虑泪道探通术。

三、泪小管炎

泪小管炎(canaliculitis)常为结膜囊细菌下行感染或泪囊炎上行感染引起。也可由沙眼、结核和真菌等引起。

【临床表现】 症状有泪溢,泪小点突出,泪小管部可触及一肿块,加压可有黏性或脓性分泌物流出。细菌感染时皮肤红肿充血。

【治疗】 病因治疗,结膜囊内滴抗生素滴眼液或全身用药。必要时泪小管切开排脓。

知识拓展

鼻内镜下泪囊鼻腔吻合术

近年来,随着鼻内镜技术的发展,鼻内镜下泪囊鼻腔吻合术(endonasal endo-scopic dacryocystorhinostomy,EES-DCR)治疗鼻泪管阻塞的技术逐渐成熟。该手术不仅对单纯性、慢性泪囊炎疗效肯定,对于某些难治性鼻泪管阻塞的病人同样具有较好的疗效。与传统的泪囊鼻腔吻合术相比,该手术无需做皮肤切口,术后颜面部不留瘢痕,术中视野清晰、无需切断内眦韧带,保护眼轮匝肌从而保护了泪道泵的功能,同时对泪道的生理结构破坏小、创伤小,成功率高。病人术后恢复时间短,可重复手术,可作为慢性泪囊炎和难治性鼻泪管阻塞治疗的首选手术方式。

（赵桂秋　张　琳）

二维码2-1
扫一扫，测一测

参 考 文 献

1. 赵堪兴,杨培增.眼科学.第8版.北京:人民卫生出版社,2013

2. 李凤鸣.眼科全书.北京:人民卫生出版社,1999

3. 李凤鸣,谢立信.中华眼科学.第3版.北京:人民卫生出版社,2014

4. 刘家琦.实用眼科学.第2版.北京:人民卫生出版社,2000

5. Woo KI,Maeng HS,Kim YD.Characteristics of intranasal structures for endonasal dacryocystorhinostomy in Asians.Am J Ophthalmol,2011,152(3):491-498

6. Vaidhyanath R,Kirke R,Brown L,et al.Lacrimal fossa lesions:pictorial review of CT and MRI features.Orbit,2008,27(6):410-418

7. Mombaerts I,Cameron JD,Chanlalit W,et al.Surgical debulking for idiopathic dacryoadenitis:a diagnosis and a cure.Ophthalmology,2014,121(2):603-609

8. Repp DJ,Burkat CN,Lucarelli MJ.Lacrimal excretory system concretions:canalicular and lacrimal sac.Ophthalmology,2009,116(11):2230-2235

9. Ding C,Tóth-Molnár E,Wang N,et al.Lacrimal Gland,Ocular Surface,and Dry Eye.J Ophthalmol,2016,2016:7397694

10. Yazdanie F,Zeng J,Shinder R.Malignant Mixed Tumor of the Lacrimal Gland.Ophthalmology,2016,123(8):1736

笔记

第 三 章

眼表疾病

本章学习要点

● 掌握:眼表的概念;干眼的分类与诊断;睑板腺功能障碍的临床表现与治疗等。

● 熟悉:干眼的治疗;睑板腺功能障碍的诊断;常用药物对眼表的影响等。

● 了解:泪膜的分层与生理作用等。

关键词 眼表 干眼 睑板腺功能障碍

第一节 概 述

"眼表(ocular surface)"就是指眼球的表面。从解剖学的角度,眼表包括上下睑缘灰线之间结膜和角膜的全部上皮部分。泪液在眼球表面形成泪膜(tear film)。从功能的角度,眼附属器、眼睑、泪腺及泪道也对维持眼表的健康起到一定的作用,因此眼表的概念是一个整体的概念。眼表疾病(ocular surface disease,OSD)是 Nelson 于 1980 年提出的,它泛指损害眼表正常结构与功能的疾病,包括外眼疾病、结膜病和角膜病,也包括了泪膜异常。由于本书中前三类疾病已有详细描述,因此本章节主要讨论泪膜异常。

泪膜厚约 $7\sim10\mu m$,从外向内可分为三层:①脂质层:位于最表面,主要由睑板腺分泌,Zeis 腺和 Moll 腺分泌为次要来源,含有微量的脂质、脂肪酸、甘油三酯和磷酸酯等;②水样层:为中间层,由泪腺与副泪腺分泌,构成泪膜的主体,厚约 $7\mu m$,主要含水、无机盐、葡萄糖、溶菌酶和各种免疫球蛋白等;③黏液层:位于最内层,主要为结膜杯状细胞分泌的黏蛋白等,分布于上皮表面,使泪膜得以形成并保持稳定。瞬目运动将泪膜均匀地覆盖于角膜表面,随着眼球的转动和眼睑的闭合,泪液不断流动更新。

泪膜的生理作用包括:

1. 为角膜提供平滑的光学界面,使视网膜成像更清晰。

2. 泪膜的更新和泪液流动可清除外来异物、有毒物质及正常代谢产物。

3. 润滑眼表组织,防止上皮损害。

4. 为角膜提供氧气及营养成分。

5. 眼表免疫防御功能。

各种物理和化学性损伤、微生物感染以及免疫性疾病等均可损害眼表结构,引起眼表功能的异常和眼表病变,从而损害眼睛的视光学功能。

笔记

第二节　干　眼

干眼(dry eye)是由于泪液的量或质或流体动力学异常引起的泪膜不稳定和(或)眼表损害,从而导致眼不适症状及视功能障碍的一类疾病。我国临床出现的各种名称(如干眼症、干眼病、干眼综合征等)均统一称为干眼。干眼是目前最为常见的眼表疾病。

【分类】　国际上尚无统一的干眼分类标准,我国学者将干眼分为以下几类:①分泌不足型:主要指水样层生成不足,如干燥综合征和许多全身性因素引起的干眼;②蒸发过强型:常见于脂质缺乏引起的脂质层异常,如睑板腺功能障碍、睑缘炎、视屏终端综合征、眼睑缺损或异常引起蒸发增加等;③黏蛋白缺乏型:由眼表上皮细胞受损而引起,如药物毒性、化学伤、热烧伤对眼表的损害及角膜缘功能障碍等;④泪液动力学异常型干眼:由泪液的动力学异常引起,如瞬目异常、泪液排出延缓、结膜松弛等;

【病因】

1. 脂质层异常　脂质缺乏容易使水样层蒸发,导致泪膜不稳定。临床上睑板腺功能障碍(meibomian gland dysfunction,MGD)常导致泪膜脂质层异常,是蒸发过强型干眼的常见病因。

2. 水样层异常　泪腺或副泪腺分泌障碍,水样层过薄或不能形成。多见于中老年女性病人,常伴有眼部及全身疾病,如先天性无泪症、干燥综合征和类风湿关节炎等;部分药物的应用也可使泪液分泌减少,如阿托品、氯丙嗪和地西泮等。

3. 黏液层异常　通常由于结膜杯状细胞异常,引起黏蛋白分泌不足,不能形成有效的泪膜-上皮界面,导致泪膜过早破裂。可见于眼化学伤、沙眼、维生素 A 缺乏症、眼类天疱疮、Stevens-Johnson 综合征和结膜瘢痕等疾病。

4. 眼睑异常　眼睑异常可导致泪液动力学改变而造成干眼症,如眼睑缺损、睑球粘连、暴露性角膜炎及第Ⅶ对脑神经麻痹等疾病。

5. 角结膜上皮病变　角膜上皮微绒毛和微皱襞的存在对吸附黏蛋白形成黏液层起着关键作用。因此,角膜上皮病变可导致泪膜异常。

6. 瞬目减少　长时间注视屏幕,使瞬目动作明显减少,导致泪膜破坏和角膜表面干燥,对角膜上皮产生损害。近年来临床常见的"视频终端综合征"是导致干眼的原因之一。

【临床表现】

1. 症状　表现为多种眼部不适:干涩、异物感、烧灼感、痒、畏光、眼红、视物模糊、视力波动、易视疲劳以及不能耐受有烟尘的环境等。

2. 体征　轻者可以发现泪河变窄,角膜上皮粗糙和荧光素染色有点状着色;重者可泪河干涸,有丝状分泌物和乳头状结膜炎等。应注重对结膜、角膜和睑板的检查,尤应注重睑缘的检查,是否有睑缘充血、增厚、外翻、不规整以及腺管开口是否有黏稠分泌物堵塞等,压迫睑板腺观察有否脂质分泌异常。

【辅助检查】

1. 裂隙灯显微镜检查　包括眼睑、睑缘及睑板腺改变、泪河高度、结膜和角膜改变等。

2. 泪河高度　是初步判断泪液分泌量的指标。在荧光素染色后,裂隙灯显微镜下投射在角结膜表面的光带和下睑睑缘光带的交界处的泪液液平。正常泪河切面为凸形,高度为 0.3～0.5mm。

3. 泪液分泌试验Ⅰ(Schirmer test Ⅰ)　评价泪液分泌总量。用宽 5mm、长 35mm 的滤纸条,一端在 5mm 处作折痕后,放入下穹隆中外 1/3 处。嘱受检者向前注视,5 分钟后取下滤纸条,从折叠处测量浸润部分长度,湿润长度在 10~30mm 为正常。

4. 泪膜破裂时间（break up time，BUT）　评价泪膜的稳定性。指泪膜从形成到破裂所需要的时间,检查时结膜囊内滴荧光素钠溶液,在裂隙灯下用钴蓝光观察,荧光素染色的泪膜表面如出现黑洞或干斑,表示泪膜破裂,计算瞬目结束至出现干斑的时间,连续测定三次,取其平均值。BUT 正常值大于 10 秒。

5. 丽丝胺绿染色　敏感度高于荧光素染色,1%丽丝胺绿染料滴眼后睑裂区角结膜点状染色 4 点以上,结膜呈底向角膜缘的倒三角染色,点状或片状着色为阳性。

【诊断】　老年女性多见,结合病史、临床症状和常用检查方法进行诊断,需注意全身疾病。外界环境、温度和湿度可影响检查结果。

目前我国的干眼诊断标准:①有干燥感、异物感、烧灼感、疲劳感、不适感、视力波动等主观症状之一和 BUT≤5 秒或 Schirmer Ⅰ试验（无表面麻醉）≤5mm/5min 可诊断干眼;②有干燥感、异物感、烧灼感、疲劳感、不适感、视力波动等主观症状之一和 5 秒<BUT≤10 秒或 5mm/5min<Schirmer Ⅰ试验结果（无表面麻醉）≤10mm/5min 时,同时有角结膜荧光素染色阳性可诊断干眼。

【治疗】

1. 去除病因,治疗原发病　引起干眼的病因十分复杂,如全身性疾病干燥综合征、药物、环境污染、眼局部炎症反应、眼睑位置异常及年龄等,可由单一原因或者多种原因引起,针对病因进行治疗至关重要。

2. 非药物治疗　①湿房镜及硅胶眼罩:通过提供密闭环境,减少眼表面的空气流动及泪液的蒸发,达到保存泪液的目的。②软性角膜接触镜:适用于伴角膜损伤的病人;③泪道栓塞:对于单纯使用人工泪液难以缓解症状或者使用次数过频的干眼病人可考虑泪道栓塞;④物理疗法:对于睑板腺功能障碍病人应进行眼睑清洁、热敷及睑板腺按摩;⑤心理干预:对出现心理问题的干眼病人进行积极沟通疏导,必要时与心理专科协助进行心理干预治疗。

3. 药物治疗　①人工泪液:治疗干眼的一线用药,可补充缺少的泪液,润滑眼表面。②润滑膏剂:眼用凝胶、膏剂在眼表面保持时间较长,但可使视力模糊,主要应用于重度干眼病人或在夜间应用。③局部抗炎及免疫抑制剂:抗炎和免疫抑制治疗适用于伴有眼炎性反应的干眼病人。常用药物为糖皮质激素、非甾体类抗炎药及免疫抑制剂。④自体血清:用于重度干眼合并角膜并发症及常规人工泪液无效的重症干眼病人。⑤其他:包括雄激素、促泪液分泌药物可用于干燥综合征的治疗,在临床上未广泛应用;重组人表皮生长因子和维生素 A 棕榈酸酯等可提高干眼病人结膜杯状细胞数量,四环素或多西环素等可用于有感染的睑板腺功能障碍病人。

4. 手术治疗　对于泪液分泌明显减少,常规治疗方法效果不佳且有可能导致视力严重受损的严重干眼病人可以考虑手术治疗。手术方式主要包括睑缘缝合术、颌下腺及唇腺移植术等。

第三节　睑板腺功能障碍

睑板腺功能障碍(meibomian gland dysfunction，MGD)是一种慢性、弥漫性的睑板腺病变,以睑板腺终末导管的阻塞和睑脂分泌的质或量的改变为主要病理基础,临床上可引起泪膜异常、眼部刺激症状、眼表炎症反应,严重时会导致眼表损伤而影响视功能。

【危险因素】

1. 内部因素　主要为眼局部因素和全身因素等。

眼局部因素包括:前睑缘炎、配戴角膜接触镜、毛囊蠕形螨以及干眼等眼表长期慢性

笔记

炎症。

全身因素包括:雄激素缺乏、女性更年期、年龄相关、干燥综合征、胆固醇水平、银屑病、过敏性疾病、红斑痤疮、高血压以及良性前列腺增生症等。

2. **外部因素** 主要为环境因素等。主要包括:长时间进行电脑、手机屏幕操作;高油高糖饮食习惯。

【临床表现】

1. **症状** 临床症状无特异性,常与眼表其他疾病相似,主要包括:①眼部刺激症状:眼干涩、眼痛、眼异物感、眼部烧灼感等。②影响视力的症状:视物模糊,分泌物增多。症状多晨起时明显。

2. **体征** 常见典型体征如下:

(1)睑缘改变:包括睑缘形态的变化,睑缘充血及毛细血管扩张、睑缘过度角化、睑缘肥厚、睑缘形态不规则等。

(2)睑板腺口的变化:睑板腺口异常(脂帽、隆起和脂栓);睑板腺口先天性缺乏;睑板腺口狭窄和闭塞。

(3)睑板腺分泌异常:包括睑脂性状异常与睑脂排出能力异常。

(4)睑板腺缺失:临床上,主要通过睑板腺成像技术进行观察与评估。睑板腺成像仪可以检查睑板腺的缺失情况,确定睑板腺组织的缺失范围和程度。

【辅助检查】

1. **睑板腺检查**

(1)眼表综合分析仪:综合应用于角膜眼表、干眼及睑板腺的检查。

(2)活体角膜激光共焦显微镜:活体观察腺腔大小及腺泡情况,睑板腺开口的变化,同时可观察结膜和角膜各层次的变化。

(3)非接触睑板腺红外线照相系统:可对睑板腺缺失进行定量观察。

2. **泪液相关检查** ①泪膜破裂时间(break up time,BUT):临床上提示 BUT 过低,主要是 MGD 导致的脂质层异常所致。②泪液分泌试验。③眼表染色:眼表的损伤与 MGD 有关,包括荧光素染色、丽丝胺绿和虎红染色。

【诊断】

MGD 的诊断主要根据体征,参考病人的症状及相应辅助检查结果,同时结合泪膜的检查指标,进行综合评估,作出诊断。其诊断标准如下:①病人有眼部症状;②睑板腺口的异常;③睑脂分泌异常;④睑板腺缺失。其中②和③项为必备项,任何一项出现即可诊断为 MGD;单独出现④项,只说明睑板腺缺失及其程度,还需要结合其他辅助检查才能进行诊断。

【治疗】

1. **局部物理治疗** ①睑缘清洁。②眼局部热敷。③眼睑按摩。

2. **局部药物治疗** ①人工泪液和眼表润滑剂。②局部抗菌药:主要用于睑缘涂擦,一般选用眼用凝胶或眼膏。常用药物有:氟喹诺酮类、大环内酯类、夫西地酸、甲硝唑等。③局部抗炎药物应用:可给予非甾体类抗炎药、糖皮质激素类药物、或联合免疫抑制剂。激素及免疫抑制剂应用期间应注意监测眼压。

3. **全身药物治疗** 主要是抗菌药治疗,用于重度 MGD 或合并全身皮肤炎性疾病的病人。包括四环素类药物和大环内酯类抗菌药,在用药期间,应密切关注有无药物不良反应及副作用。

4. **手术治疗** 对于同时伴有结膜松弛症、睑缘畸形以及难治性角膜溃疡等疾病者,应给予相应的手术治疗。

笔记

知识拓展

MGD 的新疗法

1. 强脉冲光(intense pulsed light, IPL)是一种波长范围在 515~1200nm 内的连续波长的光,既往用于皮肤疾病的治疗,目前被认为是一种治疗 MGD 的新技术。

2. 睑板腺热动脉治疗仪(Lipiflow)可在治疗区域集中热能液化,同时对腺体使用脉动压力,快速疏散导管阻塞和睑板腺。

第四节　常用药物对眼表的影响

药物的眼表毒性是指在按规定剂量正常应用药物的过程中对眼表组织产生治疗作用以外的、非期望的有害影响。

眼部用药多为局部给药,通过眼表组织达到治疗目的,但同时也可能造成眼表毒性。毒性反应的大小取决于药物的浓度、剂型、作用持续时间、防腐剂的类型和剂量。因此,切勿滥用药物。同时长期使用抗青光眼,抗过敏等药物也可引起眼表毒性。

一、抗生素

1. **青霉素类**　青霉素类是临床使用时间最久、应用最广泛的 β-内酰胺类抗生素。系高分子、水溶性和高度离子化的物质,因其难以透过角膜屏障,对眼表组织的局部刺激性大且有过敏反应,较少用于眼表。

2. **喹诺酮类**　该类药物被广泛用于治疗眼部细菌感染。但该类抗生素可促进基质金属蛋白酶的表达,进而增加角膜穿孔的风险。眼表结构不完整如严重干眼、接受屈光手术的患者应用此类药物时应注意其影响创口愈合的副作用。

3. **氨基糖苷类**　①妥布霉素(tobramycin):为眼科常用药,浓度高于 1% 的溶液滴眼明显影响角膜上皮的愈合。结膜下注射有结膜充血和水肿,儿童药量不应超过成人量的 1/3。②链霉素(streptomycin):5% 链霉素溶液多次反复滴眼会延长角膜上皮缺损的修复愈合以及引起角膜瘢痕和新生血管的生长。③庆大霉素(gentamicin):1% 庆大霉素滴眼液对眼表组织有轻度的刺激,如疼痛、结膜充血和轻度异物感等。结膜下注射可造成结膜杯状细胞的损害,现已慎用。④多黏菌素 B(polymyxin B):多黏菌素眼内通透性弱,但角膜上皮损伤或炎症时滴眼液能对铜绿假单胞菌产生较好的作用,在房水中能维持有效浓度。结膜下注射会产生结膜水肿和剧痛。

二、抗病毒类药物

1. **碘苷(idoxuridine)**:对眼的局部毒性较小,但对眼表局部有刺激症状,可有角膜上皮水肿和角膜点状着色等角膜损伤出现。

2. **曲氟尿苷(trifluridine)**:抗病毒作用选择性差。滴眼可引起急性结膜局部缺血、点状角膜上皮脱落、角膜水肿、丝状角膜炎和泪小点狭窄。

3. **阿昔洛韦(aciclovir)**:偶有浅层点状角膜病变、结膜充血、烧灼感和滤泡性结膜炎。

三、糖皮质激素

包括可的松(cortisone)、氢化可的松(hydrocortisone)、泼尼松龙(prednisolone)、甲基泼尼松龙(methylprednisolone)、倍他米松(betamethasone)与地塞米松(dexamethasone)等。常出

笔记

现以下眼部不良反应:①长期使用可引起眼压升高,重者可引起激素性青光眼;②糖皮质激素在抑制炎症时也抑制毛细血管的新生和肉芽组织的形成,影响手术切口和溃疡的愈合。

二维码3-1
扫一扫,测一测

四、非甾体类抗炎药

应用非甾体类抗炎药后最常见的眼表不良反应包括刺痛 、烧灼感、点状角膜炎、角膜浸润、角膜溶解。

(齐 虹 陆鸣冈)

参 考 文 献

1. Research in dry eye:report of the Research Subcommittee of the International Dry Eye WorkShop(2007).Ocul Surf,2007,5(2):179-193

2. 中华医学会眼科学分会角膜病学组.干眼临床诊疗专家共识(2013).中华眼科杂志,2013,49(1):73-75

3. Tsubota K,Yokoi N,Shimazaki J,et al.New Perspectives on Dry Eye Definition and Diagnosis:A Consensus Report by the Asia Dry Eye Society.Ocul Surf,2017,15(1):65-76

4. Barabino S,Labetoulle M,Rolando M,et al.Understanding Symptoms and Quality of Life in Patients With Dry Eye Syndrome.Ocul Surf,2016,14(3):365-376

5. Latkany R.Dry eyes:etiology and management.Curr Opin Ophthalmol,2008,19(4):287-291

6. Lemp MA.Advances in understanding and managing dry eye disease.Am J Ophthalmol,2008,146(3):350-356

7. Nelson JD,Shimazaki J,Benitez-del-Castillo JM,et al.The international workshop on meibomian gland dysfunction:report of the definition and classification subcommittee.Invest Ophthalmol Vis Sci,2011,52(4):1930-1937

8. 孙旭光.睑缘炎与睑板腺功能障碍.北京:人民卫生出版社.2015

9. Suzuki T,Teramukai S,Kinoshita S.Meibomian glands and ocular surface inflammation.Ocul Surf,2015,13(2):133-149

10. Foulks GN,Nichols KK,Bron AJ,et al.Improving awareness,identification,and management of meibomian gland dysfunction.Ophthalmology,2012,119(10 Suppl):S1-S12

笔记

第四章

结膜病

本章学习要点

- 掌握：细菌性结膜炎、病毒性结膜炎、免疫性结膜病的临床表现、诊断与治疗。
- 熟悉：结膜的组织解剖；沙眼、变性性结膜病变的诊断与治疗原则。
- 了解：结膜肿瘤的临床表现。

关键词 结膜炎 结膜变性 结膜肿瘤

第一节 概 述

结膜（conjunctiva）是由睑缘黏膜开始，覆盖于眼睑后部和眼球前部的一层薄而透明的黏膜组织。由眼睑到眼球表面的反折部分，形成了一个很深的口袋样凹陷，是结膜的穹隆部。为此，把结膜分成为睑结膜，球结膜和穹隆部结膜。各部分结膜厚薄不均，穹隆部结膜最厚，球结膜最薄。各部分结膜松紧也不一样，睑结膜与睑板紧密粘连，通过正常透明的睑结膜面，可见到其下面垂直走行的小血管和部分睑板腺管。穹隆部结膜最松弛，多皱褶，便于眼球向各方向运动。穹隆部外侧最宽，约14mm，上侧8~10mm，下穹隆部结膜在8mm以内，内侧穹隆部因有泪阜和半月皱襞存在而最窄，手术或外伤损伤过度时，易引起溢泪、眼球运动受限。

结膜的组织结构分为上皮层和固有层，固有层又分为腺样层和纤维层。结膜上皮细胞间有许多单细胞黏液腺，称为杯状细胞，在球结膜和穹隆部结膜尤多，分泌黏液素，组成了黏液层（泪膜的最里层）。固有层的腺样层在穹隆部结膜发育较好，由纤细的结缔组织网构成，其间有淋巴细胞，组织细胞和肥大细胞，慢性炎症时，淋巴细胞可大量增生而形成滤泡。穹隆部结膜富有副泪腺（Krause 腺，Wolfring 腺），分泌泪液。纤维层仅存在于穹隆部结膜和球结膜，由胶原纤维和弹力纤维交织而成。

第二节 结膜炎总论

结膜暴露于外界，易受到外界环境影响，当发生炎症时，称为结膜炎（conjunctivitis），为眼科最常见的疾病。

【病因】

致病原因可根据不同性质分为感染性和非感染性两大类。

1. **感染性** 由病原微生物如细菌、病毒、真菌、立克次体、寄生虫感染所致。

2. **非感染性** 外界的物理性刺激（如风沙、烟尘、紫外线等）和化学性损伤（如酸、碱化学物质、医用药品、有毒气体等）可成为致病原因。部分结膜炎是由免疫性因素（如过敏）或

笔记

与全身疾病相关的内在因素(如结核、梅毒、甲状腺病等)引起的。

【分类】 根据病情和病程,结膜炎可分为急性、亚急性和慢性三类。根据病因可分为感染性、免疫性、化学性、全身疾病相关性等;根据对病变反应的主要形态特点可分为急性滤泡性结膜炎、慢性滤泡性结膜炎、乳头性结膜炎、膜性、瘢痕性和肉芽肿性结膜炎等。

【临床表现】

1. **症状** 常有眼部的异物感、烧灼感、痒、流泪及分泌物增多等。如累及角膜可出现畏光、疼痛及不同程度的视力下降。

2. **体征** 不同的病因可产生不同性质和不同程度的结膜组织反应和损伤,这些体征是正确诊断各种结膜炎的重要依据。

(1)结膜充血:结膜充血为结膜血管扩张所致,是结膜炎的最基本体征。结膜充血源于表面的结膜血管,色泽鲜红,呈网状分布,愈近穹隆部充血愈明显,推动结膜时充血的血管可被移动;而睫状充血源于角膜缘深层血管网,色泽深红,越靠近角膜缘充血越明显,充血的血管不能随结膜移动,结膜充血应与睫状充血相鉴别。

(2)结膜水肿:球结膜下组织较疏松,炎症充血时造成血管扩张、渗出导致结膜组织水肿隆起,水肿严重时球结膜可突出于睑裂之外;睑结膜与睑板相连紧密,水肿表现不明显。

(3)分泌物增多:是结膜炎又一重要体征。分泌物的性质可由结膜炎病因不同而异:①水样性分泌物:由刺激产生的泪液或浆液性渗出液组成,常见于病毒性结膜炎;②黏液性分泌物:呈黏稠绒状或线状,多见过敏性结膜炎或干眼症者;③脓性分泌物:成片、无定形的脓液,主要见于严重的急性细菌性结膜炎,大量的脓性分泌物是淋球菌性结膜炎的特征性表现;④黏液脓性分泌物:浆液、黏液和脓性液,见于较轻的细菌性结膜炎和衣原体性结膜炎。

(4)结膜下出血:出血形状多为点状或小片状,色鲜红,量多时呈暗红色,常见于腺病毒和肠道病毒所引起的流行性出血性结膜炎。

(5)乳头增生:结膜乳头增生是结膜炎症的非特异性体征,主要见于睑结膜,由结膜上皮细胞大量增生而形成。裂隙灯下可见其中央有扩张的毛细血管通过,表现为隆起的多角形马赛克样外观,常见于春季卡他性结膜炎和结膜对异物的刺激反应等。

(6)结膜滤泡形成:滤泡是结膜基质内的腺样组织受刺激后引起增殖的淋巴细胞在结膜上皮下的局限性聚集。滤泡直径0.5~2mm,中央无血管,但表面有小血管分布和在其边缘绕行。可见于病毒性结膜炎及衣原体性结膜炎等。

(7)膜与假膜:脱落的结膜上皮细胞、炎症细胞、病原体和纤维素的渗出物在结膜表面附着凝结成膜或假膜。真膜与结膜连接较紧不易分离,主要见于白喉杆菌感染;假膜则容易分离,常见于严重的腺病毒性流行性角结膜炎和自身免疫性结膜炎。

(8)结膜瘢痕:结膜基质损伤引起瘢痕形成。后期可引起瘢痕性睑内翻、倒睫等并发症,还可使穹隆部缩窄形成睑球粘连。

(9)淋巴结肿大和压痛:结膜的淋巴液回流至耳前和颌下淋巴结,因此该处淋巴结肿大常见于病毒性、衣原体、淋球菌感染和各种可致肉芽肿性结膜炎和泪腺炎的疾病。

(10)结膜小泡:为局限性的淋巴细胞结节,可在结膜上形成局限性的纤维化和血管化,这种结膜小泡通常在角膜缘或球结膜上出现,最常见于泡性结膜炎。

(11)结膜肉芽肿:较少见,可为结核、麻风、梅毒和立克次体等引起的慢性炎症。

【诊断】

1. **临床特点** 根据病史,观察结膜有否充血、分泌物、滤泡及乳头增生、膜形成等体征。

2. **实验室检查** 临床评估如需做实验室检查的最好在急性期取材,必要时还可进行结膜病变部位的病理活检。

(1)病原学检查 结膜囊细菌培养或刮片检查有助于病原学的诊断和敏感药物的选择。

笔记

怀疑病毒或衣原体感染可做病原体分离或应用免疫荧光、酶免疫测定、聚合酶链式反应（PCR技术）及免疫学检测帮助诊断。

（2）细胞学检查　检查结膜表面炎症细胞的类型有助于结膜炎的鉴别诊断。细菌感染时多形核白细胞增多；病毒感染时单核细胞、淋巴细胞增多为主；衣原体感染则能见到均等量的中性粒细胞和淋巴细胞，细胞胞浆内可见包涵体；而过敏性结膜炎细胞学检查可见大量嗜酸性粒细胞；春季卡他性结膜炎可见嗜酸性粒细胞结节。

【预防】

结膜炎主要是接触性传染，提倡多洗手，避免随意揉眼，医务人员接触结膜炎病人后必须洗手消毒，要在公共场所进行卫生宣传，消毒管理，对配戴角膜接触镜的要注意镜片的清洗消毒。

【治疗】

首先对因治疗。以局部给药为主，必要时可配合全身治疗。

1. **局部用药**　是结膜炎治疗最基本的给药途径。可根据病原体培养和药敏试验选择有效的滴眼液，急性期应频繁滴用滴眼液，待病情好转后逐渐减少滴眼次数。晚间可使用眼膏涂眼，眼膏在结膜囊内维持时间较长，治疗作用持久。

2. **冲洗结膜囊**　用无刺激性冲洗剂（生理盐水、3%硼酸溶液等）冲洗结膜囊，每日1~2次，清除结膜囊内分泌物。

3. **不遮盖患眼**　遮盖患眼会使分泌物不易流出并使患眼局部温度升高而加剧细菌的繁殖，反而加重了结膜炎的发展。

4. **角膜接触镜的处理**　因配戴角膜接触镜过程中消毒不严格所引发的细菌感染或接触镜性巨乳头性结膜炎病人，应立即停戴角膜接触镜。

5. **全身治疗**　对于严重的结膜炎如淋球菌性结膜炎和衣原体性结膜炎，除局部治疗外，还需全身使用抗感染药物治疗。

第三节　细菌性结膜炎

一、急性细菌性结膜炎

急性细菌性结膜炎（acute becterial conjunctivitis）是由细菌感染引起的常见的急性流行性眼病，俗称"红眼病"。此病的急性期具有很强的传染性，多见于春秋季节，可散发或流行。其主要特征为结膜充血明显，有脓性或黏液脓性分泌物，是一种急性自限性眼病。

【病因】　急性细菌性结膜炎是以表皮葡萄球菌和金黄色葡萄球菌为主要致病菌，还有革兰氏阳性球菌如肺炎球菌、链球菌；革兰氏阴性球菌、流感嗜血杆菌等。细菌可以通过直接或间接接触、飞沫等多种媒介传播流行。

【临床表现】　病情发展迅速，有眼红、黏性分泌物多、异物感和烧灼感、畏光、刺痛等，潜伏期1~3天，3~4天时病情达到高峰。眼部检查可见眼睑肿胀，结膜充血水肿，充血常以睑部及穹隆部最显著，严重时结膜表面可覆盖假膜，结膜下斑点状出血（图4-1）、耳前淋巴结多不肿大，常双眼同时或先后发病。

【诊断】　根据典型的临床表现即可明确诊断。就诊早期也可进行结膜囊分泌物涂片或睑结膜刮片，做细菌培养和药物敏感试验以指导治疗，但对一般性细菌性结膜炎，细菌培养并不作为常规检查。

【治疗】　根据临床表现和实验室细菌检查结果对不同致病菌选用敏感的抗菌药物滴眼，对未作细菌培养的可选用广谱抗菌药物。对分泌物较多的病人在给药前冲洗结膜囊，清

笔记

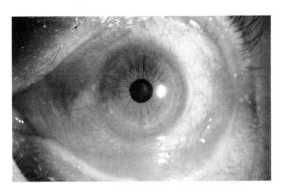

图 4-1　急性细菌性结膜炎,结膜充血水肿,
局部结膜下点状出血

除分泌物后再滴用抗生素滴眼液。注意不要遮盖包扎患眼。

二、淋球菌性结膜炎

淋球菌性结膜炎(gonococcal conjunctivitis)是一种传染性强,可严重危害视力的急性化脓性结膜炎。如不及时救治,可在短时间内发生角膜溃疡和穿孔。

【病因】 淋球菌性结膜炎是由淋球菌引起。主要通过生殖器-手-眼传播感染,新生儿淋球菌性结膜炎主要因为出生时通过母亲产道时被炎性分泌物感染或被其他污染物品感染所致。

【临床表现】

成人淋球菌性结膜炎潜伏期为 10 小时至 3 天,常从一侧开始迅速累及双眼,呈进行性发展。眼痛、畏光、流泪症状明显,眼睑高度肿胀、疼痛,睑结膜充血严重甚至可有小出血点或假膜形成,球结膜充血水肿明显,重者水肿的球结膜突出于睑裂外。大量的脓性分泌物为本病特点,形成典型的脓漏现象,耳前淋巴结肿痛甚至化脓,约 3~5 日后眼睑肿胀减轻,2~3 周后结膜水肿逐渐消退,睑结膜肥厚且乳头增生,最终炎症退去。多数病人可有角膜并发症发生,重者角膜中央部溃疡,迅速穿孔,形成粘连性角膜白斑而影响视力。新生儿淋球菌性结膜炎俗称"脓漏眼",一般在出生后 1~3 天发病,病情与并发症较成人为轻。

【诊断】 根据临床表现、淋病病史、接触史及结膜分泌物涂片的细菌学检查即可确诊。

【治疗】

淋球菌性结膜炎病情凶险,发展迅速且造成的后果严重,应尽快开始局部和全身治疗。

1. 局部治疗

(1)清洁结膜囊 用大量生理盐水频繁冲洗结膜囊清除结膜囊内致病菌。冲洗时注意体位以免流入对侧眼。

(2)抗菌药物滴眼 常用 5000~10 000U/ml 青霉素滴眼液(注意避免过敏)或 0.5%左氧氟沙星、妥布霉素滴眼液等,晚间可用红霉素眼膏,儿童则慎用喹诺酮类滴眼药物。

2. 全身治疗
成人可肌肉注射大剂量青霉素或头孢类药物,青霉素过敏者可使用喹诺酮类抗生素,新生儿可静脉点滴或肌肉注射青霉素,但禁用喹诺酮类药物。

【预防】

1. 本病为接触性传染,对处于急性期病人应按传染病防治法上报并隔离,防止社会流行。

2. 严格消毒病人用品如滴眼液、毛巾以及使用过的医疗器械。

3. 多洗手,注意保持个人清洁和环境卫生。

第四节　衣原体性结膜炎

衣原体性结膜炎(chlamydial conjunctivitis)中的衣原体目分为二属,属Ⅰ为沙眼衣原体,

笔记

可引起沙眼、包涵体性结膜炎和性病淋巴肉芽肿性结膜炎;属Ⅱ为鹦鹉热衣原体,可引起鹦鹉热性结膜炎。

一、沙眼

沙眼(trochoma)是由沙眼衣原体(chlamydia)引起的慢性传染性眼病,20世纪50年代曾在我国广泛流行,成为当时致盲的首要原因。目前,该病发病率大幅降低。

【病因】　我国的汤飞凡、张晓楼等人于1956年用鸡胚培养的方法在世界上首次分离出沙眼衣原体。根据抗原型不同可分为A、B、Ba、C、D~K等12个免疫型。地方流行性沙眼多由A、B、C或Ba抗原型所致,D~K型主要引起生殖泌尿系统感染及包涵体性结膜炎。沙眼通过直接接触或污染物间接传播,节肢昆虫也是传播媒介。热带、亚热带地区和干旱季节易传播。

【临床表现】　沙眼感染主要发生在学龄前或低年龄段儿童,但直到成年,早期的瘢痕并发症才开始变得明显。幼儿感染后,症状隐匿,可自行缓解而无后遗症。成人沙眼为亚急性或急性炎症,双眼发病,潜伏期5~14天,一般起病缓慢,初期表现为滤泡性结膜炎,逐渐导致结膜瘢痕的形成。

沙眼急性期出现畏光、流泪、异物感,黏液性或黏液脓性分泌物较多。眼睑红肿,结膜高度充血,乳头增生,上下穹隆结膜大量滤泡增生,弥漫性角膜上皮炎,耳前淋巴结肿大等症状可持续数周。

沙眼慢性期症状仅有眼痒、异物感、干燥或烧灼感。结膜慢性充血、睑结膜乳头及滤泡形成、角膜血管翳、睑内翻、倒睫等,角膜缘滤泡发生瘢痕化改变临床上称为Herbert小凹。

急性期治愈后可不留瘢痕,不影响视力。反复感染则会形成瘢痕,严重者可因角膜并发症损害视力。后遗症包括:①眼睑内翻、倒睫;②上睑下垂;③睑球粘连;④慢性泪囊炎;⑤角膜混浊,血管翳形成;⑥干眼(角结膜干燥)。

【诊断】　根据睑结膜的乳头、滤泡、角膜上皮炎、血管翳、结膜瘢痕、角膜缘滤泡及Herbert小凹等典型体征多可做出诊断,但早期沙眼的诊断由于有一般结膜炎共有的症状,需辅以实验室检查。

结膜刮片行Giemsa染色可显示常见的包涵体,也可用荧光标记的单克隆抗体试剂盒、酶联免疫测定等方法来检测出沙眼衣原体。

【临床分期】

1. 我国1979年在全国第二届眼科学术会议上制定了适合我国国情的分期方法:

Ⅰ期(进行活动期):上睑结膜乳头与滤泡同时并存,上穹隆结膜模糊不清,有角膜血管翳。

Ⅱ期(退行期):上睑结膜自瘢痕开始出现至大部分变为瘢痕,仅残留少许活动性病变。

Ⅲ期(完全瘢痕期):上睑结膜活动性病变完全消失,代之以瘢痕,无传染性。

2. 世界卫生组织(WHO)1987年介绍新的简单分期法评价沙眼严重程度:

沙眼滤泡期:上睑结膜5个以上滤泡

沙眼炎症期:弥漫性结膜炎症浸润,血管模糊区>50%

沙眼瘢痕期:典型的睑结膜瘢痕

沙眼倒睫期:倒睫或睑内翻

角膜混浊期:角膜混浊

【治疗】

沙眼的治疗包括全身和眼局部药物治疗及对并发症的治疗。

局部用0.1%利福平滴眼液、0.1%酞丁胺滴眼液等滴眼,夜间使用红霉素等眼膏涂眼,疗程最少10~12周。急性期或严重的沙眼应全身应用抗生素治疗,一般疗程为3~4周。

笔记

手术矫正倒睫及睑内翻,是防止晚期沙眼瘢痕致盲的关键措施。

【预防】　培养良好的个人卫生习惯,避免接触传染,改善环境,加强对服务行业的卫生管理。

二、包涵体性结膜炎

包涵体性结膜炎(inclusion conjunctivitis)是 D~K 型沙眼衣原体引起的一种通过性接触或产道传播的急性或亚急性滤泡性结膜炎。多为双侧性,以下睑结膜和下穹隆滤泡增生最为显著,常同时伴有生殖器的衣原体感染。由于表现有所不同,临床上又分为新生儿和成人包涵体性结膜炎。

【病因】　由 D~K 型沙眼衣原体引起,通过性接触或手-眼接触传播到结膜,新生儿为经母体产道感染。

【临床表现】

1. **新生儿包涵体性结膜炎**　又称"新生儿包涵体性脓漏眼"。潜伏期为出生后 5~12 天,双眼急性或亚急性发病,结膜表现主要是乳头增生,有些可以形成上方的血管翳、结膜瘢痕甚至角膜混浊、有黏液脓性分泌物。还可以伴有其他感染,如呼吸道感染、肺炎等。

2. **成人包涵体性结膜炎**　主要见于青年人,性接触后约 3~7 天发病,单眼或双眼同时发病。表现为眼睑肿胀、轻或中度眼红、睑结膜和下穹隆部结膜有大的滤泡形成,并伴有乳头增生反应,严重病例可累及上睑板甚至累及角膜缘。没有炎性假膜,也没有瘢痕发生,伴耳前淋巴结肿大。3~4 月后急性炎症逐渐减轻消退,但结膜肥厚和滤泡要持续存在 3~6 月才会恢复正常。此病可有周边部角膜上皮及上皮下浸润或细小浅表的血管翳、一般不发展成溃疡。可同时存在其他部位如生殖器、咽部的衣原体感染征象。

【诊断】　根据该病临床表现诊断。实验室检测和沙眼相同。新生儿包涵体性结膜炎上皮细胞的胞浆内易检出嗜碱性包涵体,故应强调做结膜刮片检查,与沙眼、淋球菌性结膜炎等相鉴别。

【治疗】　衣原体感染可波及呼吸道、胃肠道,所以成人衣原体结膜炎应强调全身治疗,常用四环素、多西环素或红霉素,口服治疗 3 周;局部使用抗生素滴眼液和眼膏,如 15%的磺胺醋酰钠、0.1%利福平等;并应对其性伴侣进行检查和治疗。婴幼儿可口服红霉素,用药至少 14 天。还应注意其他部位衣原体感染的治疗。

【预防】　应加强对青年人的健康卫生知识特别是性知识的教育,提高围产期的检查包括生殖道衣原体感染的检测和治疗。

第五节　病毒性结膜炎

病毒性结膜炎(viral conjunctivitis)可由多种病毒引起,病变程度因个体免疫状况、病毒毒力大小不同而存在差异,通常有自限性。临床上按病程分为急性和慢性两组。急性组多见流行性角结膜炎、流行性出血性结膜炎、单纯疱疹病毒性结膜炎等;慢性组包括传染性软疣性睑结膜炎(molluscum contagiosum blepharoconjunctivitis)、水痘-带状疱疹性睑结膜炎、麻疹性角结膜炎等。以下仅介绍两种常见的病毒性结膜炎。

一、流行性角结膜炎

流行性角结膜炎(epidemic kerato-conjunctivitis)是一种传染性很强、发病急剧的病毒性结膜炎,可在学校、家庭中引起流行,亦可散发。其临床特点为急性滤泡性结膜炎,可同时伴有角膜上皮下圆形浸润。

笔记

【病因】　由腺病毒 8、19、29 和 37 型(人腺病毒 D 亚组)感染所致。其他血清型感染也可引起。

【临床表现】

1. **症状**　潜伏期约 5~7 天,常双眼先后发病。发病后 5~7 天达到高峰,患眼疼痛、有异物感、水样分泌物、畏光、流泪等,80%的病人有角膜损害。

2. **体征**　眼睑水肿、结膜高度充血、水肿、睑结膜和穹隆部 48 小时内出现大量滤泡、结膜下可有小出血点、耳前淋巴结肿大伴压痛。严重者可出现结膜假膜或真膜的形成。部分病人出现角膜损害,早期表现为弥漫性点状上皮损害,约 2 周后消失或继续发展形成圆点状灰白色上皮下炎性混浊。少数病例可形成角膜中央区浅基质层圆形斑点状浸润。此斑点可于数月后逐渐吸收。成年人多局限于眼部表现,儿童则可有全身症状,如发热、咽痛、中耳炎、腹泻等。

【诊断】　根据急性滤泡性结膜炎和炎症晚期出现的角膜上皮下浸润、耳前淋巴结肿大和压痛,即可诊断。病毒分离、血清学检查可协助诊断。

【治疗】　局部可用广谱抗病毒药频繁点眼,如 0.1%利巴韦林滴眼液或 0.1%阿昔洛韦滴眼液。角膜出现基质浸润者,可以考虑联合应用低浓度的糖皮质激素滴眼液。可用支持疗法,局部冷敷和使用血管收缩剂以缓解症状。为预防继发感染,可以适当加用抗生素滴眼液。

【预防】　本病传染性极强、易流行。一经发现病人应立即采取严格消毒隔离措施,切断传播途径,避免交叉感染。不使用可能被污染的器物等。

二、流行性出血性结膜炎

流行性出血性结膜炎(epidemic hemorrhagic conjunctivitis)又称急性出血性结膜炎,是一种具有高度传染性、可暴发流行的自限性传染性结膜炎,是国家法定眼科传染病。多见于成人,自然病程短,预后较好。

【病因】　最常见的是 70 型肠道病毒(EV70)、柯萨奇病毒 A24 的变异株(CA24V)引起。以手-眼接触为最主要的传播途径。感染所引起的免疫时间很短,容易再次感染。

【临床表现】　本病潜伏期最短约 2~3 小时,一般在 24 小时内发病,多为双眼,可持续 7 天左右。自觉症状重、眼部剧烈疼痛、畏光、流泪、异物感、水样分泌物。主要体征是眼睑充血水肿、睑球结膜高度充血,常伴有结膜下出血,出血可为点状、线状或片状。睑结膜滤泡显著增生。多数病人可有耳前淋巴结肿大。病初角膜上皮可有细点状的上皮性角膜炎。偶有发热不适及全身肌痛。

【诊断】　根据流行性发病,临床上起病急、症状重、显著的结膜下出血、急性滤泡性结膜炎的症状即可诊断。病毒分离或 PCR 检测、血清学检查可协助诊断。

【治疗】　局部应用抗病毒药,如 0.1%利巴韦林滴眼液或 0.1%更昔洛韦滴眼液、重组人干扰素 α-2b 滴眼液和表皮生长因子(epidermal growth factor,EGF)滴眼液等。晚间可涂更昔洛韦眼用凝胶等。

第六节　免疫性结膜病

免疫性结膜病(immunologic disorders of the conjunctiva)也称变态反应性结膜炎,是结膜对外界过敏原的一种超敏性免疫反应。主要由 I 型(体液介导)及 IV 型变态反应(细胞介导)引起。 I 型变态反应所致的变态反应性结膜炎发病迅速,最常见,主要包括季节过敏性结膜炎、常年过敏性结膜炎、过敏性结膜炎、巨乳头性结膜炎等;IV 型变态反应所致的变态反

笔记

应性结膜炎呈迟发型,主要有泡性结膜炎。

一、季节过敏性结膜炎

季节性过敏性结膜炎(seasonal allergic conjunctivitis)又名枯草热性结膜炎(hay fever conjunctivitis),是眼部过敏性疾病最常见的类型。

【病因】 属于 IgE 介导的 I 型超敏性免疫反应。过敏原多为空气传播,进入泪膜后,与球结膜的肥大细胞表面的特异性 IgE 抗体结合,导致肥大细胞脱颗粒,释放组胺和其他炎性介质,引起超敏反应。

【临床表现】 主要特征是季节性发作。常双眼发病,起病迅速,接触致敏原时发病,脱离致敏原后病症缓解或消失,剧烈的瘙痒是其特征性表现,烧灼感、异物感、畏光、流泪、眼睑红肿、球结膜充血水肿、黏液性渗出。许多病人会有过敏性鼻炎和哮喘等其他变应性疾病。

【诊断】 主要依靠临床表现。可以行结膜刮片查结膜嗜酸性粒细胞。也可以查致敏原并进行验证。

【治疗】

1. 首要的是脱离致敏原。

2. 局部冷敷,生理盐水冲洗结膜囊。

3. **细胞膜稳定剂** 如色甘酸钠滴眼液或 0.1% 奥洛他定滴眼液有比较好的疗效。

4. 短期应用糖皮质激素类药物如地塞米松滴眼液、可的松滴眼液,急性期效果明显,但应注意激素性高眼压等并发症。

5. 可滴用人工泪液如羟糖苷等稀释局部的过敏原以及炎性介质。

6. **脱敏疗法** 如果确定致敏原可尝试。

二、春季角结膜炎

春季角结膜炎(vernal keratoconjunctivitis)又称春季卡他(spring catarrh),是一种反复发作的、季节性、免疫性结膜病。多在春夏季发病。主要发生在 20 岁以下的青少年,有自愈性,青春期后病症常消失。男性较多,常双眼发病。在温暖潮湿地区居住的居民易患此病。

【病因】 可能是由 IV 型超敏反应和 IgE 抗体介导的 I 型超敏反应共同作用的结果。致病致敏原是花粉、尘螨、微生物蛋白质成分、动物皮屑、羽毛等。

【临床表现】

眼部奇痒、强烈畏光、流泪、异物感,分泌物多而黏稠、有时形成假膜。有的患儿可有频繁眨眼等行为异常。

春季角结膜炎分 3 型:睑结膜型、角膜缘型和混合型。

1. **睑结膜型** 病变局限于上睑结膜。开始时结膜充血,有少量黏液性分泌物。以后可出现典型的睑结膜扁平粗大乳头,呈铺路石样排列。球结膜呈典型的暗红色。

2. **角膜缘型** 睑裂区角膜缘和上方二分之一角膜缘呈黄褐色或污红色胶样增厚(Horner-Trantas 结节),睑裂部球结膜扇形充血。

3. **混合型** 角膜缘和睑结膜同时出现上述情况。

各型角结膜炎都可发生不同程度的角膜损害,表现为点状上皮缺损,少数病例可有角膜浅层溃疡、血管翳,睑结膜型较为多见,是由于肥大细胞和嗜酸性粒细胞释放炎症介质引起。

【诊断】 依靠典型的病史和体征可确诊。也可取结膜囊分泌物涂片查嗜酸性粒细胞。

【治疗】 本病具有自限性,治疗的目的是为了减轻症状和并发症的发生,根据病情程度选择不同药物治疗。

1. 避免与致敏原接触,减少阳光刺激,不要揉眼以免挤压使肥大细胞降解及角膜上皮

笔记

损伤。

2. 局部应用抗组胺药物,如0.05%富马酸依美斯汀滴眼液等。

3. 中度症状者,可以局部应用细胞膜稳定剂如2%色甘酸钠滴眼液、0.1%奥洛他定滴眼液等。

4. 症状严重者,需要局部应用糖皮质激素或他克莫司等免疫抑制剂。糖皮质激素最好在急性期短期应用。非甾体类抗炎药可改善症状。

5. 部分严重病人可以迁移到空调房间或高纬度地区居住。

三、泡性角结膜炎

泡性角结膜炎(phlyctenular keratoconjunctivitis)是以角结膜泡性结节形成为特征的一种机体对微生物蛋白质发生过敏的迟发型免疫反应,相关的微生物常为结核分枝杆菌和葡萄球菌。

【病因】 认为是结膜、角膜组织对内源性微生物蛋白质变态反应引起的局部病变,结核分枝杆菌蛋白质和其他细菌蛋白质可为致敏原。常见于幼儿及青少年,春夏季多见。

【临床表现】 起病时有异物感及流泪等明显的刺激症状,如疱疹在角膜,可有较重的畏光、流泪、刺痛及眼睑痉挛等。

根据病变不同部位分为:

1. **泡性结膜炎(phlyctenular conjunctivitis)** 病变多在睑裂区球结膜,呈灰红色微隆起的实性疱疹,其周围充血。疱疹顶端易破溃后形成溃疡,以后愈合,不留瘢痕。

2. **泡性角膜炎(phlyctenular keratitis)** 位于角膜缘的疱疹结节最常见,呈灰白色三角形或圆形的小结节,其周围球结膜局限性充血,有时疱疹后有一束血管进入角膜,称为束状角膜炎(fascicular keratitis)(图4-2),角膜基质层受累愈合后会留有角膜薄翳。

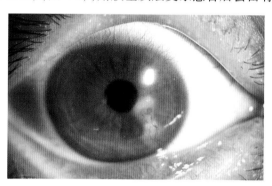

图4-2 束状角膜炎,角膜基质局限混浊,
可见一束新生血管侵入角膜

3. **泡性角结膜炎(phlyctenular keratoconjunctivitis)** 形态、病变过程与泡性结膜炎相似,可单发或多发,多发时有几个或十几个小的病变沿角膜排列,称为粟粒性泡性角结膜炎。此病变有时尚未形成溃疡即吸收,但也可相互融合形成溃疡,角膜缘疱疹溃疡可向角膜中央发展,愈合后有局限性混浊。

【诊断】

根据典型的角膜缘或球结膜处小圆形实性结节样小泡,周围局限性充血即可诊断。

【治疗】

1. 寻找和治疗诱发此病的潜在性病因。

2. 局部应用0.1%利福平滴眼液和0.1%氟米龙滴眼液交替滴眼,晚上糖皮质激素眼膏涂眼。

笔记

3. 加强营养、补充维生素、鱼肝油、钙剂等,锻炼身体,增强体质。

四、巨乳头性结膜炎

巨乳头性结膜炎(giant papillary conjunctivitis)的发生与抗原沉积及微创伤有密切的关系,是机械性刺激与超敏反应共同作用的结果。

【临床表现】 主要见于常戴角膜接触镜或义眼、角膜手术缝线病史或视网膜脱离手术史的病人。常诉不能配戴角膜接触镜、眼奇痒和视物朦胧,异物感及分泌物明显。最先出现上睑结膜轻度的乳头增生,以后出现大乳头替代,最终出现大于 1mm 的巨乳头。巨乳头性结膜炎有少数病人可出现浅层点状角膜病变。

【治疗】

1. **一般治疗** 减少角膜接触镜的配戴时间、更换高透氧性的角膜接触镜。病情严重时停戴镜片。加强角膜接触镜和义眼的护理。对有缝线及硅胶摩擦的病人,情况许可时拆除。

2. **药物治疗** 可用肥大细胞稳定剂如奥洛他定滴眼液、糖皮质激素如 0.05% 地塞米松滴眼液、1% 醋酸泼尼松龙或非甾体类抗炎滴眼液。

【预后】 症状和体征消除缓慢,但一般不会影响视力。

五、自身免疫性结膜炎

自身免疫性结膜炎主要有 Stevens-Johnson 综合征、Sjögren 综合征、结膜类天疱疮三种疾病。

(一) Stevens-Johnson 综合征

【病因】 Stevens-Johnson 综合征(Stevens-Johnson syndrome)也称重症多形性红斑(erythema multiforme major),发病和免疫复合物沉积在真皮和结膜基质所引起的超敏反应有关。服用药物如氨苯磺胺、水杨酸、青霉素、异烟肼、抗惊厥药物,或单纯疱疹病毒、腺病毒、金黄色葡萄球菌感染可诱发此病,是一种急性的、可能致命的皮肤和黏膜炎性水疱样病变。

【临床表现】 Stevens-Johnson 综合征好发儿童和青年,女性多于男性。病人接触敏感药物或化合物后,在出现眼病症状和皮肤损伤前会出现发热、关节痛、呼吸道感染症状,数天内出现皮肤和黏膜损害。病变可累及结膜、口腔、生殖器和肛门的黏膜。

眼部病变包括严重的、双侧弥漫黏液性结膜炎,有卡他性、脓性、出血性渗出膜或假膜形成和表层巩膜炎。持续 4~6 周,呈自限性。眼部晚期并发症包括结膜瘢痕化、倒睫、睑内翻、泪液缺乏。角膜可出现混浊和新生血管。由于这些并发症导致角膜慢性刺激使角膜瘢痕化,对视力有严重影响。

【治疗】 全身应用糖皮质激素如泼尼松可延缓病情进展,结膜分泌物清除后局部应用人工泪液可减轻不适症状。如有感染可应用抗生素。睑球粘连是不可避免的并发症之一。对已经血管化和瘢痕化的角膜,可行羊膜移植、角膜缘干细胞移植、板层角膜移植及穿透性角膜移植术等。

(二) Sjögren 综合征

Sjögren 综合征是一种累及全身多系统的疾病,又称为干燥综合征。该综合征包括:眼干、口干、结缔组织损害(关节炎)。绝经期妇女多发。泪腺有淋巴细胞和浆细胞的浸润,造成泪腺增生,结构功能破坏。

【病因】 病因不明,可能是一种自身免疫性疾病。干眼的发生主要是泪腺系统被免疫反应破坏所致。

【临床表现】 病变分为原发性和继发性两型。

1. **原发性** 表现为角结膜干燥和口腔干燥,睑裂区结膜充血,角膜下方上皮点状缺损,

笔记

丝状角膜炎也不少见,疼痛有晨轻暮重的特点,泪膜消失,泪液分泌试验异常。

2. **继发性**　除上述症状外还表现为干眼症外,部分病人还有类似于边缘性角膜溃疡的表现,有的还伴有角膜边缘变薄甚至穿孔。但该病的眼表异常增生现象比 Stevens-Johnson 综合征和眼部类天疱疮要轻。

【诊断】　眼干、口干、结缔组织损害(关节炎)症状中有两个即可诊断。

【治疗】　主要为对症治疗,缓解症状。

1. 治疗干眼症。对于角膜明显变薄近穿孔者,可以先行羊膜移植或结膜遮盖;睑裂缝合有时也可使用。

2. 全身的免疫学治疗应请内科医师协助治疗。

(三)瘢痕性类天疱疮

眼部瘢痕性类天疱疮(ocular cicatricial pemphigoid)是一种致病原因尚不确定,治疗效果不佳的非特异性慢性结膜炎。

【病因】　可能是一种自身免疫性疾病,由Ⅱ型超敏反应引起。

【临床表现】　多发于老年人,多双眼发病。表现为反复发作的中度、非特异性结膜炎。特点是结膜病变形成瘢痕,造成睑球粘连(下睑多见)、睑内翻、倒睫等。

病程可以分为四期:

Ⅰ期:结膜水肿充血、溃疡和泪液减少,结膜上皮下纤维化形成。

Ⅱ期:结膜瘢痕收缩,主要表现为穹隆部缩窄。

Ⅲ期:结膜瘢痕继续发展,出现睑球粘连、混浊、倒睫和泪液异常。

Ⅳ期:最严重的阶段,广泛的睑缘粘连而导致眼球运动障碍。

【诊断】　以观察到进行性结膜瘢痕挛缩为主要诊断标准,有的病人因有皮肤病变被皮肤科确诊为天疱疮的诊断病史。口腔等皮肤黏膜溃疡有助于诊断。

【治疗】　该病治疗应早期进行,以减轻组织受损程度。

1. 全身及局部应用糖皮质激素。

2. 口服抗麻风药氨苯砜(dapsone)。对于较严重的病例,可以应用免疫抑制剂如环磷酰胺、硫唑嘌呤。

3. 局部应用人工泪液可改善眼部干燥症状。

4. 治疗干眼、睑内翻、倒睫和完全性睑球粘连等眼部并发症。

第七节　变性性结膜病

一、睑裂斑

睑裂斑(pinguecula)是出现在睑裂区近角膜缘的球结膜上皮下一种黄白色、无定形样沉积的结膜变性性损害,病变多见于鼻侧,常见于中年以上的人,其发生与长期受到烟尘和紫外线照射的刺激有关,是一种较为常见的变性性结膜病。

【病因】　紫外线(如电焊等)、光化学性暴露引起,或由于老年的结膜基质变性和弹力纤维增生所致。

【临床表现】　在睑裂部位接近角膜缘处的球结膜可见三角形略隆起的斑块,三角形基底朝向角膜,不能移动,为黄白色,可在较长的时间里逐渐变大。

【治疗】　无特殊临床意义,不需治疗。有干眼症状者应予治疗。如严重影响外观、反复慢性炎症或干扰角膜接触镜的配戴时,可考虑予以手术切除。

二、翼状胬肉

翼状胬肉（pterygium），中医称为"胬肉攀睛"，为睑裂区肥厚的球结膜及其下的纤维血管组织，呈三角形向角膜侵入，因其形态酷似昆虫的翅膀，因而得名。近热带和户外工作的人群（如渔民、农民）发病率较高。

【病因】　发病原因不明，可能与长期的紫外线照射、气候干燥、接触风尘等有关。多在睑裂斑的基础上发展而成。

【临床表现】

1. **症状**　多无自觉症状，有些病人不定期出现充血，眼部仅有轻度不适。当胬肉伸展至角膜时可引起散光，部分遮盖瞳孔时会影响视力，严重的可发生不同程度的眼球运动障碍。

2. **体征**

（1）可单眼或双眼同时发病，胬肉可见于鼻侧或颞侧，以鼻侧多见。

（2）初期时球结膜充血、肥厚，以后发展成三角形的纤维血管性组织，可分为头、颈和体部三部分（图4-3）。胬肉按其病变进行情况可分为进行期和静止期。

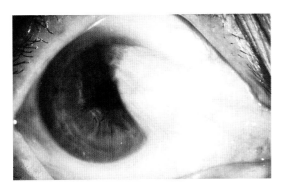

图 4-3　翼状胬肉，鼻侧三角形纤维血管性组织侵入角膜，
遮盖部分角膜

1）进行期　胬肉头部隆起，充血、肥厚，头部前段角膜灰色浸润，病变区前弹力层破坏。

2）静止期　胬肉头部平坦，角膜浸润吸收，体部薄而不充血或轻度充血，表面光滑，病变静止。

（3）严重的有不同程度的眼球运动受限。

【诊断】　睑裂区有成翼状的纤维血管组织侵入角膜，即可诊断。

【治疗】

1. 小而静止的胬肉可不需治疗，仅治疗结膜炎症。

2. **手术适应证**　进行性胬肉，头部侵入角膜缘内2mm以上，或胬肉严重影响外观、眼球转动受限或侵入瞳孔区影响视力者。

3. **术式选择**　手术治疗应体现三个目的：①安全地将胬肉切除干净；②达到良好的光学效果；③避免复发。

（1）胬肉切除合并结膜瓣转移术　适宜进行性或手术后复发者。

（2）胬肉肥厚宽大和术后复发者适宜胬肉切除联合自体角膜缘干细胞或结膜移植术。

（3）多次手术后复发和角膜受累严重者可联合行角膜部分板层移植术。

4. **抗复发治疗**　可用0.02%丝裂霉素C、0.1%地塞米松滴眼液滴眼，亦可用^{90}锶（β线）照射。

二维码 4-1
视频　翼状胬
肉切除联合自
体结膜移植术

笔 记

三、结膜结石

【病因】　结膜结石(conjunctival concretion)常见于慢性结膜炎病人和中老年人的睑结膜表面,呈黄白色凝结物。组织病理学检查显示,结膜结石为充满上皮和角质残屑的上皮性包涵性囊肿,并非真正的"结石"。

【临床表现】

1. 睑结膜面呈黄白色或白色小颗粒状物,质硬,大小不一,可单发也可群集成簇。

2. 病人一般无自觉症状,如结石突出于结膜表面,磨损结膜上皮或引起角膜上皮擦伤可引起异物感。

【治疗】　一般不需特殊治疗,只有在病人有异物感和突出于结膜面时,可在表面麻醉下用异物针或注射针头将结石剔出。

第八节　结　膜　肿　瘤

一、结膜色素痣

结膜色素痣(conjunctival nevus)是先天性良性瘤,源于神经外胚层,位于上皮下结缔组织内,病理组织学上由痣细胞组成,排列成巢或成行。结膜痣多发于角膜缘附近及睑裂部的球结膜,呈不规则的圆形,大小不等,边界清楚,稍隆起于结膜面,痣一般为黑色,浓淡不等,有的呈深黑色,有的为棕红色。痣内无血管。如痣体突然增大,表面粗糙,且有血管长入者,为恶变的征象。一般不需治疗,如影响容貌,可以手术切除。一旦发现有恶变,应广泛彻底手术切除,以免复发。

二、结膜皮样脂肪瘤

结膜皮样脂肪瘤(conjunctival dermolipoma)常出现在靠近外侧的颞上象限的球结膜下,呈黄色,表面软,光滑或为皮革样上皮,可有毛囊。弥漫生长而无明显界线。肿物可向上、向外延伸,并介于外、上直肌之间,可向前生长至角膜,向后长入眼眶。多为双侧性,病理上属实性皮样肿瘤类型,但上皮结构稀少或缺如,主要由脂肪组织构成。病变小时多被眼睑遮盖,暴露不多,一般不需治疗,如影响美容,可手术切除。

三、结膜乳头状瘤

结膜乳头状瘤是结膜上皮组织的乳头状增生,为结膜常见的良性肿瘤,多见于成人。乳头状瘤病毒(human papilloma virus, HPV)6 和 11 亚型引起眼睑皮肤寻常疣的改变。而HPV16 和 18 型引起无蒂型乳头状瘤,易诱发癌变。从病因学、组织学和临床表现把结膜乳头状瘤分为有蒂和无蒂两种形式,以鳞状细胞乳头状瘤(squamous cell papilloma)为常见。病理学检查显示,病变由多个小叶组成,呈指状突起,黏膜无角化,由增生的鳞状上皮覆盖。有蒂的乳头状瘤为肉红色,表面光滑,有上皮包囊,为多发性,在下穹隆部大小不等、多个并存。也可见发生于内眦部球结膜面,呈单个孤立的鸡冠花样肿瘤,活动度好,常有一蒂。无蒂的乳头状瘤常位于角巩膜缘,较扁平,桑葚状,一般生长较快,可向角膜内生长,可发生鳞状细胞癌变。有蒂的乳头状瘤要彻底切除,并要联合冷冻治疗。无蒂的肿瘤切除时,同样要求清除瘤的基底部和联合冷冻治疗。

二维码 4-2
扫一扫，测
一测

知识拓展

结膜炎疾病谱的时代变迁

　　沙眼曾为我国多发性传染性眼病，2014 年中国已达到世界卫生组织根治致盲性沙眼的要求，但仍有散发病例存在。随着现今空气质量的逐步恶化，易感人群增加，过敏性结膜炎逐步成为结膜炎病种中的主体，而对这部分病人病因的明确至关重要，这关乎到后续的治疗方案。否则，将过敏性结膜炎当做感染性结膜炎进行治疗往往会导致抗生素滥用。

（褚仁远　陆鸣冈）

参 考 文 献

1. 李凤鸣.中华眼科学.第 3 版.北京：人民卫生出版社，2014
2. 葛坚.眼科学.第 2 版.北京：人民卫生出版社，2010
3. Vaughan D，Asbury T.General Ophthalmology.18th ed.New York：McGraw-Hill Professional，2011

笔记

第五章

角膜病

本章学习要点

● 掌握：角膜病的病因、临床表现、诊断、鉴别诊断与治疗。
● 熟悉：角膜肿瘤。
● 了解：角膜先天异常。

关键词 角膜炎 角膜营养不良 角膜先天异常 屈光手术

第一节 概 述

角膜位于眼球前部，是重要的屈光间质之一。从前到后分为上皮细胞层、前弹力层、基质层、后弹力层和内皮细胞层。角膜表面由泪膜层覆盖，对维持角膜的营养和屈光特性具有重要作用，使其具有透明平整的类似"照相机镜头"的作用。

【解剖特性】 新生儿阶段，角膜直径约为 9~10mm，3 岁以上儿童的角膜直径已接近成人，成年平均角膜横径约 11~12mm，垂直径 10~11mm，周边厚中央薄，中央平均厚约0.5~0.55mm，周边部厚约 1.0mm。角膜无色透明，具有屈光作用，角膜前表面的曲率半径约为 7.8mm，后表面的曲率半径约为 6.8mm，总屈光度约为 43D。组织学上，角膜从前到后可分为五层：

1. **角膜上皮层（epithelium）** 约占角膜厚度的 1/10，有 5~6 层上皮细胞。上皮层损伤后可再生，且不留瘢痕。角膜上皮细胞是角膜缘干细胞的终末分化细胞，后者存在于角膜缘的 Vogt 栅栏结构中，如若缺乏，上皮创伤就难以愈合，并可出现结膜上皮和新生血管向角膜内生长。

2. **角膜前弹力层（Bowman's membrane）** 位于上皮细胞基底膜的后面，其主要作用是作为上皮细胞基底膜附着的基础，受损后不能再生。

3. **角膜基质层（stroma）** 约占角膜厚度的 9/10，由胶原纤维有规律地与角膜表面平行排列而成，基质损伤后由瘢痕组织修复，使角膜失去透明性。

4. **角膜后弹力层（Descemet's membrane）** 为一层无细胞结构的膜，富有弹性，与基质层联系疏松，受损伤后可以由内皮细胞分泌再生。后弹力层对病原微生物侵害和眼压等有很强抵抗力。

5. **内皮细胞层（endothelium）** 为六边形单层细胞，正常成人角膜内皮细胞密度约 2500 个/mm²，细胞密度随年龄增长而下降。人出生后角膜内皮细胞在生理情况下不能再生，主要依靠邻近细胞的扩大和移行来修复，当损伤的内皮数量超过其修复储备时，水分可渗入基质层造成角膜持续性水肿。

【生理特性】　角膜表面存在丰富的神经纤维末梢,使角膜成为全身最敏感的组织。角膜没有血管,免疫学上处于相对赦免区域,因此角膜移植在器官和组织移植中成功率最高,这也是角膜混浊重要的复明和治疗手段。角膜缘富有淋巴细胞及免疫活性因子等,因此角膜缘和周边部易发生免疫性病变。角膜的营养供应主要依靠角膜缘血管网供给,其次是房水和泪液,因此代谢缓慢,一旦发生病变则病程长,修复慢。角膜各层具有脂溶性和水溶性的特点,局部使用眼药水时需兼具此特征。

【光学特性】　角膜的透明性依赖于:①角膜基质内胶原纤维排列整齐;②完整的角膜上皮和"内皮细胞泵(endothelial fluid pump)"功能,使角膜基质内水分含量保持平衡;③角膜无血管。

角膜的前表面曲率不是完全均匀的标准球体,中央 1/3 直径约 4mm,称为光学区,接近球形,前表面中央部的平均曲率半径为 7.8mm,屈光力为 48.8D,是眼球最主要的屈光表面,周边部角膜较中央略显扁平。与前表面相比,角膜的后表面更接近球形,曲率半径为 6.6mm,屈光力为-5.8D。前后表面屈光力之和约为+43D,约占全眼球屈光力的 70%,改变角膜的屈光力可明显改变整个眼的屈光状态。因此,角膜屈光手术具有非常良好的前景。

角膜病是我国主要致盲眼病之一,造成角膜疾病的原因有炎症、感染、外伤、先天性异常、变性、营养不良和肿瘤等,我国以感染和外伤性角膜病为主。

第二节　角　膜　炎　症

一、角膜炎总论

任何原因引发的角膜组织炎症反应,统称为角膜炎(keratitis)。

【病因】

1. **感染性**　病原体包括:细菌、真菌、病毒、衣原体、棘阿米巴及结核分枝杆菌和梅毒螺旋体等。细菌性角膜炎主要的致病菌有表皮葡萄球菌、金黄色葡萄球菌、链球菌、肺炎双球菌、大肠杆菌和铜绿假单胞菌(即绿脓杆菌)等。真菌性角膜炎的致病菌以镰刀菌属为主,其次为曲霉菌属、酵母菌属和青霉菌属等。病毒感染多为单纯疱疹病毒,其次为带状疱疹病毒和腺病毒等。棘阿米巴角膜炎发病率不高,但临床诊治较为棘手,晚期病人致盲率很高。

2. **免疫性**　自身免疫因素致边缘性角膜溃疡、泡性角膜炎和蚕食性角膜溃疡等,邻近组织的炎症也会累及角膜,造成角膜的炎症。

3. **外伤性**　严重的眼球钝挫伤和内眼手术等致角膜内皮细胞功能失代偿,表现为角膜上皮持续性大泡和角膜无菌性炎症。锐器伤也可使角膜混浊。

4. **其他**　某些全身病可以累及角膜,如维生素 A 缺乏引起角膜干燥或软化,糖尿病可导致角膜上皮脱落。

【临床病理过程】

1. **浸润期**　当致病因子侵袭角膜时引起角膜缘血管网充血,随之炎症细胞侵入病变区,造成炎症渗出和水肿的病灶,称为角膜浸润(corneal infiltration)。角膜上皮水肿,视力下降。由于角膜的三叉神经末梢受刺激,病人常有明显的疼痛、流泪、畏光和眼睑痉挛等一系列炎症刺激症状,此期如及时治疗控制病情,角膜基质和内皮细胞未遭到破坏,角膜可以完全恢复透明。

2. **溃疡期**　浸润区角膜组织发生变性,坏死的上皮和基质脱落,形成角膜溃疡(corneal ulcer)。角膜表面染色时溃疡区着色。此时如炎症得到控制,浸润吸收,可形成轻度瘢痕灶。但如角膜溃疡面继续扩大,内毒素等渗入前房,可引起虹膜炎症反应。大量脓细胞沉积在前

笔记

房下方形成前房积脓(hypopyon)。当溃疡继续向深部进展,溃疡处基质完全坏死、脱落,暴露出有韧性的后弹力层,在眼压的作用下后弹力层膨出(descemetocele)。若病变破坏了后弹力层,即发生角膜穿孔(corneal perforation),裂隙灯下可见房水流出,如溃疡破口位于角膜中央会形成角膜瘘(corneal fistula)。角膜穿孔和角膜瘘的病人,极易导致眼内感染,最终致眼球萎缩。

3. 瘢痕期　此期为基质瘢痕修复,溃疡凹面为瘢痕结缔组织修复。根据溃疡深浅程度的不同留下不同程度的角膜瘢痕(corneal scarring)。临床可以分别称为云翳、斑翳和白斑。浅层的瘢痕性混浊薄如云雾状,称为角膜云翳(corneal nebula);若混浊很厚,但仍可看见虹膜则称为角膜斑翳(corneal macula);若混浊呈瓷白色不能透见虹膜,则为角膜白斑(corneal leucoma)。角膜白斑的瘢痕组织中嵌有虹膜组织的,则称为粘连性角膜白斑(adherent corneal leucoma),此可造成继发性青光眼。在高眼压的情况下,角膜瘢痕与粘连的虹膜一起向外膨出,形成紫黑色隆起,形如葡萄状,称为角膜葡萄肿(corneal staphyloma)。角膜瘢痕即使不位于角膜正中部,也会造成角膜不规则散光而影响视力。

【诊断】
1. **询问病史**　如眼外伤、感冒发热、眼部用药史及有无相关的全身疾病等。
2. 根据眼表刺激症状和眼部浸润(溃疡灶)的典型体征,即可诊断。
3. **辅助检查**　通过病原微生物检查或组织学检查寻找病原菌。

【治疗】　去除病因,控制感染,促进溃疡愈合,减少瘢痕形成。

1. **药物治疗**　根据病原微生物选择有效的抗生素及早控制感染和减少瘢痕形成,以眼部用药为主,必要时联合全身用药。糖皮质激素可抑制炎症反应,但需严格掌握适应证。

2. **手术治疗**　角膜溃疡修复期,角膜刮片及培养证实无感染病原菌生长后,可行单纯羊膜覆盖术,可获得较好的修复效果;如溃疡穿孔或即将穿孔,应尽快施行角膜移植手术以清除角膜病灶,绝大多数病人可以保存眼球并恢复一定视力。

二、细菌性角膜炎

细菌性角膜炎(bacterial keratitis)是由细菌感染引起的角膜上皮缺损及基质坏死的急性化脓性角膜炎,又称细菌性角膜溃疡(bacterial corneal ulcer)。该病发病急骤,常有角膜创伤史,可发生角膜溃疡穿孔,甚至眼内炎。即使药物能控制,也会在角膜上留下永久的瘢痕,影响视力。

【病因】　导致细菌性角膜炎的致病菌多种多样,常见的有葡萄球菌、肺炎双球菌、链球菌、铜绿假单胞菌和分枝杆菌等。

1. **局部因素**　如树枝擦伤、角膜异物剔除、干眼、泪道阻塞、严重烧伤、配戴角膜接触镜和倒睫等均是细菌性角膜炎的常见诱因。

2. **全身因素**　如营养不良、长期应用免疫抑制剂、糖尿病和昏迷等。

【临床表现】

1. **症状**　起病急骤,表现为眼部疼痛、畏光、流泪、视力障碍、眼睑水肿及痉挛和患侧头痛等。

2. **体征**　球结膜混合性充血,眼睑水肿;早期角膜出现上皮溃疡,溃疡下有浸润灶,周围角膜组织水肿,浸润灶可迅速扩大形成溃疡,甚至出现角膜穿孔;脓性分泌物多,由于细菌毒素渗入前房,可并发虹膜睫状体炎,有角膜后羊脂状沉着物(keratic precipitate, KP)、前房纤维素样渗出或伴前房积脓;瞳孔缩小。革兰氏阴性杆菌特别是铜绿假单胞菌所致的角膜溃疡,发展迅猛,症状恶化。

【治疗】　药物治疗前行角膜刮片收集样本,明确病原体,选择敏感药物。

笔记

1. **抗感染药物治疗**　急性炎症期应用高浓度广谱抗生素频繁滴眼,待明确病原体后选择敏感药物,如头孢唑林钠、妥布霉素、氧氟沙星及多黏菌素 B 等。眼膏有利于发挥药物效用,必要时可行球结膜下注射。

2. **辅助药物治疗**　并发虹膜睫状体炎者应给予 1%阿托品滴眼液或眼膏散瞳。局部使用胶原酶抑制剂如半胱氨酸和依地酸二钠等抑制溃疡发展。应用大剂量维生素 C、维生素 B 及维生素 AD 等,有助于溃疡愈合。

3. **手术治疗**　药物治疗无效,可能或已经角膜穿孔及眼内容脱出者,应及早考虑治疗性角膜移植术。主要有板层角膜移植术和穿透角膜移植术。特别对于铜绿假单胞菌感染者,早期行板层角膜移植术,可迅速控制炎症的发展;如角膜穿孔或炎症已波及全层角膜应施行穿透角膜移植术。在无眼库设施的情况下,可以考虑行清创联合结膜瓣遮盖术,同时辅助抗菌药物治疗。

三、单纯疱疹病毒性角膜炎

单纯疱疹病毒(herpes simplex virus,HSV)引起的角膜感染称为单纯疱疹性角膜炎(herpes simplex keratitis,IISK),为最常见的角膜溃疡之一,其发病率和致盲率高。

【病因】　单纯疱疹性角膜炎大都由 HSV-Ⅰ型所引起,上皮型的发病是 HSV 侵入角膜上皮细胞后,导致细胞变性、坏死和脱落,形成树枝状和地图状的改变;基质层的病变是 HSV 的增殖和对 HSV 抗原的免疫反应(迟发性超敏反应);基质坏死型是 HSV 经上皮或内皮进入角膜基质后导致角膜基质发生炎症浸润、坏死、溶解、新生血管形成、角膜变薄和穿孔等临床多种病变。

【临床表现】

1. **原发感染**　HSK 原发感染常见于幼儿(6 个月~5 岁之间),常有眼部皮肤水疱,可同时存在于唇部和头面部的皮肤感染,有上呼吸道感染的症状和体征,耳前淋巴结肿痛,眼部表现为急性滤泡性结膜炎和膜性结膜炎等,大约 2/3 病人出现轻中度上皮型角膜炎。

2. **复发感染**　有三种临床类型:

(1)上皮型:树枝状角膜炎(dendritic keratitis)可有轻度异物感、畏光、流泪、视物模糊或没有明显症状。溃疡形态呈树枝状,边缘有灰白色浸润,荧光素染色中央上皮缺损区呈绿色阳性,边缘被深绿色荧光素所渗染(图 5-1);地图状角膜炎(geographic keratitis)可有异物感、畏光、流泪和视物模糊等眼部刺激症状。常表现为点状角膜炎,角膜上皮出现混浊斑点,随后形成典型的树枝状上皮缺损并扩展成地图状,边缘有微隆起的不规则灰白色浸润。当角膜基质出现轻度水肿,形成地图状溃疡时,常伴有睫状充血,病变区角膜知觉减退。上皮型 HSK 的病毒分离阳性率达 90%以上。多数上皮型 HSK 通常在 3 周左右自行消退,不影响视力。

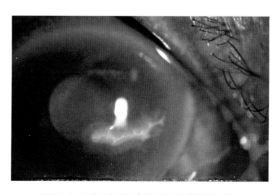

图 5-1　**树枝状角膜炎**(荧光素染色后)

（2）基质型：单纯疱疹病毒性角膜基质炎临床上常分为三种类型。

1）浅中基质型角膜炎（superficial stromal keratitis）：病变在角膜的浅中基质，炎症控制后常留下角膜云翳或斑翳。如病情反复发作，病灶常有新生血管长入。

2）坏死性角膜基质炎（necrotizing stromal keratitis）：角膜周边或旁中央区有一个或多个致密灰白色浸润灶，周围大量深层新生血管长入。病变反复发作，角膜变薄，严重者可穿孔。治疗 HSK 上皮型时滥用糖皮质激素也可诱发此型的发生。

3）盘状角膜炎（disciform keratitis）：是角膜基质炎的典型表现，表现为角膜基质的盘状水肿，水肿位于中央或旁中央，水肿区上皮完整，荧光素染色阴性，裂隙灯光切面明显增厚，炎症区后壁的角膜内皮上常有沉着物（KP），可伴有虹膜睫状体炎。

（3）内皮型角膜炎：又称为单纯疱疹病毒性角膜内皮炎，是一种比较严重和少见的 HSK。

1）角膜内皮炎（corneal endotheliitis）：多为单眼发病。有明显的睫状充血、角膜水肿区和后弹力层皱褶，可见到 KP 和房水闪辉，常伴有轻度虹膜睫状体炎。

2）角膜缘血管炎（limbal vasculitis）：发病机制与抗原-抗体-补体免疫复合物反应有关，在一个或数个象限的角膜缘血管充血和伴有角膜水肿。

【诊断】 根据病史及有典型的树枝状或地图状角膜病灶，或病灶虽不典型却在病程中曾出现过树枝状或地图状角膜病灶且有反复发作病史者和盘状角膜基质炎病人等。

【治疗】

1. 抗病毒药物 治疗主要以抗病毒药物为主。

（1）阿昔洛韦（acyclovir，ACV）：对急性期的浅层病变有效。常用 0.1%滴眼液和 3%眼膏。急性期每 2 小时滴眼一次，晚上涂眼膏，联合干扰素滴眼有较佳疗效。还可口服 ACV 200mg，每天 3 次，疗程为 3 个月。

（2）更昔洛韦（ganciclovir，GCV）：具有比阿昔洛韦更强更广谱的抗病毒作用，凝胶作用时间持久。

（3）环孢苷（cyclocytidine，CC）：常用 0.05%滴眼液和 0.1%眼膏，和阿昔洛韦联合应用可延缓 HSK 耐药性产生。

2. 糖皮质激素（corticosteroids） 具有抗炎和抑制免疫反应的作用，但上皮型和角膜浅层的炎症禁用，无溃疡的基质或内皮炎症可使用激素，能够减轻炎症反应和血管形成。

3. 干扰素（interferon） 联合应用抗病毒药物可显著缩短疗程。

4. 环孢素 A（cyclosporin，CsA） 可应用于基质性角膜炎。

5. 治疗药物的选择

（1）上皮型角膜炎：0.1%阿昔洛韦滴眼液每 2 小时一次，0.15%更昔洛韦凝胶每日 4 次，上皮仍不愈合者可停用抗病毒药物，改用不含防腐剂的人工泪液和表皮生长因子滴眼。

（2）盘状角膜炎：散瞳（托吡卡胺每日 2 次，1%阿托品每日 1 次），糖皮质激素滴眼抑制炎症，免疫抑制剂（0.5%环孢苷）或抗病毒药物滴眼（0.1%阿昔洛韦，0.15%更昔洛韦凝胶）。

（3）坏死性角膜基质炎：局部联合使用抗病毒药物和糖皮质激素有一定疗效。

6. 手术治疗

（1）结膜瓣遮盖术：为促进溃疡愈合的暂时性措施。

（2）角膜移植术：适用于静止期 HSK，视力低于 0.1，中央区溃疡，合并后弹力层膨出或穿孔者。

（3）羊膜遮盖术（amniotic membrane transplantation）：用羊膜覆盖角膜缺损的表面，促进持续性上皮缺损的创面愈合。

笔记

四、真菌性角膜炎

真菌性角膜炎(fungal keratitis)是一种真菌感染引起的致盲率极高的感染性角膜病。农村常见，眼外伤、眼表疾病和滥用糖皮质激素均为其发病因素。

【病因】　在我国常见的真菌感染有镰孢菌属、曲霉菌属、弯孢菌属和念珠菌属等。病人常有眼部植物或泥土擦伤等外伤史、应用糖皮质激素和配戴角膜接触镜等。

【临床表现】　发病相对缓慢，早期仅有异物感，而后逐渐出现眼部疼痛、畏光、流泪、视物模糊和分泌物等症状。溃疡表面可由菌丝和坏死组织形成边界清楚的灰白微隆起，表面干燥无光泽，与下方组织粘连紧密，称"菌丝苔被"(elevated lesions and necrosis)(图5-2)。溃疡边缘可见树根样浸润称为"伪足"(branching hyphal infiltrate)，在主要感染灶周围孤立的圆形点状浸润，称为"卫星灶"(satellite lesions)；菌丝灶周围有时出现混浊灰白环形浸润环，称为"免疫环"(corneal ring)，菌丝灶后面的角膜内皮面水肿皱褶，可见灰白斑块状沉着物称为"内皮斑"(endothelial plaque)，常早期出现前房积脓。严重的基质溃疡坏死可导致角膜穿孔和真菌性眼内炎。

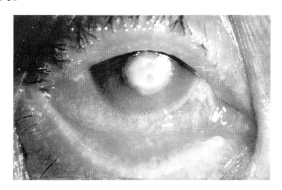

图5-2　真菌性角膜炎

【诊断】

1. 临床上可根据角膜感染史，结合典型的真菌性角膜炎的特征、取异物史、眼部手术史或长期局部全身应用糖皮质激素史等作出初步诊断。

2. **实验室检查**

(1)角膜刮片或活检：是早期快速诊断真菌感染的有效方法。找到真菌菌丝和孢子是诊断真菌性角膜炎的金标准。

(2)角膜活检培养：阳性结果不仅是诊断真菌感染的最可靠依据，而且可进行真菌的菌种鉴定。

3. **共焦显微镜检查**　可直接发现菌体菌丝。

【治疗】

1. **药物治疗**

(1)局部用药：眼局部抗真菌药治疗首选多烯类(如0.25%两性霉素B滴眼液或眼膏)、三唑类(0.5%～1%氟康唑滴眼液或眼膏)、5%那他霉素滴眼液或嘧啶类(1%氟胞嘧啶滴眼液)。联合用药方案有氟胞嘧啶滴眼液+两性霉素B。使用抗真菌药物时应频繁点眼，每1～2小时滴眼1次，在临床治愈后维持用药1～2周，以防复发。

(2)全身用药：对严重角膜真菌感染应联合全身用药。

2. **手术治疗**　联合应用抗真菌药物不能有效控制者可考虑手术治疗，手术方式有：羊膜覆盖(amniotic membrane transplantation)、板层角膜移植术(lamellar keratoplasty)和穿透性角膜移植术(penetrating keratoplasty)。

笔记

五、棘阿米巴角膜炎

棘阿米巴角膜炎(acanthamoeba keratitis)由棘阿米巴原虫感染引起,是一种严重威胁视力的角膜炎。

【病因】 常因角膜接触棘阿米巴污染的水和土壤,特别是通过污染了的角膜接触镜或清洗镜片的清洗液而感染发病。角膜外伤时更易导致角膜感染。

【临床表现】 此病临床上不常见,常单眼发病。初起有异物感、畏光、流泪和视力减退。初为假树枝状或点状角膜上皮混浊,逐渐扩展为盘状或环形角膜基质浸润,疼痛可进行性加重,常伴前房积脓,并伴后弹力层皱褶和角膜后沉着物。

【诊断】 角膜病灶涂片染色中找到或培养出棘阿米巴。病史上,棘阿米巴角膜炎常有角膜接触镜配戴史或外伤史。

共焦显微镜检查可见棘阿米巴包囊。

【治疗】

1. **药物治疗**

(1)阳离子防腐剂:常用 0.02% 氯己定(chlorhexidine)和 0.02% 的聚六亚甲双胍(polyhexamethylene biguanidem,PHMB)。

(2)咪唑类:1% 咪康唑滴眼液或眼膏。

2. **手术治疗** 药物治疗无效且进行性加重者应及时手术。如穿透性角膜移植术或板层角膜移植术。

六、角膜基质炎

角膜基质炎(interstitial keratitis)或称角膜间质炎,也称非溃疡性角膜炎(non-ulcerative keratitis),是指位于角膜基质层的非溃疡性和非化脓性炎症。

【病因】 发病原因主要是机体对角膜基质内致病微生物和抗原的免疫反应。先天性梅毒为最常见原因,结核和病毒感染等亦可见。

【临床表现】 先天性梅毒性角膜基质炎是先天性梅毒最常见的迟发表现,多在青少年时期(5~20 岁)发病。常累及双眼。起病时有严重的眼痛、畏光和流泪等,视力明显下降。上方角膜周边部基质雾状混浊水肿,以后出现扇形血管翳状浸润向中央和全周进展,角膜呈毛玻璃状,新生血管长入角膜深基质层间,有的病人全角膜成为粉红色。常伴有虹膜睫状体炎,治疗后炎症可缓慢减退,多数病人角膜可恢复透明,少数患眼角膜可遗留云翳和不规则散光,视力下降。

【诊断】 角膜基质炎的病因诊断主要依靠病史、眼部及全身检查,需要相关专业医师的协助和实验室检查,如梅毒、结核病和麻风病等才能确诊,但临床多数角膜基质炎很难找到原因。在临床诊疗过程中,眼科医师更多的只是依靠角膜基质炎的局部表现确诊,但角膜基质炎的形态学表现是千变万化的,角膜基质水肿、炎性浸润和晚期深部新生血管是其共有的体征。

【治疗】 梅毒性角膜基质炎是全身梅毒病症的局部表现,应对全身进行驱梅治疗。世界卫生组织(WHO)已提出全身驱梅治疗原则,全身给予抗梅毒药物等。局部 0.1% 地塞米松滴眼,每 2 小时 1 次,或 1% 环孢素 A 滴眼每日 4 次,应用 1% 阿托品滴眼液或眼膏为预防虹膜睫状体炎发生。如遗留角膜白斑和视力低于 0.1 者,可考虑穿透性角膜移植术。

结核性角膜基质炎,应全身抗结核治疗,眼部治疗同梅毒性角膜基质炎。

笔记

七、神经麻痹性角膜炎

神经麻痹性角膜炎(neuroparalytic keratitis)又称神经营养性角膜病变(neurotrophic keratopathy),是由三叉神经眼支受到损害,受三叉神经支配的角膜失去知觉及反射性瞬目的防御作用,因而角膜上皮出现营养障碍和炎症性改变,造成角膜上皮细胞层的退行性病变。

【临床表现】 神经知觉障碍 1~2 天后,暴露的角膜上皮出现点状缺损,角膜知觉减退或丧失。继而角膜上皮剥脱面积扩大成为一片无上皮区,随后形成溃疡。常伴发虹膜睫状体炎,严重者可发生角膜溶解或穿孔。眼部带状疱疹和单纯疱疹病毒感染时,也常导致神经营养性角膜病变的发生。

【诊断】 详细询问病史,做角膜的知觉检查,以诊断该病。

【治疗】 积极治疗导致三叉神经损害的原发疾病。早期采用人工泪液和角膜润滑剂等保护角膜上皮,用抗生素滴眼液及眼膏预防感染,戴用软性角膜接触镜或包扎患眼。全身给予维生素 A 和 B 族维生素辅助治疗等。亦可行睑裂缝合术。

八、暴露性角膜炎

暴露性角膜炎(exposure keratitis)是角膜失去眼睑保护而暴露在空气中,引起的角膜损害。角膜暴露的常见原因包括:眼睑缺损,眼睑外翻畸形,上睑下垂矫正手术失误造成的上睑滞留和睑闭合不全,眼轮匝肌麻痹所致睑裂闭合不全,甲状腺功能亢进以及眶内肿瘤等,面神经麻痹、深麻醉和昏迷也可导致该病。

【临床表现】 病变位于角膜下方,初期暴露结膜角膜上皮粗糙、水肿和干燥,严重者角膜上皮逐渐由点状糜烂融合成大片的上皮缺损,基质层混浊,继发感染而出现化脓性角膜溃疡,甚至形成角膜溶解穿孔,伴有眼干燥、红、肿、痛及视力障碍等症状。

【治疗】 去除角膜暴露的病因,维持角膜的湿润状态,预防并发症。

九、蚕食性角膜溃疡

蚕食性角膜溃疡(mooren ulcer/chronic serpiginous corneal ulcer)是一种慢性、进行性、非感染性、边缘性和疼痛性角膜溃疡,病因不明。认为与自身免疫有关。可能的因素是某些炎症或感染因素诱导,使机体产生自身抗体的一种自身免疫性疾病。

【临床表现】

1. **发病** 男性多见。两眼常先后发病,起病慢,病程数月到数年不等。

2. **症状**

(1)有剧烈眼痛、眼红、畏光、流泪和视力下降等。

(2)溃疡形成后刺激症状加重和眼痛不能控制是其特点。

(3)视力下降,可能是继发虹膜炎或是角膜中央部被累及,或因病变周边角膜变薄引起的不规则散光所致。

3. **体征** 裂隙灯下检查见角膜缘灰白浸润斑片,逐渐扩展融合形成浅沟溃疡,溃疡先沿角膜缘进展,然后向角膜中央、全周角膜缘及巩膜等缓慢发展,最终可累及全角膜和前段巩膜。溃疡具有特征性的穿凿样潜行沟。溃疡向前进展,后面修复逐步跟进并以新生的上皮覆盖和新生血管长入。

【诊断】

1. 角膜炎刺激症状和较严重的眼部疼痛。

2. 慢性进行性角膜炎症病史,典型的角膜溃疡病变改变,溃疡具有特征性的穿凿样潜

笔记

行沟。

【治疗】

1. **药物治疗** 局部应用糖皮质激素如妥布霉素地塞米松滴眼液,联合应用睫状肌麻痹剂。

使用免疫抑制剂[如1%环孢素A滴眼液和新型强效免疫抑制剂0.05%他克莫司(FK-506)滴眼液]和胶原酶抑制剂(如3%半胱氨酸滴眼液)有一定疗效。

2. **手术治疗**

(1)球结膜切除术:如角膜溃疡进展,应做球结膜切除术。切除范围包括溃疡两侧各超过2个钟点,向角膜缘后暴露3~4mm巩膜。主要是去除溃疡活动部位中性粒细胞和浆细胞等的来源,阻断溃疡的进展。此法适用较轻型病人。术后局部应用糖皮质激素及免疫抑制剂,但病灶切除不完全,术后复发可能性大。

(2)角膜移植术:对活动性病变、角膜明显变薄及角膜病变范围大者,应行带板层巩膜瓣的板层角膜移植。术中彻底切除病变的角膜、结膜及浅层巩膜,术后全身和局部应用糖皮质激素和环孢素A,大部分病人能获得满意疗效。

(3)其他:顽固的病例,为了保全眼球,可采用自体骨膜、自体阔筋膜和羊膜移植等。

第三节　角膜变性与角膜营养不良

角膜变性(corneal degeneration)指原来正常的角膜组织,由于某些先期疾病而引起的各种继发性的角膜组织发生的改变。角膜变性是一组进展缓慢的变性性疾病,而引起角膜变性的先期原发病通常为眼部炎症性疾病。有的虽然原因不明,但与遗传无关。而一些年龄所致的退行性变所致的角膜混浊,病变常局限在角膜边缘。因此,角膜变性的临床意义多数不太重要。营养不良(dystrophy)是指与遗传因素相关的,具有病理学特征的组织改变。常为双侧,发病年龄较轻。

一、角膜老年环

角膜老年环(corneal arcus senilis)是角膜周边部基质内的类脂质沉着,初发时出现在角膜上、下方,逐渐发展成环状。该环为白色,绝大多数为双侧约1mm宽、外侧边界清楚、内侧边界模糊的环状改变,与角膜缘之间有一透明的角膜带分隔。病理组织学上,类脂质主要沉积于靠近前后弹力层的部位。本病不需特殊治疗。

二、带状角膜病变

带状角膜病变(calcific band keratopathy)是主要累及角膜前弹力层的表浅角膜钙化样变性,常继发于各种眼部或系统性疾病,如慢性眼部疾病、甲状旁腺功能亢进、维生素D中毒、遗传性疾病(如遗传性原发性角膜带状变性)、慢性肾衰竭的血磷增高、长期使用含汞剂滴眼药或长期暴露在有含汞剂的环境中等。

【临床表现】 角膜边缘前弹力层细点状灰白色钙质沉着,病变外侧与角膜缘之间有透明角膜分隔,内侧呈火焰状逐渐向中央发展,汇合成一条横跨睑裂区角膜的水平带状混浊区,可引起角膜上皮缺损。当混浊带越过瞳孔区时,视力下降。

【治疗】 积极治疗原发病,局部使用依地酸二钠滴眼液点眼,重者可用羊膜覆盖角膜创面,配戴浸泡有依地酸二钠溶液的角膜接触镜也有较好的疗效。混浊严重者可行板层角膜移植或用准分子激光治疗性角膜切削术切削病变区可取得满意效果。

三、边缘性角膜变性

边缘性角膜变性（marginal degeneration）又称 Terrien 边缘变性（Terrien marginal degeneration），是一种发生在双侧角膜周边部的非炎性的角膜扩张病。此病进展缓慢，常于青年时期（20~30 岁）开始发病。

【临床表现】　病人视力出现缓慢的进行性下降。病变多始于上方角膜缘。为细小的点状基质混浊，逐渐为角膜变薄。经若干年后病变组织自溶形成平行角膜缘的斜坡沟状凹陷，成为全周边缘性角膜变薄扩张区域，病变区角膜厚度可仅为正常的 1/4~1/2。病变晚期常表现高度逆规散光或不规则近视散光，视力进行性减退且无法矫正。

【治疗】　以手术治疗为主，可行部分板层角膜移植，而对变薄扩张达 3/4 角膜缘的，则应行穿透性角膜移植术。

四、角膜营养不良

角膜组织受某种异常基因的作用而使其结构和功能受到进行性损害的过程称为角膜营养不良（corneal dystrophy）。它是一组对称性、遗传性、原发性和具有病理组织特征改变的疾病。

角膜营养不良根据解剖部位分类。按受侵角膜层次分为角膜前部、实质部及后部角膜营养不良三类。

（一）角膜上皮基底膜营养不良

角膜上皮基底膜营养不良（epithelial basement membrane dystrophy，EBMD）是最常见的前部角膜营养不良。可能为显性遗传，可以引起复发性角膜糜烂，角膜受轻微损伤后不易愈合。由于表面不平，常使视力下降。病理组织学检查：基底膜增厚，并向上皮内延伸，上皮细胞不正常，伴有微小囊肿。在上皮基底膜和前弹力层之间可见微丝物质。

【临床表现】　自发性反复发作的患眼疼痛、刺激症状及暂时的视力模糊。角膜中央上皮层及基底膜内可见灰白色小点或微小囊肿、地图样线和指纹状细小线条。多发生在 30 岁后，女性多见。

【治疗】　局部可使用 5% 氯化钠滴眼液、人工泪液（如羟糖苷滴眼液等黏性润滑液）和洛美沙星眼用凝胶等，预防继发感染。可加压绷带包扎或戴宽松的软性角膜接触镜。也可上皮刮除后，行羊膜覆盖。亦可采用准分子激光（PTK）去除糜烂混浊的角膜上皮，重建光滑的角膜表面。

（二）角膜基质营养不良

1. 颗粒状角膜营养不良（granular corneal dystrophy）　颗粒状角膜营养不良是最常见的角膜基质营养不良之一，目前的研究证实，颗粒状角膜营养不良是由常染色体 5q31 位点上的基因发生改变所致。病理学检查具有特征性，角膜变性颗粒为玻璃样变。

【临床表现】　发病时有部分视力下降，可出现眼红和畏光。角膜浅中层开始散在混浊，形态各异，逐步向角膜实质深层发展，病灶之间角膜完全正常透明。病变进展慢。

2. 格子状角膜营养不良（lattice corneal dystrophy）　格子状角膜营养不良是角膜营养不良中较常见的一种。为一种双眼对称性角膜基质出现网格状混浊和视力损害较严重的遗传性角膜病变。

【临床表现】　本病发病早，多数为双眼对称性发病，病变主要在角膜旁中心的基质层内，有树枝状交叉的玻璃样线，还可伴有点状或雾状混浊，逐渐交织成网或带有结节的格子状。病变导致不规则散光是影响视力的重要因素。

（三）Fuchs 角膜内皮营养不良

Fuchs 角膜内皮营养不良（Fuchs' endothelial dystrophy）是角膜后部的营养不良。以角膜

笔记

内皮的进行性损害,最后发展为角膜内皮失代偿为特征的营养不良性疾病。

【临床表现】 角膜中央的后弹力层出现角膜赘疣。后弹力层可呈弥漫性增厚和皱褶,基质发生水肿,内皮功能逐渐失代偿。主觉视力严重受损、虹视和雾视。

【诊断】 除临床表现外,角膜内皮显微镜检查可见特征性改变,内皮细胞数总数减少,小于 1000 个/mm^2,中央角膜厚度大于 $650\mu m$,提示角膜内皮细胞功能失代偿。

【治疗】 早期可试用角膜营养药和角膜表皮生长因子,或采用羊膜覆盖术。内皮功能失代偿者恢复视力可考虑行角膜移植术。

第四节　角膜先天异常

一、圆锥角膜

圆锥角膜(keratoconus)是一种以局限性角膜呈圆锥样突起扩张及高度不规则近视散光为特征的原发性角膜变性疾病。常伴有不同程度的视力损伤。

【临床表现】 早期出现进行性加重的近视,初始能以近视镜片矫正,随着病情进展,角膜中央或旁中央锥状前凸,病人视力严重下降。在裂隙灯的钴蓝光下,半数病人在角膜凸起的圆锥底部可见上皮内棕色的铁线,称 Fleischer 环。角膜深基质层可见皱褶增多而引起的相互平行的细混浊垂直条纹,称 Vogt 线。患眼向下转时,可见角膜圆锥体压迫下睑缘形成的角状皱褶,称 Munson 征。角膜急性水肿,视力明显下降。水肿消失后,遗留中央区灶性角膜瘢痕。这些混浊可引起严重的眩光和视力的下降。

【诊断】 角膜地形图在诊断早期圆锥角膜具有重要的作用,显示角膜中央地形图畸变,曲率增加一般>47D,为不均匀性对称分布,角膜表面非对称指数(surface asymmetry index,SAI)及角膜表面规则性指数(surface regularity index,SRI)增大,角膜中央下方 3mm 处屈光力与中心上方 3mm 屈光力的差值>3D。其他如计算机技术的发展和波前像差技术的运用,使得圆锥角膜的筛查变得更为精准。

【治疗】 圆锥角膜早期和轻症病人,可根据验光结果配戴框架眼镜或圆锥角膜接触镜矫正,当角膜接触镜矫正不能满意,或圆锥角膜发展较快和角膜中央无瘢痕时,可考虑行角膜基质环植入术(Intrastromal corneal ring,ICL)或角膜移植。

二、大角膜

大角膜(megalocornea)是一种角膜直径大于正常角膜,眼压和眼底功能在正常范围的无进展性的先天性角膜发育异常。该病为 X 染色体连锁隐性遗传。

【临床表现】 病人男性多见,多为双侧性,角膜横径大于 13mm,垂直径大于 12mm,大角膜的角膜大而透明,角膜缘界限清晰。厚度及内皮细胞数均正常,角膜曲率可正常或增加,除常伴有近视及散光外,也可为全身病的眼部表现之一,如 Marfan 综合征。

三、小角膜

小角膜(microcornea)是一种角膜直径小于正常角膜,同时常伴有其他眼部异常的先天性发育异常。小角膜病人为常染色体显性或隐性遗传。

【临床表现】 角膜横径小于 10mm,曲率半径增大,角膜扁平,眼前节不成比例缩小,常伴有高度远视或弱视,眼前段可有先天异常(如虹膜缺损、脉络膜缺损和先天性白内障等)、小眼球、强直性肌营养不良和 Ehlers-Danlos 综合征等全身性疾病。小角膜常伴浅前房,易发生闭角性青光眼。

笔记

【治疗】　治疗为矫正远视,早期行弱视训练,如无其他并发症不需特殊处理。

第五节　角　膜　肿　瘤

一、角膜皮样瘤

角膜皮样瘤(corneal dermoid tumor)为一种类似肿瘤的先天性异常,并非真正的肿瘤,而属典型的迷芽瘤。有报道为X性染色体的连锁遗传,大约为1/100 000的发病率,幼年即发生。组织病理学显示,该肿瘤来自胚胎性皮肤,表面覆盖上皮,内由纤维组织或脂肪组织构成,可含有毛囊、毛发及皮脂腺。其为一个实质性肿块而并非囊肿,一般侵及角膜浅基质层。

肿瘤多位于颞下方球结膜及角膜缘处,为圆形、扁平、黄色或粉红色,表面有纤细的毛发,肿物的角膜区前缘可见弧形的脂质沉着带,肿瘤随年龄增长,可侵犯瞳孔区,影响视力。有时肿物可位于角膜中央,仅遗留周边部角膜。肿瘤常造成角膜散光,随着肿瘤的生长,散光逐渐增大,造成视力下降,甚至造成弱视。若角膜皮样瘤伴有耳部畸形和脊柱异常等即为Goldenhar综合征,皮样瘤一般不会发生恶变。

治疗时宜手术切除。如肿瘤侵犯较深,应同时行部分板层角巩膜移植术。位于角膜中央者要尽早手术切除,术后积极纠正由于肿瘤造成的角膜散光,以减少弱视的发生。有学者建议角膜皮样瘤应在3岁以前行手术治疗。

二、角膜原位癌

角膜原位癌(corneal carcinoma in situ)亦称角膜上皮内肿瘤(corneal intraepithelial neoplasia),也称为Bowen病。好发于角巩膜缘部,界限清楚,呈灰白色半透明隆起,常伴有一个伞缘状边缘浸润灶向角膜中央扩展,有血管时呈红色胶样扁平隆起,局限生长,病程进展缓慢。组织病理学显示,角膜原位癌是角结膜鳞状上皮癌的早期改变,可分为三期:Ⅰ期,只有少量不典型增生的鳞状上皮细胞,未侵犯上皮基底膜;Ⅱ期,有部分不典型增生的鳞状上皮细胞,上皮基底膜完整,此期又称原位癌;Ⅲ期,为鳞状上皮癌,即病变处的角结膜上皮内均为不典型增生的鳞状上皮细胞,突破上皮基底膜。可手术刮除乳头状增生上皮,如病变侵犯达角膜基质层,可联合部分板层角膜移植术。

三、角膜鳞状上皮细胞癌

角膜鳞状上皮细胞癌(squamous cells carcinoma)是一种眼表的原发性恶性肿瘤,常发生在50~70岁年龄的病人,以颞侧角膜缘较多见。

病因不明,可能与长期紫外线照射、眼部的病毒感染或某些遗传性因素有关。组织病理显示,癌细胞侵犯角膜基质层,鳞状细胞呈乳头状增生,细胞大小不一,排列紊乱,可见核分裂象。病变早期类似睑裂斑的形状,病灶发生在上皮基质膜,随着病程进展,肿瘤表面出现疣状或菜花状,且血管丰富,触之易出血。有些肿瘤生长较快,往往可以穿透全层巩膜和角膜后弹力层,表面常伴色素沉着。

一旦诊断,应尽早彻底切除,包括板层角膜、巩膜及球结膜组织,并联合冷冻,必要时联合放射治疗。

第六节　角膜接触镜引起的角膜病变

正常角膜是健康的,配戴角膜接触镜后,如不定时消毒、个人卫生习惯不良、配戴时间过

笔记

长或使用非规范性生产的角膜接触镜,都可能会引起结膜或者角膜的并发症。(详见本系列教材《接触镜学》。)

二维码 5-1
扫一扫,测一测

知识拓展

格子状角膜变性

　　格子状角膜变性最早由 Biber(1890)首次描述。1967 年 Kintworth 证实本病是淀粉样变性病(amyloidosis)中只限于角膜发病的一种遗传变异。目前已发现有Ⅰ、Ⅱ、Ⅲ、ⅢA、Ⅳ 5 个临床类型,其中Ⅰ型临床较常见,国内已有不少病例报告。胡诞宁综合国内研究已报告 5 个家系,有 31 例发病。病人子代 46 人中有 25 人发病,发病率为 52.9%。格子状角膜变性发病早,10 岁前(多于 2~7 岁)即已发病。10 岁后常出现复发性角膜上皮糜烂症状及逐渐加剧的视力减退症状。多数为对称性双眼发病。不少病人在 30~40 岁时即需角膜移植手术治疗。早期若有反复上皮脱落,可用高渗药物和包扎患眼治疗,或戴治疗性软性接触镜。晚期视力显著下降者,可行穿透或板层角膜移植。术后多数效果良好。少数病人在日久后移植片有病变复发。

(徐国兴　陆鸣冈)

参 考 文 献

1. 葛坚,王宁利.眼科学.第 3 版.北京:人民卫生出版社,2015

2. 赵堪兴,杨培增.眼科学.第 8 版.北京:人民卫生出版社,2013

3. 崔浩,王宁利,徐国兴.眼科学.第 3 版.北京:北京大学医学出版社,2014

4. 徐国兴.激光眼科学.北京:高等教育出版社,2011

5. 崔浩,王宁利.眼科学(全国高等学校医学研究生规划教材).第 2 版.北京:人民卫生出版社,2014

6. 徐国兴.眼科学基础.台北:台湾新文京开发出版股份有限公司,2008

7. Jack J Kanski.临床眼科学.徐国兴,主译.福州:福建科学技术出版社,2006

8. Hu J,Zhang J,Li Y,et al.A Combination of Intrastromal and Intracameral Injections of Amphotericin B in the Treatment of Severe Fungal Keratitis.Journal of Ophthalmology,2016:3436415

9. Hu J,Wu F,Huang Z, et al..Raman Spectroscopy Analysis of the Biochemical Characteristics of Experimental Keratomycosis.Curr Eye Res,2016,41(11):1406-1413

10. Hu J,Hu Y,Chen S, et al.Role of activated macrophages in experimental Fusarium solani keratitis.Experimental Eye Research,2014,129:57-65

11. Jack J Kanski.Clinical Ophthalmology.7th ed.New York:Elsevier Saunders,2011

12. World Health Organization.Prevention of blindness and deafness.Global initiative for the elimination of avoidable blindness.Change the Definition of Blindness.ICD 10th revision 1st and 2nd edition.Geneva:WHO,2010

笔记

第六章

巩膜病

第一节 概 述

巩膜位于眼球壁后部,约占眼球壁外层 5/6。主要由胶原纤维和弹力纤维致密交织构成的坚韧而具弹性的眼球外膜,是保护眼球内容物及对眼球起支撑作用的组织。正常巩膜为瓷白色,儿童巩膜较薄,呈蓝白色,至成人逐渐变为黄白色。偶尔于前部巩膜表面可见边界清楚和不规则的片状棕色或蓝灰色斑,称为巩膜色素斑,无临床意义。巩膜内细胞成分和血管很少,这种组织学特点决定了巩膜的病理改变比较单纯,通常表现为肉芽肿性增殖反应。胶原纤维可发生变性、坏死和慢性炎症细胞浸润,形成炎性结节或弥漫性炎性病变。巩膜炎容易发生在表层血管相对较多尤其是前睫状血管穿过巩膜的部位。由于巩膜血管和神经少,代谢不活跃,虽不易发病,但一旦发生炎症,病程进展缓慢,组织修复能力差,药物治疗效果不明显,也较易复发。

巩膜病的临床特点是病程长,反复发作。发作症状为疼痛、畏光和流泪。炎症后巩膜可变薄,形成巩膜葡萄肿。巩膜炎症常可累及邻近组织,出现角膜炎、葡萄膜炎、白内障和继发性青光眼等并发症。对症状明显的病人多需采用非甾体类抗炎药或糖皮质激素治疗。

第二节 表层巩膜炎

表层巩膜炎(episcleritis)是一种复发性、暂时性和自限性巩膜表层组织的非特异性炎症。常发生于角膜缘至直肌附着点的区域内,并以睑裂暴露部位最常见。女性发病率是男性的 2 倍,好发于 20~50 岁,约 1/3 的病人双眼同时或先后发病。临床上有两种类型。

一、结节性表层巩膜炎

结节性表层巩膜炎(nodular episcleritis)较常见,以局限性结节样隆起为特征,常急性发病。结节多为单发,呈暗红色,圆形或椭圆形,直径 2~3mm。结节在巩膜上可被推动,表示与深部巩膜无关。结节及周围结膜充血和水肿。病人有眼红、疼痛、畏光、流泪和压痛,但一般不影响视力。每次发病持续约 2 周,炎症逐渐消退,2/3 的病人可多次复发。

二、周期性表层巩膜炎

周期性表层巩膜炎(periodic episcleritis)呈周期性发作,其发病突然,每次持续 1 天至数天,间隔 1~3 个月。

【临床表现】 病变部位巩膜表层和球结膜弥漫性充血水肿,呈紫红色外观。症状一般较轻,表现为轻微疼痛和灼热感,有时可伴有眼睑的神经血管性水肿,视力多不受影响。偶有病人出现瞳孔括约肌和睫状肌痉挛,引起瞳孔缩小和暂时性近视。妇女多在月经期发作,但复发部位不固定。

【鉴别诊断】 表层巩膜炎应与结膜炎和巩膜炎相鉴别。结膜血管可推动,而表层巩膜血管相对不可移动,这是结膜炎与表层巩膜炎的鉴别要点。表层巩膜血管充血呈放射状垂直走行,滴肾上腺素后血管迅速变白,而更为深层的巩膜充血为紫红色,滴肾上腺素后也不易褪色。

【治疗】 本病为自限性,几乎不产生永久性眼球损害,通常无需特殊处理。若病情较重或频繁发作,可用 0.5% 可的松或 0.1% 地塞米松眼液点眼,必要时可全身应用糖皮质激素。如合并虹膜睫状体炎时,应及时滴用阿托品眼药充分扩瞳。

第三节 巩 膜 炎

巩膜炎(scleritis)为巩膜基质层的炎症,较表层巩膜炎少见,但发病急,常伴有角膜炎及葡萄膜炎,故其病情和预后比表层巩膜炎严重,预后不佳,对眼的结构和功能有一定潜在破坏性。本病好发于 20~60 岁,女性多见,50% 以上为双眼。巩膜炎可分为前巩膜炎和后巩膜炎,前巩膜炎又可分为结节性、弥漫性和坏死性。

巩膜炎的病因多不明,可能病因有:①与多种全身感染性疾病,如与结核、麻风、梅毒和带状疱疹有关,也可能与感染病灶引起的过敏反应有关;②与自身免疫性结缔组织疾病有关,如风湿性关节炎、Wegener 肉芽肿、系统性红斑狼疮和多发性结节性动脉炎等;③代谢性疾病,如痛风可能与巩膜炎有关;④其他原因,如外伤或结膜创面感染扩散,常见病原体为细菌、真菌和病毒。附近组织如结膜、角膜、葡萄膜或眶内组织炎症直接蔓延也可引起巩膜炎。

巩膜炎的原因不易确定,多数病人伴有全身免疫性疾病。因此对巩膜炎病人应作系统性检查,特别要注意皮肤、关节、心血管和呼吸系统情况。实验室检查,如血常规、血沉、血清学分析以及胸部 X 线检查有助于病因学诊断。

一、前巩膜炎

前巩膜炎(anterior scleritis)病变位于赤道部之前,双眼先后发病。眼部疼痛剧烈,有刺激症状。病变位于直肌附着处时,眼球运动使疼痛加剧。一次发作可持续数周,病程反复、迁延可达数月或数年。炎症消退后,病变区巩膜被瘢痕组织代替,巩膜变薄,葡萄膜颜色显露而呈蓝色,在眼压的作用下,病变部位巩膜可扩张膨出,形成巩膜葡萄肿。此外,尚可并发葡萄膜炎、角膜炎和白内障,因房角粘连可形成继发性青光眼。

【临床表现】

1. **结节性前巩膜炎(nodular anterior scleritis)** 病变区巩膜呈紫红色充血,炎症浸润与肿胀,形成结节样隆起,结节质硬,压痛,不能推动。40% 病例可有数个结节,并可伴有表层巩膜炎。病人自觉眼痛颇为剧烈,而且放射到眼眶周围。半数病人有眼球的压痛。

2. **弥漫性前巩膜炎(diffuse anterior scleritis)** 本病相对良性,很少合并严重的全身性疾病。巩膜呈弥漫性充血,球结膜水肿。炎症累及部分巩膜,或病变累及整个前巩膜,而且多伴有表层巩膜炎。

3. 坏死性巩膜炎（necrotizing scleritis） 此型临床上虽比较少见,但却是一种破坏性较大、常引起视力损害的巩膜炎症。常双眼发病,病程长短不一,可伴有严重的自身免疫性疾病。眼痛明显,与巩膜炎症征象不成比例。发病初期表现为局部巩膜炎性斑块,病灶边缘炎性反应较中心重。病理改变为巩膜外层血管发生闭塞性脉管炎,病灶及其周围出现无血管区,受累巩膜可坏死变薄,显露出脉络膜。如果未及时治疗,巩膜病变可迅速向后和向周围蔓延扩展。炎症消退后,巩膜可呈蓝灰色外观,且有粗大吻合血管围绕病灶区。另有一种炎性征象不明显的坏死性巩膜炎,主要表现为进行性巩膜变薄、软化、坏死和穿孔,因此又名穿孔性巩膜软化症(scleromalaciaperforans),多数病人伴有长期的风湿性关节炎。

【治疗】 巩膜炎常作为全身结缔组织疾病的眼部表现,尽早发现和及时治疗十分重要。巩膜炎的治疗原则是:

1. 针对病因治疗。

2. 抗炎治疗 局部滴用糖皮质激素滴眼液,可能减轻结节性或弥漫性前巩膜炎的炎性反应。也可根据病情选用非甾体类抗炎药,常可迅速缓解炎症和疼痛。对于严重病例,或出现无血管区,则应局部和全身应用足量糖皮质激素,但禁用结膜下注射,以防造成巩膜穿孔。若无效,可考虑采用免疫抑制剂治疗。如并发虹膜睫状体炎,同时还应以阿托品散瞳。

3. 对坏死和穿孔的巩膜部位可试行异体巩膜移植术。

二、后巩膜炎

后巩膜炎(posterior scleritis)为发生于赤道后方巩膜的一种肉芽肿性炎症。本病临床少见,单眼发病为多,一般眼前段无明显改变,诊断较困难。

【临床表现】

病人有程度不同的眼痛、视力减退、眼红和压痛,眼睑及球结膜水肿,眼球轻度突出,因眼外肌受累可致眼球运动受限及复视。若合并葡萄膜炎、玻璃体混浊、视盘水肿和渗出性视网膜脱离时,视力减退明显。B超、CT扫描或MRI等辅助检查有助于诊断,其中B超检查尤为重要,检查显示巩膜厚度在2mm以上者考虑异常。

疾病反复发作可能导致巩膜变薄和巩膜后葡萄肿,增加眼压升高时眼球穿孔的危险。眼部其他的并发症有角膜炎、葡萄膜炎、白内障和青光眼。

【诊断与鉴别诊断】

对于巩膜炎的诊断,可根据病史、眼部及全身表现,实验室和特殊检查。本病应与眶蜂窝织炎、眼眶炎性假瘤等疾病鉴别,①眶蜂窝织炎:眼球突出更明显;②眼眶炎性假瘤:CT显示眼眶炎性假瘤时眶内多可见炎性肿块,可从B超和CT结果判断是巩膜增厚还是眼球壁周围炎症引起的水肿。

【治疗】 同前巩膜炎。

第四节 巩 膜 异 常

一、巩膜葡萄肿

由于巩膜变薄,在眼压作用下,变薄的巩膜以及深层的葡萄膜向外扩张膨出,并显露出葡萄膜颜色呈蓝黑色,称为巩膜葡萄肿(scleral staphyloma)。膨出位于睫状体区者称为前巩膜葡萄肿,常见于炎症和外伤合并继发性青光眼。赤道部巩膜葡萄肿多为巩膜炎或绝对

笔记

期青光眼的并发症。后巩膜葡萄肿位于眼底后极部及视盘周围,多由高度近视眼的眼轴进行性过度增长引起,常伴有后部脉络膜萎缩。

前巩膜葡萄肿早期可试行减压术,以缓解葡萄肿的发展和扩大。若患眼已无光感且疼痛时,可考虑眼球摘除术。

二、蓝色巩膜

正常巩膜为瓷白色。儿童巩膜较薄,呈蓝白色,在成人后逐渐变黄。巩膜如厚度变薄可透见其下的葡萄膜色调,出现青蓝色,称蓝色巩膜(blue sclera)。检查其眼部功能无重大障碍,但常伴全身性先天异常,如结缔组织特别是胶原纤维的紊乱。临床上常表现为一些综合征。

三、巩膜色素斑

巩膜色素斑(pigmentary patches of sclera)是前部巩膜表面出现的一些蓝紫色的色素斑,推动球结膜时色素斑并不移动。色素斑有时形成均匀的一片,有时呈大理石状。位于睫状前静脉穿出巩膜处者多呈斑点状。有时可伴有眼内组织的黑色素沉着。偶尔前部巩膜表面有边界清楚和形似地图状的片状不规则色素斑,称为巩膜黑变病。色素斑可静止不变,也可有扩大。临床上无特殊意义。

四、巩膜黄染

巩膜黄染(yellow sclera)系胆汁的产生或排泄发生障碍,以致胆汁进入血液循环,遍及全身,引起黄疸。巩膜黄染常作为内科医生早期诊断和观察肝病的一个体征。

(许　迅　张　琳)

二维码 6-1
扫一扫,测
一测

参考文献

1. 李凤鸣,谢立信.中华眼科学.第 3 版.北京:人民卫生出版社,2014
2. 谢汉平.坏死性巩膜炎.中国实用眼科杂志,1996,1(14):9-14
3. 赵长龙.非感染性巩膜炎的研究进展.临床眼科杂志,2002,10(4):380-383
4. 肖利华.后巩膜炎的诊断和治疗.眼科研究,2003,21(1):107-110
5. Wakefield D,Di Girolamo N,Thurau S,et al.Scleritis:Immunopathogenesis and molecular basis for therapy.Prog Retin Eye Res,2013,35:44-62
6. Sims J.Scleritis:presentations,disease associations and management.Postgrad Med J,2012,88(1046):713-718
7. Wakefield D,Di Girolamo N,Thurau S,et al.Scleritis:challenges in immunopathogenesis and treatment.Discov Med,2013,16(88):153-157
8. Watson PG,Young RD.Scleral structure,organisation and disease.A review.Exp Eye Res,2004,78(3):609-623
9. Rachitskaya A,Mandelcorn ED,Albini TA.An update on the cause and treatment of scleritis.Curr Opin Ophthalmol,2010,21(6):463-467
10. Benson WE.Posterior scleritis.Surv Ophthalmol,1988,32(5):297-316

笔记

第七章

晶状体病

本章学习要点

- 掌握：晶状体混浊、异形与脱位而引发的相关疾病。
- 熟悉：各种类型白内障的临床分期、分级和常见的治疗方法。
- 了解：白内障手术和人工晶状体的最新进展。

关键词 晶状体　白内障　人工晶状体

第一节　概　　述

晶状体病包括先天性和后天性因素导致晶状体透明性下降、颜色改变、晶状体位置和形态异常引起的不同程度的相关临床表现。正常的晶状体为透明双凸面、含有65%左右的水分、无血管和富有弹性的透明体。中央厚度约4~5mm，直径约9~10mm。前表面曲率半径为9mm，后表面曲率半径约5.5mm，晶状体依靠晶状体悬韧带与周围组织发生联系而保持其正常位置，将光线准确聚焦于视网膜，通过调节看清远、近物体，是眼屈光间质的重要组成部分。

第二节　白　内　障

晶状体混浊称为白内障（cataract），为第一位致盲性眼病。流行病学研究结果提示，年龄、遗传、代谢异常、紫外线照射、吸烟、饮酒、中毒、辐射、外伤、营养不良、药物、全身性疾病（心血管疾病、高血压、糖尿病和精神病）及邻近组织眼病等都与白内障的形成有关。分类包括年龄相关性、先天性、外伤性、并发性、代谢性、药物及中毒性和后发性等白内障。

一、年龄相关性白内障

年龄相关性白内障（age-related cataract）多见于40~45岁以上的中老年人，其发病率随着年龄的增长而增加，亦称为老年性白内障（senile cataract）。双眼可先后或同时发病；可分为皮质性、核性及囊膜下性三种类型，临床以皮质性白内障最为常见。

【病因】　白内障发病机制比较复杂，可能是年龄、环境、代谢、营养、遗传和心血管疾病等多种因素对晶状体长期综合作用的结果。目前研究认为晶状体氧化损伤，晶状体蛋白结构改变和晶状体上皮细胞的过度凋亡是白内障发生的重要因素。

【临床表现】

1. 症状

(1)视力下降:依晶状体混浊程度和部位而不同,晶状体全部混浊视力可下降至光感。

(2)屈光状态改变:晶状体混浊过程中,晶状体的屈光指数和屈光力发生变化。

(3)眩光:晶状体混浊不均匀,光线折射的方向不一致。

(4)单眼复视:晶状体混浊早期的空泡和水隙使晶状体的屈光力不一致,产生类似棱镜的折射作用。

(5)色觉改变:晶状体核混浊的颜色发生变化使患眼产生相应的色觉改变。

(6)对比敏感度下降:早期表现为高空间频率下降,后期表现为高、中和低全频率下降。

(7)视野改变:白内障病人依晶状体混浊的程度出现可逆的视野缺损。

2. 体征   不同类型的白内障具有特征性的晶状体混浊。

3. 晶状体混浊的评估及分类   晶状体混浊分类系统 Ⅱ(Lens Opacities Classification System Ⅱ,LOCS Ⅱ)是美国国立眼科研究所用于研究的一项分类方法,对活体白内障分类以判断晶状体混浊的范围和程度,评估时将瞳孔充分散大,采用裂隙灯后照法,区别晶状体混浊的类型。包括核性(N)、皮质性(C)、后囊下(P)和核的颜色(NC)。通过与相应的一组标准照片比较,记录相应的等级,见表 7-1。

表 7-1   晶状体混浊分类系统 Ⅱ

晶状体部位	混浊情况	分级
核(N)	核透明,胚胎核清楚可见	N0
	早期混浊	N1
	中等程度混浊	N2
	严重混浊	N3
皮质(C)	透明	C0
	少量点状混浊	Ctr
	点状混浊扩大,瞳孔区内出现少量点状混浊	C1
	车轮状混浊,超过两个象限	C2
	车轮状混浊扩大,瞳孔区约 50% 混浊	C3
	瞳孔区约 90% 混浊	C4
	混浊超过 C4	C5
后囊膜下(P)	透明	P0
	约 3% 混浊	P1
	约 30% 混浊	P2
	约 50% 混浊	P3
	混浊超过 P3	P4

晶状体核硬度分级标准:

晶状体核硬度的评价对手术方式的选择有重要意义。临床上,依据晶状体核的颜色进行分级,最常用的为 Emery 核硬度分级标准(表 7-2)。

笔记

表 7-2 Emery 核硬度分级标准

I 度	透明,无核,软性
II 度	核呈黄白色或黄色,软核
III 度	核呈深黄色,中等度硬核
IV 度	核呈棕色或琥珀色,硬核
V 度	核呈棕褐色或黑色,极硬核

根据晶状体混浊的部位,老年性白内障可以分为以下三种类型:

（一）皮质性白内障

皮质性白内障（cortical cataract）最多见,约占70%,临床按其发展过程分为4期。

1. **初发期（incipient stage）** 晶状体皮质中出现空泡、水隙、板层分离和楔形混浊。空泡多位于晶状体前后皮质中央部,为透明圆形的小泡;水隙形态不一,从周边向中央扩大;板层分离多位于皮质深层,呈羽毛状;楔形混浊位于前后皮质,尖端向晶状体中心,基底部位于赤道部。多不影响视力。

2. **膨胀期（intumescent stage）或称未熟期（immature stage）** 晶状体皮质吸收水分,体积膨胀变大,裂隙灯检查仍可以看到皮质内的空泡、水隙和板层分离,光侧照检查可见虹膜投影。视力明显下降。

膨胀期白内障的晶状体体积增大导致虹膜前移,前房变浅,如病人原来有闭角型青光眼的解剖危险因素,此时容易引起急性青光眼发作。因此,膨胀期的白内障散瞳检查时必须谨慎,以免引起青光眼的急性发作,应避免使用阿托品类的药物。

3. **成熟期（mature stage）** 晶状体全部呈灰白色混浊。虹膜投影消失,眼底不能窥见,视力下降至眼前手动或仅存光感。

4. **过熟期（hypermature stage）** 成熟期白内障进展,晶状体囊膜皱缩钙化,前房加深,出现虹膜震颤（iridodonesis）,晶状体液化,核下沉,称为 Morgagnian 白内障（图 7-1）。

晶状体囊膜变性和皮质溢出,晶状体蛋白诱发自身免疫反应引起葡萄膜炎,称为晶状体过敏性葡萄膜炎（phacoanaphylactic uveitis）。晶状体皮质颗粒存积在前房角,堵塞小梁网,产生继发性青光眼,临床上称为晶状体溶解性青光眼（phacolytic glaucoma）。

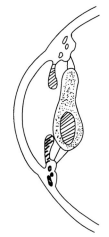

图 7-1 Morgagnian 白内障

（二）核性白内障

核性白内障（nuclear cataract）较皮质性白内障少见,在高度近视病人中较多见。此型发病年龄较早,40 岁左右开始,但发展缓慢（图 7-2）。

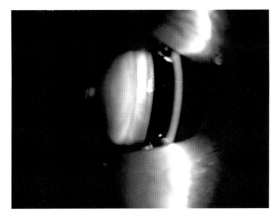

图 7-2 核性白内障

核性白内障的常见特点如下:

1. 核性白内障常伴有高度近视状态。

2. 早期晶状体核屈光力增加,出现晶状体性近视。

3. 单眼复视和多视,晶状体周边部或中央部的不同屈光状态导致晶状体的双焦距。

4. 视力减退和视物变形,晶状体混浊扩展到成人核。

(三) 后囊膜下白内障(subcapsular cataract)

晶状体后囊膜下皮质浅层呈棕黄色反光并有许多致密小颗粒样、小空泡和结晶样颗粒的混浊,称为锅巴样改变(图7-3)。混浊位于视轴视网膜成像的结点,所以早期即可影响视力。应当与并发性白内障相鉴别。

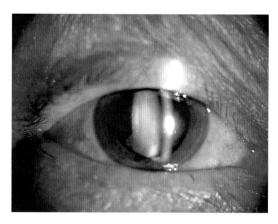

图 7-3　后囊膜下白内障

【诊断】　散大瞳孔状态下,根据晶状体混浊的形态和部位及视力情况,可明确诊断。诊断时,视力减退和晶状体混浊程度不符合,要考虑是否有其他眼内病变。

【治疗】　药物和手术治疗(详见本章第四节)。

二、先天性白内障

先天性白内障(congenital cataract)是指出生前后就已存在或出生后逐渐发展的、由先天遗传或发育过程中形成的晶状体混浊。新生儿中,先天性白内障的患病率约为 0.04%。国内的调查提示,新生盲儿中有 22%~30% 是由先天性白内障所致。

【病因】

先天性白内障的发病机制可分为遗传因素、环境因素及原因不明三类。

1. **遗传因素**　遗传模式主要有常染色体显性遗传(AD)、常染色体隐性遗传(AR)和 X 连锁隐性遗传(XR),其中绝大多数为常染色体显性遗传。

2. **环境因素**

(1)妊娠三个月内受到病毒(如风疹、单纯疱疹、麻疹、水痘、腮腺炎和脊髓灰质炎等病毒)或螺旋体(如梅毒螺旋体)感染。

(2)妊娠期营养不良或代谢性疾病,如维生素 A 缺乏、甲状旁腺功能障碍和血钙过低(即钙质缺乏)等。

(3)妊娠期全身使用过糖皮质激素、磺胺类抗生素药物或受到放射性射线的照射。

3. **原因不明**　不能确定是遗传因素及环境因素,常为散发病例。

【临床表现】

单眼或双眼发病,根据晶状体混浊的不同形态、程度和部位等有多型表现(图7-4)。

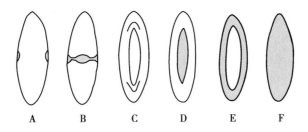

图 7-4 先天性白内障的不同临床表现
A. 前后极性白内障 B. 纺锤形白内障 C. 绕核性白内障
D. 核性白内障 E. 膜性白内障 F. 全白内障

1. **全白内障（total cataract）** 晶状体全部或者大部分混浊，视力障碍明显，多为双眼对称性发病。

2. **前极性白内障（anterior polar cataract）** 前极性白内障的混浊多发生在晶状体前囊的正中。可形成锥形隆起而成为锥形白内障（pyramidal cataract）。前极性白内障多为双侧性，呈静止状态。

3. **后极性白内障（posterior polar cataract）** 后极性白内障的混浊位于晶状体后囊正中或晶状体后极偏鼻下方，混浊边缘不齐，可呈圆盘状或花蕾状，常伴玻璃体动脉残存。后极性白内障多为双侧性，呈静止状态。晶状体混浊位于眼球光学结点位置，对视力会有一定的影响（图 7-5）。

4. **绕核性白内障（perinuclear cataract）** 绕核性白内障也称板层白内障（lamellar cataract），是儿童中最多见的白内障，约占全部先天性白内障的 50%。混浊位于半透明的核周围层间。多为双侧静止性，两眼的混浊程度可有不同，视力障碍明显。

5. **核性白内障（nuclear cataract）** 晶状体胚胎核、胎儿核或婴儿核的混浊（图 7-6）。

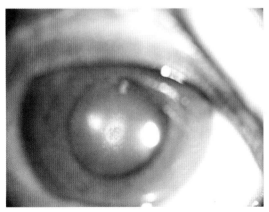

图 7-5 后极性白内障

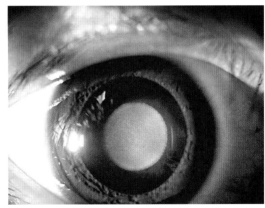

图 7-6 核性白内障

一般在妊娠 6 个月时形成，常呈静止性，通常双眼发病，约占先天性白内障的 20%。为常染色体显性遗传，亦有少数为常染色体隐性遗传。按混浊的范围和密度可分成三种：

（1）中央粉末状白内障（Coppock cataract）：为原始晶状体纤维混浊，局限于胚胎核内，混浊呈粉尘状样外观。视力损害一般较轻，发病为双侧性，为常染色体显性遗传。

（2）中央弥漫性核性白内障。

（3）全核性白内障，对视力影响较大。

6. **膜性白内障（membranous cataract）** 前后囊膜之间呈厚薄不均匀的混浊。视力障碍明显，单眼和双眼都可能发生。

7. **其他** 冠状白内障（coronary cataract）是指晶状体皮质深层周边部混浊，呈花冠状排列,晶状体中央部及周边部透明。双眼发生,静止性,很少影响视力。点状白内障(punctate cataract)指晶状体皮质有白色、蓝色或淡色细小点状混浊。发生在出生后或青少年期,一般不影响视力。缝性白内障(sutural cataract)是晶状体前后缝附近出现的各种形式的混浊,对视力影响不大,为常染色体显性遗传。纺锤形白内障(fusiform cataract)是一种贯穿晶状体矢状轴和连接前后极的纺锤形混浊,影响视力的程度取决于混浊的位置。珊瑚状白内障(coralliform cataract)是指皮质呈现珊瑚状斑点状混浊,不发展,多有家族史,为常染色体显性或隐性遗传,对视力有一定程度的影响。

【治疗】

1. 对视力影响不大的可随访观察。

2. 晶状体混浊明显,尤其是双眼白内障,一般建议在出生后4~10周内手术治疗以防止弱视。对于单眼晶状体混浊明显,也建议尽早手术治疗,手术愈早,患儿获得良好视力的机会愈大。

3. 术后应进行长期随访,配合屈光矫正和视力训练,防治弱视。

三、外伤性白内障

眼球钝挫伤、穿通伤、辐射性损伤、爆炸伤以及眼内异物等引起的晶状体混浊称为外伤性白内障(traumatic cataract)。

【病因】　外伤直接或间接作用于晶状体,引起囊膜的破裂和变性,促使晶状体发生混浊。

【临床表现】　外伤性白内障常单眼发生,多见于儿童和青年。穿通伤引起的白内障发展很快,往往能在数小时内即形成,而钝挫伤引起的白内障发生和发展较缓慢。根据外伤的性质和程度不同,所导致的晶状体混浊也有不同的特点。

1. 挫伤性白内障（contusive cataract）　挫伤的外力使囊膜的渗透压发生改变,引起晶状体浅层混浊,形成绕核性白内障。挫伤性白内障发生的同时,常伴有前房积血、房角后退、视网膜震荡和继发性青光眼等。

2. 穿通伤性白内障（penetrating cataract）　穿通伤使晶状体囊膜破裂和房水进入晶状体使其迅速发生混浊。皮质溢出进入前房,可继发青光眼和葡萄膜炎。合并有眼内异物,可引起眼内炎或铜锈和铁锈症导致晶状体混浊。

3. 电击性白内障（electric cataract）　多发生于雷击和触电,多为双侧性。混浊发生在晶状体前后囊膜下皮质内或全部混浊。发生的主要原因为电流的热能引起晶状体囊膜通透性改变和晶状体纤维蛋白变性凝固。

4. 辐射性白内障（radiation cataract）　包括电离辐射（X射线、γ射线和中子辐射）、红外线、微波及大剂量紫外线辐射所诱发的白内障,在后囊下皮质产生点状、线状、网状和环状等形状的混浊。

【治疗】

1. 晶状体局限性混浊且对视力影响不大的可随访观察。

2. 晶状体混浊明显,手术治疗。

3. 晶状体脱位、晶状体破裂后皮质进入前房以及已引起继发性青光眼或葡萄膜炎者,应尽早作晶状体摘除手术,同时按青光眼和葡萄膜炎治疗。

四、代谢性白内障

体内代谢发生障碍引起晶状体混浊的称为代谢性白内障。

（一）糖尿病性白内障(diabetic cataract)

【病因】　糖尿病导致人体内血糖增高,晶状体内的醛糖还原酶(aldose reductase)将葡

笔记

萄糖还原成山梨醇(sorbital),山梨醇逐渐积聚致晶状体纤维肿胀和变性导致晶状体混浊。糖尿病性白内障(diabetic cataract)约占白内障病人总数的1%~2%。分为两种类型:①真性糖尿病性白内障;②合并年龄相关性白内障。

【临床表现】

1. 真性糖尿病性白内障 常见于青少年1型糖尿病病人,多双眼发病,进展迅速,晶状体可在数天或数月内全部混浊。初始前后囊的皮质中出现无数小水泡和水隙,皮质浅层呈现灰白致密点状和云片样混浊。血糖升高时,晶状体内渗透压发生改变,晶状体吸收水分变凸,形成近视。血糖降低时,晶状体内水分渗出,晶状体变得扁平而形成远视。

2. 合并年龄相关性皮质性白内障 临床表现与年龄相关性皮质性白内障相似,但其发病年龄早,晶状体的混浊进展快。

【治疗】 治疗糖尿病,严格控制血糖,早期晶状体的混浊可能会因血糖得到控制而被吸收。晚期白内障明显影响视力时,可将血糖控制在正常范围下行手术治疗,但要注意全身有无感染病灶。

(二)半乳糖性白内障(galactose cataract)

半乳糖性白内障是与婴儿的半乳糖代谢酶缺乏有关的遗传性疾病。

【病因】 为常染色体隐性遗传。婴儿缺乏半乳糖-1-磷酸尿苷转移酶和半乳糖激酶(基因位点17q24)。半乳糖性白内障可在出生后数日或数周发生。

【临床表现】 晶状体混浊,可在出生后数日或数周内发生,多为板层混浊。

【诊断】 对先天性白内障患儿尿中半乳糖进行筛选,测定红细胞半乳糖-1-磷酸尿苷转移酶的活性以明确其是否缺乏。

【治疗】 给予无乳糖及半乳糖饮食,可以控制病情发展,或者逆转白内障。

(三)手足搐搦性白内障(tetanic cataract)

手足搐搦性白内障常发生于哺乳期的母亲、软骨病、先天性甲状旁腺功能不足或其他年龄的甲状旁腺摘除后等。其原因多为低血钙,所以又称为低钙性白内障(hypocalcemic cataract)。

【病因】 低钙使晶状体囊膜的渗透性发生了改变,晶状体内电解质失衡导致晶状体代谢障碍,引发白内障。

【临床表现】 表现为手足搐搦、白内障和软骨病的典型改变。常为双侧性,双眼晶状体的混浊分布于皮质层内,呈现辐射状或条纹状混浊。严重的病例,晶状体全部混浊,在婴幼儿中表现为绕核型白内障。如反复有低血钙的发生,晶状体会发生板层混浊而成为完全性白内障。

【诊断】 血钙过低或营养障碍史、手足搐搦、晶状体混浊、有甲状旁腺功能不足或甲状旁腺手术史。

【治疗】 纠正低血钙,给予足量的维生素D及钙剂。必要时也可给予甲状旁腺制剂。晶状体混浊已严重影响视力时,可行白内障摘除手术,但要注意这类白内障病人有术中容易发生前房积血的倾向。

(四)Wilson病

又称肝豆状核变性(hepatolenticular degeneration),是一种铜代谢障碍性的遗传性疾病,为常染色体隐性遗传。晶状体的混浊呈独特的葵花形,是铜氧化物颗粒沉积在晶状体的前囊和后皮质,通常不会影响视力。角膜色素环(Kayser-Fleischer ring,KF环)是该病眼部表现的特征。

五、并发性白内障

并发性白内障(complicated cataract)是由眼部炎症或退行性病变所造成的晶状体营养

笔记

障碍或代谢紊乱所导致的晶状体混浊。

【病因】　葡萄膜炎、视网膜色素变性、视网膜脱离、青光眼、低眼压和高度近视及眼内肿瘤等导致晶状体营养障碍或代谢紊乱,进而发展为晶状体混浊。

【临床表现】　在原发眼病基础上合并白内障的表现,常为单眼发病。眼前段疾病引发的白内障多在晶状体的前皮质发生混浊,如急性虹膜睫状体炎;由眼后段疾病引起的并发性白内障,在晶状体后极部囊膜下形成一层颗粒状灰黄色混浊并常合并少数水泡,典型者呈"锅底"状混浊。视网膜色素变性和高度近视多并发核性白内障。急性青光眼发作后,在瞳孔区晶状体前囊膜下发生混浊,称为青光眼斑(glaukomflecken)。并发性白内障一般发生在原发眼病的后期,发展的程度与原发眼病病程的发展相一致,与年龄不成正比。

【诊断】　依据晶状体混浊的部位和形态及原发病正确诊断。

【治疗】

1. 积极治疗原发病。

2. **手术治疗**　根据原发病的类型评估视功能、炎症的控制情况、眼压、手术方式、手术前后局部及全身用药。

六、后发性白内障

后发性白内障是白内障囊外摘除(包括超声乳化摘除)后残留晶状体的上皮细胞增生导致的晶状体后囊膜混浊(posterior capsular opacification,PCO),是白内障术后常见并发症之一。据临床随访资料显示,年龄越轻,发生率越高。

【病因】　病理组织学已确定白内障手术后晶状体前囊膜和赤道部残留的晶状体上皮细胞增殖以及向晶状体后囊迁移并化生是后发性白内障的主要原因。手术方式和技巧、人工晶状体的设计和手术后的炎症反应是后发性白内障的影响因素。儿童晶状体上皮细胞增殖能力强,后发性白内障的发生率高。

【临床表现】　白内障术后视力下降,晶状体后囊膜混浊,混浊形态不一。①晶状体周边部皮质残留被前后囊膜包裹形成周边混浊;②晶状体上皮细胞增殖,聚集形成特殊的囊泡群样外观,即 Elschnig 珍珠样小体;③晶状体后囊纤维化;④各种混浊混合型。

【治疗】　目前还无防止后发性白内障发生的有效方法。手术和 Nd:YAG 激光截开后囊是有效的治疗方法。

七、药物及中毒性白内障

长期应用某类药物或接触某些对晶状体有毒性作用的化学物品使晶状体发生混浊称之为药物及中毒性白内障。常见的化学物品包括苯及其化合物、铊、萘、汞和芥子气。常使用的药物包括糖皮质激素、氯丙嗪、缩瞳剂、避孕药和抗肿瘤药物等。

(一)糖皮质激素性白内障

【病因】　糖皮质激素性白内障(glucocorticosteroid cataract)由长期应用糖皮质激素所致,与应用糖皮质激素的时间长短和用药的剂量有关。

【临床表现】　根据进展的不同阶段分为:①晶状体后囊膜下散在性小点状混浊、空泡和结晶;②后囊膜下淡棕色的盘状混浊;③皮质大部分混浊;④完全性白内障。少部分病人停用糖皮质激素后,晶状体混浊可逆转。

(二)缩瞳剂性白内障

【病因】　缩瞳剂性白内障(miotic cataract)由长期应用某些缩瞳剂如毛果芸香碱等而引起。

【临床表现】　晶状体前囊膜下混浊,类似玫瑰花状或苔藓状并呈彩色反光。一般多不

笔记

影响视力,停药后混浊不易消失,但可停止进展。

(三)其他引起晶状体混浊的药物

包括氯丙嗪(chlorpromazine),三硝基甲苯(trinitrotoluene,TNT),麦角(ergot)、二硝基酚(dinitrophenol)、铊(thallium)和汞(mercury)等,长期接触这些化学品或金属,容易发生白内障。

【治疗】

1. 应积极预防职业性中毒白内障,如戴口罩、面罩和穿工作服。

2. 长期服用和接触可能致白内障的药物和化学药品者,应定期检查晶状体,如发现有药物和中毒性白内障发生,应停药和脱离与化学药品的接触。

3. 当白内障明显影响工作和生活时,可行手术治疗。

第三节 晶状体异形与脱位

一、晶状体异形

晶状体异形是指晶状体因各种原因而改变原来的形态。

【病因】 各种晶状体的畸形绝大多数是先天性的,少部分晶状体畸形与后天获得性眼病有关。

【临床表现】

1. **球形晶状体(spherophakia)** 最常见的先天性晶状体畸形,体积缩小,直径小,前后径拉长,增厚呈球形。悬韧带松弛,晶状体前移,易阻滞瞳孔发生青光眼。球形晶状体屈光力增高,导致高度近视;悬韧带牵拉力减弱,调节功能丧失。

2. **圆锥形晶状体(lenticonus)** 晶状体前极或后极部位呈现锥形隆起称为锥形晶状体。前锥形晶状体可形成前极性白内障。后锥形晶状体隆起常与晶状体后极部混浊同时出现。后锥形晶状体属于先天畸形,后锥形白内障较前锥形白内障影响视力更严重。

3. **先天性晶状体缺损(lenticular coloboma)** 多在下方晶状体内赤道部有切迹样缺损,相应部位的悬韧带也缺损,这是一种与葡萄膜缺损合并存在的先天畸形;可能与胚胎裂的闭合不全有关。

【治疗】

1. 无症状可不予治疗,定期随访观察。

2. 球形晶状体病人忌用缩瞳剂,缩瞳剂使睫状肌收缩而使悬韧带更松弛,加重瞳孔阻滞而产生青光眼。

3. 发生白内障者可以手术治疗。

二、晶状体脱位

晶状体脱位(lens luxation)分为先天性和外伤性,有全脱位(luxation)和半脱位(subluxation)。

【病因】 先天性悬韧带松弛无力或发育畸形、外力挫伤引起悬韧带断裂引起眼内的病变。

【临床表现】 先天性晶状体脱位多为遗传病:Marfan 综合征(Marfan syndrome,长指-晶状体半脱位综合征)和 Marchesani 综合征(Marchesani syndrome,短指-晶状体半脱位综合征)。外伤性晶状体脱位有明确的眼部挫伤及外伤史。

1. **晶状体全脱位** 晶状体悬韧带全部断裂,表现为:①晶状体脱入前房、玻璃体内或夹持在瞳孔部位;②前房深度加深,虹膜震颤,晶状体可随体位改变移动;③无晶状体眼的

笔记

视力。

全脱位的晶状体可发生继发性青光眼。脱位晶状体破裂和晶状体蛋白分解可引起晶状体过敏性葡萄膜炎。

2. 晶状体半脱位 晶状体悬韧带不完全断裂,表现为:①瞳孔区可见部分晶状体(图7-7);②虹膜后陷,前房深度深浅不一;③虹膜震颤,为晶状体半脱位的指征之一;④单眼复视,眼底可见双像。Marfan 综合征病人晶状体常向上移位;Marchesani 综合征和同型胱氨酸尿症(homocystinuria)病人,晶状体常向下脱位。

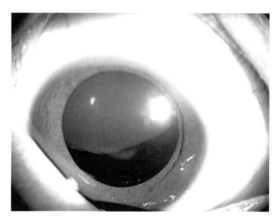

图 7-7 晶状体半脱位

【治疗】 根据晶状体脱位的位置和程度进行治疗(详见本章第四、五节)。

第四节 白内障的治疗

一、药物治疗

近年来,众多的研究者针对不同的病因学说和发病机制进行了多方面的研究,虽然目前临床有多种治疗白内障的药物,例如:醌型相关药物,抗氧化损伤药物,维生素等辅助营养类药物,及中医中药等,但仍没有充分的证据证明这些药物的有效性。

二、手术治疗

白内障摘除联合人工晶状体植入是白内障病人复明的有效手段。

(一)白内障的手术适应证

白内障视力下降影响到病人的工作、学习和生活时即可进行手术。

(二)术前检查

1. 了解全身状况是否有手术禁忌证

(1)血、尿常规,肝功能及生化检查

(2)血糖控制在 6~7mmol/L(120mg%以下),对于难以控制的糖尿病病人的血糖最高也要低于 8.3mmol/L(150mg%)以下。

(3)血压:有高血压动脉硬化的白内障病人术前应将血压控制到正常范围。

(4)心电图和胸部 X 线检查:如有必要,则在手术时予以心电监护。

2. 眼部检查

(1)视力检查:远、近裸眼及矫正视力。

(2)光感、光定位和红绿色觉检查:判断视网膜的功能。

笔记

（3）裂隙灯显微镜检查:角膜、虹膜、前房及瞳孔有无活动性炎症和病变。

（4）散瞳裂隙灯检查:瞳孔充分散大,检查晶状体的混浊程度、核的硬度以及悬韧带情况。

（5）眼底检查:观察视网膜、黄斑及玻璃体是否有病变。

（6）虹膜投影:判断晶状体混浊及白内障成熟程度。光源由侧面（45°）照射于瞳孔缘上,由于晶状体的不均匀混浊,瞳孔区出现月牙样的暗区称之为虹膜投影,如果晶状体全部混浊则光线不能折返即虹膜投影消失,是年龄相关性皮质性白内障成熟期的特征表现。

3. 特殊检查

（1）眼压:正常范围。

（2）角膜曲率和眼轴长度测量,计算人工晶状体度数。

（3）角膜内皮细胞计数。

（4）眼部 B 超检查:了解有无视网膜脱离、玻璃体积血和眼内肿瘤等。

（5）视野:对视力中等程度下降的白内障作视野检查有助于提示可能存在的青光眼、视网膜色素变性或其他眼底病变。

（6）眼电生理检查:黄斑部视网膜功能、视网膜遗传性变性疾病和视网膜脱离等使用视网膜电图（electroretinogram,ERG）检查具有重要的临床意义。

（三）白内障手术常用方法

1. 白内障囊内摘除术（intracapsular cataract extraction，ICCE）　将整个晶状体包括完整的囊膜加以摘除,视力矫正需配戴高度远视眼镜。

2. 白内障囊外摘除术（extracapsular cataract extraction，ECCE）　将混浊的晶状体摘除,完整保留晶状体后囊膜。手术联合人工晶状体植入可获得良好视力。

3. 超声乳化白内障吸除术（phacoemulsification）　应用超声转换的能量,将晶状体核破碎乳化并吸除干净,保留晶状体的后囊,联合折叠人工晶状体植入的过程（图 7-8）。优点:切口小、不缝合、术后角膜散光小、手术时间短和视力恢复快。

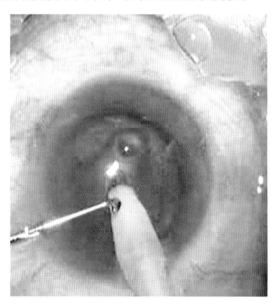

图 7-8　超声乳化白内障吸除术

二维码 7-1
视频　超声乳化白内障吸除术

4. 飞秒激光辅助的白内障手术（femtosecondlaser-assisted cataract surgery）　飞秒激光运用超短脉冲激光,具备瞬时功率大,聚焦范围小,穿透性强,精准度高等优势,目前已经整合于白内障手术,用于手术中制作透明角膜切口,晶状体前囊膜切开,核裂解和角膜缘松解切

笔记

口。手术的准确性、可预测性和安全性大大提高。

第五节 人工晶状体植入术

人工晶状体植入术(intraocular lens implantation)分为一期植入与二期植入。一期植入是指在白内障摘除后立即进行;二期植入主要用于无晶状体眼或屈光不正的矫正。

(一)人工晶状体的类型

1. 根据植入的位置 分为前房型(包括前房角支撑型和虹膜夹持固定型)与后房型。

2. 根据人工晶状体能否折叠 有:①硬性人工晶状体:光学部分是用硬性聚甲基丙烯酸甲酯(PMMA)制成;②软性(可折叠)人工晶状体:制作材料主要为硅胶和水凝胶、疏水性丙烯酸酯和亲水性丙烯酸酯。

3. 根据人工晶状体光学面材料和襻的异同,①一片式人工晶状体:光学部分和两个襻为一种材料制成;②三片式人工晶状体:光学部分和两个襻是用不同材料制成的。在襻的制作中,根据不同的襻分为 J 型、改良 J 型、C 型、L 型和 Z 型等;

4. 根据功能,目前应用于临床有单焦点人工晶状体,多焦点人工晶状体、拟调节性人工晶状体、非球面人工晶状体、散光矫正型人工晶状体等。

(1)单焦点人工晶状体(monofocal intraocular lenses):传统的人工晶状体为单焦点设计,即通过将光线聚焦于视网膜达到提高视力的目的,它可以较好地矫正白内障术后的无晶状体眼。由于这类人工晶状体只有一个焦点,缺乏调节能力,无法做到看远看近都清楚,病人术后仍需要配戴眼镜。

(2)多焦点人工晶状体(multifocal intraocular lenses):人工晶状体设计在同一光学透镜上产生多个焦点,达到既能看近又能看远的目的,让病人术后能够同时获得良好的全程视力,从而摆脱配戴眼镜的困扰。

(3)散光矫正型人工晶状体(toric intraocular lenses):环曲面(toric)人工晶状体是将人工晶状体光学球面的基础上附加柱镜,手术过程中将晶状体植入于合适的位置来矫正散光。

(4)其他还有表面经特殊处理的肝素人工晶状体及为无虹膜病人设计的专用人工晶状体等。

5. 根据角膜切口大小:硬性人工晶状体需在 5.5mm 的手术切口植入,折叠人工晶状体可在 2.8~3.2mm 的手术切口植入。最近已有通过 1.4~1.8mm 手术切口植入的人工晶状体应用于临床。

(二)人工晶状体固定方式

人工晶状体植入眼内适当位置以保持稳定的方式,可分为:

1. 前房型人工晶状体 以房角作支撑。

2. 虹膜面型人工晶状体 于虹膜上固定。

3. 后房型人工晶状体 睫状沟和囊袋内植入。在囊袋内植入人工晶状体是白内障手术恢复视力最理想的位置。

4. 睫状沟支撑的人工晶状体用于有晶状体眼高度近视眼的矫正。

(三)人工晶状体屈光度计算

白内障手术后植入人工晶状体,屈光度的选择是非常重要的,屈光度的误差会影响病人的术后视力及生活质量。

人工晶状体的计算公式经过四代的改进。

第一代公式:1967 年 Fyodorov 提出 SRK Ⅰ,通过对病人数据的回归分析得出,使用单一的固定常数。

笔记

第二代公式：Binkhorst Ⅱ，Hoffer 提出 SRK Ⅱ，人工晶状体眼内的位置与眼轴长度有直接相关性。

第三代公式：SRK-T、Hoffer Q 和 Holladay，标志着人工晶状体的计算进入计算公式时期，使短眼轴和长眼轴的人工晶状体计算更为准确。

第四代公式：Haigis 和 Higis-L，有相应的计算软件。

对于白内障术前有过角膜屈光手术史者，由于角膜前曲率已经改变，按常规的人工晶状体度数计算公式计算，将产生误差。需要用病人屈光术前的角膜曲率代入计算或者使用改良后的公式进行计算。

（四）人工晶状体植入适应证

1. 单眼或双眼年龄相关性白内障。

2. 单眼白内障病人。

3. 不能戴眼镜和角膜接触镜者。

4. **婴幼儿和儿童白内障**　婴幼儿正在视觉发育阶段，人工晶状体植入弥补了无晶状体眼的不足。

（五）禁忌证

1. 小眼球和小角膜，眼部先天异常。

2. 先天性青光眼。

3. 虹膜红变。

4. 严重的增生性糖尿病视网膜病变和其他增生性视网膜病变以及视网膜脱离等。

（六）手术并发症

1. **术中并发症**　浅前房或无前房、眼内组织损伤、出血和后囊膜破裂。

2. **术后并发症**　角膜水肿、术后浅前房、继发性青光眼、术后眼内出血、术后炎症反应、术后眼内炎、后囊膜混浊、黄斑囊样水肿、角膜散光和视网膜光毒性损伤。

3. **人工晶状体植入并发症**　人工晶状体位置异常、角膜内皮失代偿和继发性青光眼以及术后屈光异常。

4. 术前预测与术后实际屈光度的误差。

知识拓展

多焦点人工晶状体

多焦点人工晶状体可以分为全光学折射型、衍射型、折射衍射混合型等。①折射多焦点人工晶状体：其设计在光学面的前面 2~5 个不同屈光度折射区，不同区域负责远焦点或者近焦点成像。②衍射型多焦点人工晶状体：为双凸透镜，前表面具有单焦点人工晶状体相似的屈光力，后表面有 20~30 个同心圆的显微坡环，形成特殊的衍射结构，可产生两个焦点。③衍射型多焦点人工晶状体：该类型晶状体光学部中间设计为衍射型，周边为折射型。

第六节　无晶状体眼的屈光矫正

无晶状体眼是指晶状体缺如的眼球。

【病因】　无晶状体眼少数为先天缺如，而大多数有明确的病史，如眼部手术史或眼外伤史。

【临床表现】　无晶状体眼为高度远视状态且无调节力，所以看任何距离物体的像都是

笔记

模糊的。眼部检查瞳孔区无晶状体,有前房加深和虹膜震颤等体征。

【治疗】　常见的治疗方法包括框架眼镜矫正、角膜接触镜矫正、人工晶状体植入和屈光性手术(包括表面角膜镜片术和角膜磨镶术等)。

一、框架眼镜

框架眼镜(spectacles)是矫正无晶状体眼的最早开始采用的方法。配戴框架眼镜的优点是经济、方便、安全和易于更换。但是无晶状体眼需要用高度数的凸透镜矫正,一般达+8.00D~+12.00D可使物像放大25%~30%,会带来一系列因光学缺陷所产生的问题。

二、角膜接触镜

角膜接触镜的物像放大率仅为5%~7%,相对于框架眼镜可以有效减少光学像差和畸变,临床上适用于婴幼儿先天性白内障术后无晶状体眼,眼外伤术后无晶状体眼等。

三、表面角膜镜片术

该技术通过去除角膜上皮,并在其表面移植不同屈光度的组织镜片,来矫正无晶状体眼的屈光不正,因预测性差,目前临床应用较少。

四、人工晶状体

人工晶状体(intraocular lens,IOL)植入是目前矫正无晶状体眼最有效的方法。与框架眼镜、角膜接触镜和表面角膜镜片术相比,它没有框架眼镜的放大和球面像差等光学问题。前房型人工晶状体放大为4%;位于瞳孔水平的虹膜面型人工晶状体放大为3%;而后房型人工晶状体理论放大为1%~2%。

第七节　人工晶状体眼的光学特性

白内障术后植入人工晶状体称之人工晶状体眼,其特点为:

1. **基本无调节力**　人工晶状体的光学部分是固定的,它在眼内的聚焦能力是恒定的。人工晶状体眼的真性调节作用在理论上是不存在的。

2. **人工晶状体眼的理论景深**　人工晶状体眼的理论景深约为0.34D,与动态检影法测得的0.35D的人工晶状体眼调节力基本相符。

3. **人工晶状体眼的"调节"**　植入眼内的人工晶状体度数选择倾向手术后轻度的近视状态(-0.5~-1.0D),以兼顾远、近视力,满足工作、学习和生活的需求。

4. **放大作用**　人工晶状体在眼内产生的放大率所致。

5. **球面像差**　普通人工晶状体光学部分为球面设计,会产生正球差,与角膜的正球差累计使眼的总像差增加,引起视网膜成像质量下降。

6. **屈光参差**　前房型人工晶状体植入时要考虑其放大率,如果对侧眼为正视,患眼术后有2.0D远视时,则物象就会放大8%,而两眼物象相差超过5%,术后会有眩晕。

7. **闪光感和复视**　外界光线分别从人工晶状体光学部和边缘甚至晶状体边缘的调位孔射入眼内,在视网膜上形成清晰和模糊两个影像所致。

(张铭志)

参考文献

1. 赵堪兴,杨培增.眼科学.第8版.北京:人民卫生出版社,2013

7-2

二维码7-2
扫一扫,测
一测

笔记

2. 瞿佳.眼科学.第 2 版.北京:高等教育出版社,2016

3. 葛坚,王宁利.眼科学.第 3 版.北京:人民卫生出版社,2015

4. Paul Riordan-Eva,Emmett T.Cunningham.Vaughan & Asbury's General Ophthalmology.Columbus:McGraw-Hill Education/Medical,2011

5. Brad Bowling.Kanski's Clinical Ophthalmology:A Systemic Approach.8th ed.Boston:Butterworth Heinemann,2016

第八章

青光眼

本章学习要点

- 掌握:青光眼的概念和分类;正常房水循环途径;原发性急性闭角型青光眼的临床表现、诊断及治疗原则。
- 熟悉:原发性开角型青光眼的临床表现、诊断;青光眼的药物治疗。
- 了解:继发性青光眼的分类及常见病因;先天性青光眼的临床表现;青光眼的手术治疗。

关键词 眼压 原发性青光眼 继发性青光眼 发育性青光眼

第一节 概 述

青光眼(glaucoma)是一种严重的不可逆性致盲性眼病,是指眼压超过眼球内组织,特别是视网膜和视神经所能承受的程度,导致典型的视盘凹陷性萎缩和视野损害的一组临床疾病。青光眼如不及时采取有效的治疗,视野将逐渐缩小乃至全部丧失,最终导致不可逆性失明。流行病学资料表明,青光眼是全球及我国第二位不可逆性致盲性眼病,一般认为我国青光眼的患病率约为 0.21%~1.64%,原发性青光眼的患病率大约为 0.52%,40 岁以上人群的患病率高达 1%~2%。世界卫生组织报告显示:中国及全球青光眼病人数量仍呈增加趋势,预计到 2020 年,全球青光眼病人将增长到 8000 万,我国青光眼病人将增长到 2 200 万。近年国内眼科流行病学研究资料结果显示,我国原发性青光眼的患病率和构成比正在发生变化,2001 年开始的北京眼病研究调查显示,40 岁以上人群青光眼的患病率为 3.6%,其中开角型青光眼的患病率为 2.5%,原发性闭角型青光眼的患病率为 1.0%。2006 年中山眼科中心广州市荔湾眼病调查显示,50 岁以上人群原发性青光眼的总患病率高达 3.8%,其中原发性闭角型青光眼的患病率为 1.5%,原发性开角型青光眼的患病率为 2.1%。流行病学研究表明我国青光眼的总患病率以及各类型的青光眼患病率均有升高,因此青光眼的防治工作尤其重要,必须强调早期发现、早期诊断和早期治疗。

眼压(intraocular pressure,IOP)是眼球内容物作用于眼球壁的压力。正常眼压即不引起青光眼性视神经损伤的眼球内部的压力,统计学上 95% 正常人群的生理性眼压范围是 10~21mmHg。正常眼压的生理作用主要是保持眼球固有形态、恒定角膜曲率、保证眼内液体正常循环以及维持屈光间质的透明性,这对视觉功能有着十分重要的意义。正常人眼压呈现生理性波动特点,一般认为眼压峰值高于 21mmHg,双眼眼压差异在 5mmHg 或以上,昼夜眼压波动范围在 8mmHg 或以上即为异常。高眼压对视神经的损害主要取决于眼压升高的程度及视神经对眼压的耐受能力,病理性高眼压真正的含义应为引起视神经病理性改变的眼压水平,因此病理性眼压的水平存在个体差异。

由于眼球容量是固定的,因此眼内容物的改变必然导致眼压的变化。眼球内容物主要包括晶状体、玻璃体、眼内血液量及房水,前三者变化不大,唯有房水产生和排出的动态平衡直接影响到眼压的稳定性。房水(aqueous humor)是眼内的透明液体,充满前房和后房,其主要功能是维持眼压,营养角膜、晶状体和玻璃体,保持眼部结构的完整性和光学透明性。

1. **房水的生成**　睫状突是房水分泌的主要结构。房水的生成率约为2~2.5μl/min。房水的生成十分复杂,确切机制尚不完全明了。研究证明房水的生成是睫状突毛细血管内血浆中的一些成分以超滤、分泌和弥散三种方式通过毛细血管壁、睫状突基质及睫状上皮进入后房。

2. **房水的排出**(outflow of the aqueous humor)　房水流出眼球外主要通过小梁网途径外流,其次是葡萄膜巩膜途径外流,少量经虹膜表面隐窝吸收。房水从睫状体产生进入后房,流经瞳孔进入前房,85%~95%的前房水通过前房角小梁、Schlemm管、巩膜内集合管、巩膜外集合管与上巩膜静脉汇合,经睫状前静脉离开眼球,回流到体循环(图8-1)。

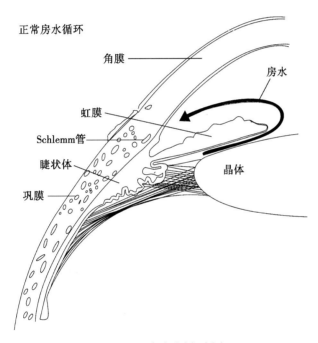

图8-1　正常房水循环途径

房水从睫状体产生进入后房,流经瞳孔进入前房,大部分房水通过前房角小梁、Schlemm管、巩膜外集合管、巩膜内集合管与上巩膜静脉汇合,经睫状前静脉离开眼球。5%~14%房水经葡萄膜小梁和睫状肌间隙流入睫状体和脉络膜上腔,经巩膜和涡状静脉旁间隙流出。另外约有5%前房水经虹膜表面隐窝吸收

3. **上巩膜静脉压**(episcleral venous pressure)　上巩膜静脉压约为1.06~1.46kPa (8~11mmHg),上巩膜静脉压对维持正常的眼压起着十分重要的作用。上巩膜静脉的回流受阻,使房水流出的阻力增加,眼压明显升高。

房水循环途径中任何一个环节发生障碍,都会影响房水生成与排出之间的平衡,表现为眼压的高低变化。眼压由房水生成率、流出率及上巩膜静脉压决定。许多因素可破坏房水生成与流出的平衡导致眼压升高。青光眼中眼压升高的病理生理过程主要有三个方面:睫状突生成房水的速率增加、房水循环途径的阻断以及眼内房水排出受阻。临床上绝大部分

青光眼是因房水外流阻力增加所致。

青光眼视神经损害机制传统上有机械压力学说和血管缺血学说两种理论:机械压力学说指病理性高眼压和(或)异常跨筛板压力作用于筛板直接压迫视神经纤维,造成轴浆流运输障碍,导致青光眼视神经损害;血管缺血学说指局部或全身血流动力学异常、血液流变学异常或视盘血管自我调节机制障碍,造成视盘微循环障碍,血液灌注不良,引起视神经损害。青光眼视神经损害的共同病理过程都是眼压增高或缺血,造成视网膜神经节细胞凋亡,节细胞轴突丧失,视网膜神经纤维层萎缩,视盘盘沿神经组织萎缩,盘沿面积减少和视盘进行性凹陷(青光眼杯)形成。

根据病因学、发病机制和发病年龄等,青光眼有多种分类方法,临床上通常将青光眼分为原发性、继发性和先天性三大类:

1. 原发性青光眼(primary glaucoma)　是主要的青光眼类型,指无明确病因,其发病机制尚未完全阐明的青光眼。依据不同的发病机制将原发性青光眼分为闭角型青光眼和开角型青光眼两类。

目前国内原发性闭角型青光眼(primary angle closure glaucoma,PACG)的分类及诊断标准多依据中华医学会眼科分会青光眼学组所制订的《我国原发性青光眼诊断和治疗专家共识》(2008 年)和《我国原发性青光眼诊断和治疗专家共识》(2014 年),根据临床表现、前房角关闭和眼压升高的病程不同分为:①原发性急性闭角型青光眼分为:临床前期、先兆期、急性发作期、慢性期、缓解期和绝对期;②原发性慢性闭角型青光眼分为:临床前期、早期、进展期、晚期和绝对期。在国际上,ISGEO(international society of geographical and epidemiological ophthalmology,国际地域性和眼科流行病学组)认为诊断原发性闭角型青光眼的标准必须具备有视神经和视野的损害,制定了新的原发性闭角型青光眼诊断标准和分类系统,将传统的原发性闭角型青光眼分成 3 类:可疑原发性前房角关闭(primary angle closure suspect,PACS)、原发性前房角关闭(primary angle closure,PAC)及原发性闭角型青光眼,提出视神经损害是青光眼不可缺少的诊断依据。

与国外将前房角开放的原发性青光眼都归类为原发性开角型青光眼不同的是,我国原发性开角型青光眼(primary angle open glaucoma,POAG)依据眼压水平和是否存在视神经结构和功能损害分为:原发性开角型青光眼(高眼压型)、正常眼压性青光眼和高眼压症。

2. 继发性青光眼(secondary glaucoma)　由眼部其他疾病或全身疾病等明确病因所致的眼部改变,影响房水排出,导致眼压升高的一类青光眼。

3. 先天性青光眼(congenital glaucoma)　为眼球在胚胎期和发育期内前房角结构及房水排除系统发育不良或发育异常所致的一类青光眼。

第二节　原发性青光眼

一、原发性闭角型青光眼

原发性闭角型青光眼是由于眼前段结构异常(眼前段结构拥挤或异常虹膜构型)而导致前房角被周边虹膜机械性阻塞或周边虹膜与前房角产生永久性粘连,房水流出受阻,造成眼压升高的一类青光眼。原发性闭角型青光眼的发病有地域、种族、性别和年龄上的差异:主要分布在亚洲地区,黄种人最多见,黑人次之,白人最少;女性发病多于男性,男女比例约为 1∶3。

【病因和发病机制】　原发性闭角型青光眼前房角关闭和眼压升高的机制包括瞳孔阻滞、非瞳孔阻滞及混合机制。异常的眼前段结构,包括浅前房、窄前房角、晶状体厚和晶状体位置靠前、眼轴偏短、虹膜厚度和虹膜附着位置以及睫状体解剖位置的异常等是原发性闭角

笔记

型青光眼前房角关闭的解剖学基础。瞳孔阻滞型闭角型青光眼是指由于短眼轴、浅前房、晶状体厚和晶状体位置靠前达到一定程度,使晶状体前表面与虹膜接触的面积增大,房水从后房经瞳孔区流向前房的阻力增加,将虹膜向前推移,使得周边前房变浅,前房角变窄甚至关闭,房水排出受阻,眼压升高。如在瞳孔中等度散大时,周边虹膜更容易向前房角堆积而引起前房角急性关闭和眼压急性升高(图 8-2)。

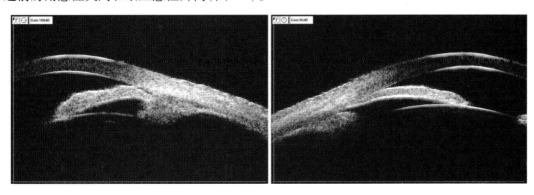

图 8-2 瞳孔阻滞的眼前段 UBM 图像
A. 可见虹膜高度膨隆,前房角入口明显狭窄,周边虹膜向前房角堆积,前房角发生接触性闭合
B. 可见虹膜高度膨隆,前房角关闭,周边虹膜向前房角堆积,前房角发生粘连性闭合

非瞳孔阻滞型闭角型青光眼通常是指虹膜根部高位附着或前插在睫状体上、周边部虹膜成角状高褶向前并向前房角堆积,造成前房角狭窄,前房角粘连闭合和眼压升高,常伴有虹膜较正常人肥厚和睫状体前移位(图 8-3)。

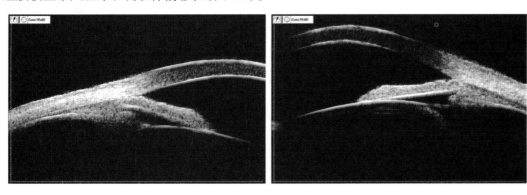

图 8-3 非瞳孔阻滞的眼前段 UBM 图像
可见虹膜增厚,睫状体旋转前移,虹膜根部附着高位,周边虹膜向前房角堆积,前房角接触性闭合

上述两种机制均存在时引起的闭角型青光眼为混合机制。此外,脉络膜厚度的增加也会推动虹膜晶状体隔前移,导致前房和前房角变化。

原发性急性闭角型青光眼急性发作前多有诱发因素,如情绪和气候的急剧变化、暗室环境停留时间过长、局部或全身使用抗胆碱能类药物等。情绪和气候的变化引起的自主神经功能混乱导致交感副交感神经系统失去平衡,暗房内停留时间过长和抗胆碱能药物可导致瞳孔散大、睫状肌痉挛和睫状体充血水肿等,上述诱发因素在原来浅前房和窄前房角的基础上,加剧瞳孔阻滞和周边虹膜向前房角堆积导致眼压急剧升高。

(一)原发性急性闭角型青光眼

原发性急性闭角型青光眼(acute primary angle-closure glaucoma)多发生在 50 岁以上的老年人,女性多见,发病前常有明显诱因,可一眼发作,也可双眼同时发作。原发性急性闭角型青光眼急性发作期是眼科急症,急性起病、急性眼压升高和视力急剧下降是其主要临床特征。

【临床表现】

1. 临床症状　原发性急性闭角型青光眼急性发作期一般出现突发剧烈眼痛和同侧头部疼痛,视力严重下降、虹视(halo)、恶心呕吐和寒战出汗等症状。

2. 眼部改变

(1)视力急剧下降,可仅存光感。

(2)眼压急剧升高,一般在50mmHg以上,可超过80mmHg。

(3)球结膜水肿、睫状充血或混合充血。

(4)急性眼压升高破坏角膜内皮细胞功能,导致角膜含水量增多和水肿,特征性改变为角膜上皮雾状水肿,并可有色素性KP(keratic precipitates)。

(5)前房变浅,前房角窄,前房角镜检查时可发现前房角关闭,多表现为急性全周前房角关闭。裂隙灯下可见房水闪辉。

(6)虹膜节段性萎缩,瞳孔散大(图8-4),多表现为垂直椭圆形瞳孔散大。高眼压时虹膜血管闭塞,虹膜供血障碍,造成虹膜组织萎缩和瞳孔括约肌破坏。

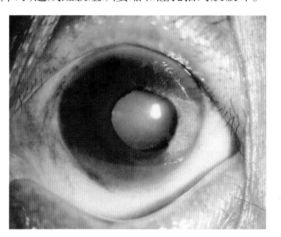

图8-4　急性闭角型青光眼急性发作眼虹膜节段性萎缩、瞳孔散大

(7)晶状体前囊下出现灰白色斑点状和粥斑样混浊,这种特征性的改变称为青光眼斑(图8-5)。

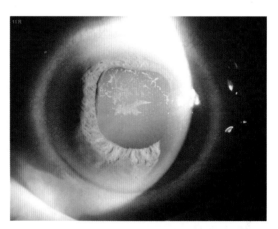

图8-5　急性闭角型青光眼急性发作眼的晶状体青光眼斑

(8)眼底因角膜水肿而看不清。如可窥见,常可见视网膜中央动脉搏动,静脉充盈,偶尔可见视盘及视网膜出血斑点及视网膜中央静脉阻塞。

笔记

【临床分期】

原发性急性闭角型青光眼由于前房角关闭和眼压升高程度不同可表现为以下病程和阶段：

1. **临床前期** 临床上一般指一眼有原发性急性闭角型青光眼发作史,另一眼亦具备前房浅、虹膜膨隆和前房角狭窄的解剖特征,或有明确的原发性闭角型青光眼家族史,眼部检查显示具备前房浅、虹膜膨隆和前房角狭窄的解剖特征,激发试验呈阳性表现,包括暗室激发试验(dark room provocative test);俯卧激发试验(prone provocative test);暗室加俯卧试验。激发试验以试验前后眼压差超过 8mmHg,或试验后眼压超过 30mmHg,且前房角关闭作为阳性标准,阴性结果不能完全排除闭角型青光眼发生的可能性,因此对存在浅前房和窄前房角的可疑闭角型青光眼者应追踪观察。

2. **先兆期** 多在夜间和暗室环境停留时间较长后出现,表现为一过性视物模糊,眼压轻到中度升高,有时可出现轻度睫状充血、角膜上皮轻度雾状水肿、前房浅和瞳孔稍扩大。前房角检查见周边虹膜膨隆并与小梁网(trabecular meshwork)功能性闭合。反复的先兆发作,前房角小梁网上可遗留轻微的色素沉着或周边前粘连,该期前房角粘连关闭范围小于1/2,眼底和视野没有损害。多数病人可自行缓解并遗留小发作后的眼前节改变。

3. **急性发作期** 即典型的大发作。多于明确的诱因后出现眼压的急剧升高,随之出现一系列临床症状和体征,具体表现如前所述。

4. **缓解期** 指原发性急性闭角青光眼小发作后的自行缓解,或大发作经治疗后停药或自然缓解,眼压可恢复至正常范围,眼部充血和角膜水肿消退,前房角重新开放。一些病人前房角遗留不同程度粘连性关闭,小梁网遗留较大量色素,尤其以下方前房角处为甚。该期前房角关闭范围小于 1/2,同时可有眼部急性眼压升高后的遗留改变,眼底和视野没有损害。

5. **慢性期** 指急性发作期未经及时、恰当的治疗,或由于前房角广泛粘连迁延为慢性期。表现为急性发作症状没有完全缓解,眼压持续中度升高,角膜水肿,虹膜、瞳孔和晶状体遗留急性发作的体征,前房角检查发现广泛粘连关闭。在此期,眼底和视野均发生典型青光眼性损害。

6. **绝对期** 急性发作或慢性期未经治疗,持续高眼压导致视神经损害、视神经萎缩和视力丧失的患眼。表现为视力完全丧失,持续顽固性高眼压和疼痛。眼部检查除可见急性发作后的眼部体征外,尚可见一系列失代偿的表现:如大泡性角膜病变、瞳孔固定与散大、晶状体混浊和视盘萎缩苍白等。虽然多数患眼表现为难以控制的高眼压,但极少数患眼也可由于睫状体功能破坏而表现为低眼压和眼球萎缩等。

【诊断和鉴别诊断】 原发性闭角型青光眼急性发作时具有典型的临床症状和眼部特征性改变,其诊断并不困难,诊断依据包括:①具有发生原发性闭角型青光眼的眼前段解剖特征,如浅前房和窄前房角等;②急性眼压升高和急性视力下降;③前房角急性关闭,眼前段可见急性高眼压时的病理改变:角膜色素性 KP、虹膜节段萎缩、瞳孔散大和青光眼斑等;④单眼发病病人对侧眼同样具有浅前房和窄前房角的解剖特征;⑤排除继发性急性闭角型青光眼的可能性。

原发性闭角型青光眼急性发作应与以下疾病鉴别:

1. **与急性结膜炎和急性虹膜睫状体炎(acute iridocyclitis)鉴别** 三者均可表现为结膜充血,但急性虹膜睫状体炎多为混合充血,眼压多降低,前房深度和前房角均正常,瞳孔可缩小,前房内有明显的炎症性改变,对侧眼眼前段解剖结构正常;急性结膜炎为单纯结膜充血,大量分泌物,双眼眼前段结构均正常,角膜透明,眼压正常。

2. **与全身病鉴别** 原发性急性闭角型青光眼常因表现为恶心、呕吐和头痛等被忽略了眼部症状和体征而被误诊为急性胃肠疾病或颅脑疾病。

【治疗】　原发性急性闭角型青光眼的诊断一旦确立,就应根据其所处的不同病程阶段及时给予相应的治疗。

1. **急性发作期**　急性高眼压可严重损害视功能,一旦确诊应给予紧急降压治疗,治疗原则是在局部和全身药物紧急降低眼压,眼压控制后根据前房角开放程度和眼压情况选择激光或手术治疗。药物治疗的目的是迅速控制眼压,为激光或手术治疗创造条件,主要包括:①首先应用高渗剂或利尿剂通过高渗脱水降低眼压,一般选用20%甘露醇静脉滴注,合并糖尿病病人可选用同等量异山梨醇,高渗剂降眼压作用强,起效作用快。最常见副作用有恶心、呕吐、头晕头痛、乏力和多尿口渴等。强力利尿可导致水电解质紊乱,产生低血钾。有严重心、肾、肺功能不良及严重脱水和电解质紊乱者应禁忌使用;②口服碳酸酐酶抑制剂抑制房水生成,全身应用的碳酸酐酶抑制剂代表为乙酰唑胺和醋甲唑胺片。碳酸酐酶抑制剂是通过抑制碳酸酐酶的活性使碳酸氢根离子产生减少,进而减少房水生成,最终使眼压降低;口服乙酰唑胺2小时内就会产生较显著的降眼压效果,并可维持6小时。醋甲唑胺片给药后1~2小时达最高血药浓度。两者主要引起的全身副作用包括肢端末梢感觉异常、胃肠刺激、代谢性酸中毒、低血钾、尿路结石以及对肝肾的影响等;对磺胺过敏者禁用碳酸酐酶抑制剂;③局部频点缩瞳剂,通过缩瞳拉开周边虹膜,开放关闭的前房角,一般是每15分钟点眼4~6次后改为每天4~6次,常用药物包括0.5%~2%毛果芸香碱眼液和眼膏,其直接激活胆碱能受体或通过抑制胆碱酯酶,使乙酰胆碱不能被水解而堆积,发挥类似乙酰胆碱作用,直接兴奋虹膜括约肌,引起缩瞳,减少虹膜在前房角的堆积,开放前房角,恢复房水的正常循环。最常见的不良反应为睫状肌调节痉挛,表现为暂时性近视、头痛和眼眶痛;④局部使用其他局部降眼压药物,如β受体阻滞剂和碳酸酐酶抑制剂等抑制房水生成;⑤同时应用激素滴眼液控制眼部炎症;⑥在治疗发作眼的同时给予对侧眼缩瞳治疗以防止发作。

如经上述紧急降眼压治疗12~24小时后眼压仍无法控制,应紧急作前房穿刺术以降低眼压。药物控制眼压以后,如1/2以上前房角开放,可选择手术或激光周边虹膜切除术和激光周边虹膜成形术。前房角开放不到1/2者,应适当控制炎症反应后及时实施滤过性手术,如小梁切除术;对侧眼如果合并浅前房和窄前房角,应及早行手术或激光周边虹膜切除术。由于摘除晶状体可解除瞳孔阻滞、加深前房和开放前房角,原发性急性闭角型青光眼如合并明显的白内障,可选择白内障超声乳化吸除术和人工晶状体植入术,或同时联合小梁切除术。

2. **临床前期、先兆期和缓解期**　因前房角完全或大部分开放,可选择手术或激光周边虹膜切除术(iridectomy),解除瞳孔阻滞,防止前房角的进一步关闭。暂时不愿手术者,则应在滴用缩瞳剂的情况下加强随访。

3. **慢性期**　因前房角已大部分粘连或全部粘连,药物控制眼压后选择行小梁切除术(trabeculectomy)。如合并明显的白内障,可选择白内障超声乳化吸除术和人工晶状体植入术,并同时联合小梁切除术。

4. **绝对期**　治疗目的以解除高眼压所致症状为主,可选择小梁切除手术,眼部情况差的选择睫状体激光光凝术或冷冻术。

(二)原发性慢性闭角型青光眼

原发性慢性闭角型青光眼(primary chronic angle-closure glaucoma)的眼压升高是由于周边虹膜阻塞小梁网导致,但前房角关闭和眼压升高表现为慢性和逐步发展的过程,临床上没有原发性急性闭角型青光眼的眼压急性升高的相应症状和高眼压下的眼前段特征性改变,但慢性高眼压可导致典型的青光眼性视神经凹陷和视野缺损。原发性慢性闭角型青光眼也可单眼或双眼发病,但双眼发病者往往其病程和损害程度存在不对称性。

【临床表现】　原发性慢性闭角型青光眼多无自觉症状,部分病人可有反复小发作病史,

笔记

发作时表现眼部胀痛、发作性视物模糊及虹视,部分病例伴有头昏或头痛。症状可自行缓解。

1. **眼压**　眼压升高呈缓慢进行性。早期小发作时可有轻到中度的眼压升高,当前房角粘连超过1/2以后,即出现持续性高眼压,但多为中等度的眼压升高。

2. **眼前段改变**　表现为前房变浅,瞳孔阻滞型表现为中央和周边前房变浅,非瞳孔阻滞型其中央前房深度可以正常,但周边前房明显变浅。由于眼压多为缓慢地进行性升高,因此一般情况下无结膜充血、虹膜和瞳孔的特异性改变,小发作时也不会出现角膜水肿。

3. **前房角改变**　前房角形态根据发病机制的不同而有不同。瞳孔阻滞型原发性慢性闭角型青光眼前房角形态与原发性急性闭角型青光眼类似。早期前房角表现为可关闭的窄前房角或前房角功能性闭合,其后表现为逐步发展的前房角粘连闭合。前房角的宽度在各个象限有明显差异,前房角关闭首先发生于鼻上方,依次为鼻下侧、颞上侧和颞下方,前房角关闭区和开放区分界清楚。非瞳孔阻滞型的前房角关闭多表现为慢性爬行性粘连闭合。

4. **眼底改变**　早期病例眼底检查可见视盘完全正常,当出现持续性高眼压后,病程进入进展期或者晚期,持续性高眼压造成视网膜神经纤维层缺损和视盘凹陷形成,晚期病例可表现为典型的青光眼性视盘凹陷。

5. **视野损害**　早期病例视野可正常,当出现眼压持续升高和视神经损害后,可造成典型青光眼视野损害。

高褶虹膜型青光眼(plateau iris glaucoma,PIG)是原发性慢性闭角型青光眼一种较少见的特殊类型,是一种非瞳孔阻滞型闭角型青光眼,具有特征性的虹膜结构改变:虹膜根部高位附着或前插在睫状体上,虹膜周边部成角状高褶向前并向前房角堆积,常伴有虹膜较肥厚和睫状体前移位,眼前段改变表现为中央前房深度正常,但周边前房深度明显变浅或消失,超声生物显微镜(UBM)可显示特征性的虹膜、前房角和睫状体改变。

【诊断】　原发性慢性闭角型青光眼的诊断要点:①具备发生原发性闭角型青光眼的眼前段解剖特征;②有反复轻至中度眼压升高的症状或无症状;③前房角狭窄,高眼压状态下前房角关闭;④进展期至晚期可见典型的青光眼性视盘凹陷及视野损害;⑤眼前段不存在急性高眼压造成的体征;⑥单眼发病病人对侧眼同样具有浅前房和窄前房角的解剖特征。

【治疗】　治疗原则基本同原发性急性闭角型青光眼,先药物控制眼压后,根据前房角和视神经损害程度选择激光或手术治疗。对于大部分窄前房角或前房角粘连闭合小于1/2、且无视神经和视野损害者的临床前期和早期病例,可选择激光或手术周边虹膜切除术,对非瞳孔阻滞型病人还应进行激光周边虹膜成形术。对于前房角粘连闭合大于1/2、伴有视神经和视野损害的进展期和晚期病人,手术治疗原则同原发性急性闭角型青光眼。

二、原发性开角型青光眼

原发性开角型青光眼(primary open angle glaucoma)是指由于病理性高眼压引起特征性视盘损害和视野缺损,而且眼压升高时前房角开放的一种青光眼。

【病因和发病机制】　原发性开角型青光眼的病因和发病机制至今尚不明确。虽然前房角开放,但小梁网房水排出系统病变使房水流出阻力增加造成眼压升高是其主要的发病机制。目前认为原发性开角型青光眼小梁网房水排出系统病变的主要机制有:①小梁网组织局部病变:小梁细胞功能和结构异常、小梁细胞外基质成分和代谢的异常是其主要的改变;②小梁后阻滞:包括 Schlemm 管(Schlemm Canal)萎陷、硬化、狭窄和闭塞,巩膜内集合管周围细胞外基质异常和表层巩膜静脉压升高。大多数的临床和基础研究表明,小梁网和 Schlemm 管是造成前房水流出阻力增加的主要病变部位。

【临床表现】　原发性开角型青光眼发病隐匿,进展缓慢,早期一般无任何症状。随着病情发展,部分病人表现为进行性近视、轻度的眼胀、视疲劳或视物模糊。晚期视野缺损的病人,则出现视力变差、夜盲和行动不便等症状。

1. 视力　多不损害中心视力,合并近视病人可表现为屈光度不断增加。

2. 眼压　升高超过21mmHg,但不同阶段眼压改变并不相同,在早期眼压多表现为轻度眼压升高和眼压波动增大,随着病情发展,才逐渐表现为持续性高眼压。

3. 前房深度和前房角　前房深度正常,前房角开放。大部分前房角形态正常,部分病例可见前房角有较多的虹膜突(梳状韧带)、虹膜根部附着偏前以及小梁网色素较多等。

4. 视网膜神经纤维层变化　由于高眼压导致了视网膜神经节细胞和节后纤维的萎缩,眼底影像学检查可见局限性和弥漫性视网膜神经纤维萎缩。局限性的视网膜神经纤维萎缩,根据损害程度的不同可表现为视网膜神经纤维层的梳发状改变、楔状缺损和局限性缺损,在无赤光检眼镜下更易观察。局限性视网膜神经纤维层的改变与视盘和视野缺损相对应。目前临床常用视网膜神经纤维层的检查方法包括定性检查方法:检眼镜和前置镜眼底检查及眼底照相,可以详细观察并记录视网膜神经纤维层尤其是颞上和颞下侧视网膜神经纤维层的形态和改变等,对已出现明显视网膜神经纤维层改变的患眼,常规眼底定性检查多能判别其改变,但该方法受检查者因素影响,也无法定量记录和评价。近十年来,眼底定量图像检查技术已成为视网膜神经纤维层改变的主要测量方法。目前应用在眼底二维和三维图像检查的主要设备有相干光断层成像仪(optical coherence tomography,OCT)、海德堡共焦激光断层扫描仪(Heidelberg retina tomograph,HRT)等,视网膜神经纤维层形态的定量测量包括全视网膜、不同径线位置、不同象限视网膜神经纤维层厚度等。视网膜神经纤维层厚度定量测量能更准确反映和评价青光眼视神经损害程度,为诊断提供依据。在青光眼随访中,对视网膜神经纤维层厚度的随访比较也能更准确评价青光眼视神经损害和病情进展的变化,视网膜神经纤维层厚度是青光眼随访和病情监测的重要指标。

5. 视盘改变　青光眼视神经损害典型表现为视盘盘沿组织,尤其是下方盘沿组织减少或切迹形成,视盘凹陷进行性扩大和加深(图8-6)。

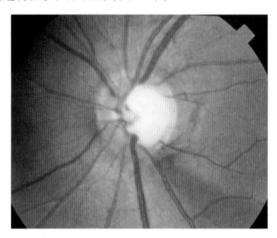

图8-6　原发性开角型青光眼视盘凹陷和视网膜神经纤维层缺损

视盘改变的形式可表现为视杯局限性扩大(特别是颞上和颞下)、视杯同心性扩大、视杯垂直性扩大并伴有视杯加深。大部分病人由于双眼病程的不对称,视杯改变表现为不对称性,如C/D比的差值大于0.2。部分病人还可见视盘表面或其附近小线状或片状的出血,眼压较高的病例视网膜中央动脉可出现搏动。眼底检查应详细观察并记录视盘的形态,包括视盘形状和大小、颜色、盘沿和视盘血管、视杯的大小和形态,定量眼底图像检查技术对视盘的定量测量包括视盘面积、盘沿面积、视杯面积、盘沿面积比、C/D比值、视杯深度和视杯容量等,在青光眼随访中,对视盘定量测量指标的比较也能更准确评价青光眼视神经损害和病情进展的变化,也是青光眼随访和病情监测的重要指标。

笔记

6. 青光眼性视野损害 青光眼的视野损害具有一定特征性,神经纤维束性视野缺损是青光眼视野缺损的特征性改变。视野损害程度是青光眼视神经损害和青光眼病程分期的重要依据,一般根据青光眼视野损害分为早期、进展期和晚期视野损害。早期视野损害表现为旁中心暗点、鼻侧阶梯和颞侧楔状缺损;进展期视野损害可呈现典型的神经纤维束性视野缺损,旁中心暗点进一步发展,相互融合形成弓形暗点,上下方同时出现损害时出现环形暗点,病情进一步发展,视野损害逐步向鼻侧视野进展,并向周边鼻侧视野突破,形成鼻侧视野缺损;晚期青光眼视野损害主要表现为视野大部分丧失,仅残存 5°~10° 中心视岛或颞侧视岛,最后视力完全丧失而失明。青光眼视野损害和视网膜神经纤维层的损害相对应,也可表现局限性和弥漫性两种形式,绝大部分原发性开角型青光眼的视野损害表现为局限性视野缺损(图 8-7)。

特征性视野缺损也是诊断青光眼的重要依据。目前临床常用的视野检查为计算机自动定量阈值视野检查,青光眼诊断中最常用的是静态阈值视野检查方法。新的计算机视野检查方法还有倍频视野检查方法和蓝-黄视野(也叫短波长视野)检查法。

【诊断与鉴别诊断】 原发性开角型青光眼由于症状隐匿,早期诊断存在一定困难,早期诊断的关键是及时发现病理性高眼压以及可能存在的青光眼性视野和视神经损害。原发性开角型青光眼的诊断依据主要包括:①眼压≥21mmHg,应注意在病程的早期,眼压并不是持续升高,而表现为眼压的波动。因此,不能依靠一两次的眼压值就确诊,应进行 24 小时眼压波动曲线测量;②具有青光眼视盘改变和视网膜神经纤维层缺损;③具有青光眼性视野损害;④前房角开放。

原发性开角型青光眼应与以下疾病鉴别:

1. 高眼压症(ocular hypertension) 高眼压症即眼压超过正常水平,但长期随访观察并不出现视神经和视野的损害,通常眼压在 21~30mmHg。

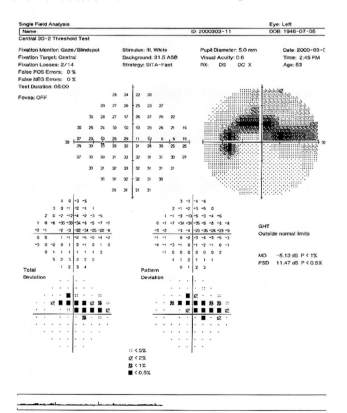

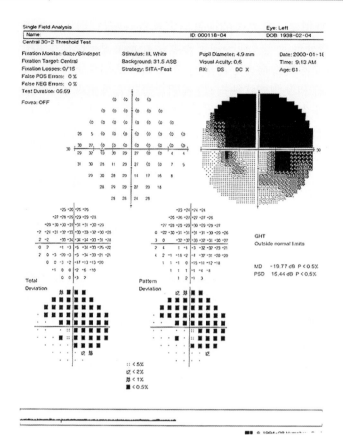

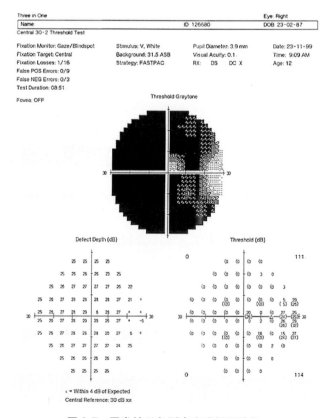

图 8-7　原发性开角型青光眼视野缺损

A. 中心视野上方弓形暗点,鼻侧阶梯　B. 中心视野与生理盲点相连的上方视野缺损,下方弓形暗点,鼻侧阶梯　C. 晚期管状视野和颞侧视岛

2. 可疑青光眼　包括：①眼压大于 21mmHg；②有原发性青光眼家族史；③C/D≥0.6，双眼 C/D 差别≥0.2，盘沿不均匀；④原发性开角型青光眼对侧眼；⑤进行性高度近视；⑥皮质激素高敏感反应者及其他原发性开角型青光眼的高危因素。对具备上述因素者应该进行原发性开角型青光眼的筛查，如暂时无法做出诊断，也应进行严密的长期随访。

3. 继发性开角型青光眼　还需要与各种继发性开角型青光眼相鉴别，如假性剥脱综合征、前房角后退性青光眼和眼前节炎症继发青光眼等。一般继发性开角型青光眼均具有原发疾病的眼部体征。

【治疗】　原发性开角性青光眼的治疗原则包括两个方面：①将眼压控制在目标眼压以下；②视神经保护性治疗。目标眼压是指在某一个眼压水平下，视神经和视野的损害不再进一步发展。每一个体在青光眼的不同阶段对眼压的耐受均不同，视神经的损害越重，病程越晚期，对眼压的耐受能力就越低。个体目标眼压应根据未治疗前的眼压水平、视神经和视野的损害程度进行个性化制定。一般而言，青光眼视神经和视野损害越明显，目标眼压就应该控制在更低水平。当青光眼视神经和视野损害处于早期阶段时候，眼压应控制在 18mmHg 以下，但对于进展期和晚期，应该控制在 15mmHg 或更低水平以下。一般先局部用药控制眼压，如药物无法控制，再考虑使用激光或手术来控制眼压。

1. 药物治疗　使用抑制房水生成和促进房水排出的药物，常用药物有：β 肾上腺素受体阻滞剂、前列腺素衍生物、α_2 肾上腺素受体激动剂和碳酸酐酶抑制剂。如用一种药物可控制眼压，先使用单药治疗，如无法控制时才联合药物治疗。首选药物为前列腺素衍生物或 β 肾上腺素受体阻滞剂。

2. 激光治疗　当局部降眼压药物治疗不理想或病人无法耐受药物治疗时，可试行激光小梁成形术。主要包括氩激光小梁成形术（argon laser trabeculoplasty，ALT）、选择性激光小梁成形术（selective laser trabeculoplasty，SLT）和微脉冲激光小梁成形术（micropulse laser trabeculoplasty，MLT）。

3. 手术治疗　对于眼压无法用药物控制或病人无法耐受药物治疗的原发性开角型青光眼，尤其是已出现明显视神经和视野损害的晚期病人，应考虑滤过性手术，目前应用最广泛的滤过性手术方式是小梁切除术。

二维码 8-1
视频 原发性
开角型青光眼
小梁切除术

4. 视神经保护治疗　青光眼治疗的最主要目的是保护和防止视神经损害的进展，维持病人有效的视功能。青光眼视神经防护治疗是原发性开角型青光眼治疗的另一重要方面。目前青光眼视神经保护治疗的手段包括钙离子通道拮抗剂、兴奋性氨基酸受体拮抗剂、NO 受体抑制剂、抗氧化损伤治疗、特异性神经营养因子治疗等方法，但上述治疗手段的治疗效果均未在临床上取得确切治疗效果的验证，而目前认为眼压是最重要的视神经和视野损害的因素，也是唯一能够控制的因素，因此目前认为对于原发性开角型青光眼的视神经保护治疗最有效的治疗方式还是控制眼压。

三、高眼压症

高眼压症是指眼压≥21mmHg、前房角开放、视盘及视网膜神经纤维层厚度和形态正常，未发生视野损害和其他视功能损害。正常人群的眼压并非正态分布，一部分正常人的眼压可以高于正常上限值而未发生青光眼损害，但由于高眼压症临床情况比较复杂，约 10% 的高眼压症最终可发展为原发性开角型青光眼，因此，对高眼压症应定期观察（定期复查眼压、视盘、视网膜神经纤维层和视野）。临床上对眼压超过 21mmHg 但未发生青光眼性视神经视野损害者，尤其是角膜厚度偏厚者，目前倾向于定期随访观察，而暂不治疗。而对于部分具有原发性开角型青光眼危险因素或视野损害因素的高眼压症，如：①眼压≥30mmHg；②角膜厚度变薄，低于正常人者；③具有青光眼家族史；④对侧眼为原发性开角型青光眼；⑤高度近

笔记

视;⑥视盘大凹陷;⑦伴随有可引起视盘低灌注的全身血流动力学和血液流变学异常(如糖尿病)等。为了防止高眼压症最终可能发展为原发性开角型青光眼以及出现青光眼性视神经和视功能损害,临床上应给予降低眼压药物或 SLT 术的保护性治疗,选择药物的原则与原发性开角型青光眼相同。

四、正常眼压性青光眼

正常眼压性青光眼(normal tension glaucoma, NTG)是指眼压在统计学正常值范围,但具有青光眼性视盘凹陷和视野缺损的一类开角型青光眼。发病较开角型青光眼晚,常在 60 岁以后发病,国外多见于女性,但我国男性患病率高于女性,常伴随心血管疾病,如血压偏低、偏头痛或周围血管功能异常。国外将正常眼压性青光眼纳入原发性开角型青光眼的范围,但其发病机制和临床表现与原发性开角型青光眼有所区别,因此国内仍将正常眼压性青光眼作为一个独立类型。

【病因与发病机制】 迄今,正常眼压性青光眼的病因和发病机制尚未完全清楚,其发病的主要影响因素包括眼压因素、血管因素及视盘局部解剖因素。

1. 眼压因素 正常眼压性青光眼的特点是眼压在正常范围内,但是不同的个体,其视神经筛板对眼压的耐受性有所不同,即个体的耐受压或靶眼压不同,因此,正常眼压性青光眼发病中并不能排除眼压的作用。

2. 血管因素 很多试验和临床研究证实,缺血是正常眼压性青光眼视神经损害的主要原因之一,全身或局部血流动力学和血液流变学异常,视盘血管自我调节机制失衡,造成视盘血液灌注障碍,最终导致视神经损害。常伴有较高的低血压、末梢循环障碍、偏头痛和高黏血症的发生率。

3. 视盘局部解剖因素 由于视盘局部组织结构异常,尤其是筛板结构异常使视盘对眼压的耐受性降低,在正常眼压状态下也无法耐受而产生青光眼性视盘凹陷和视野缺损。

【临床表现】

1. 症状 发病隐匿,无明显自觉症状,早期对中心视功能影响不大。

2. 体征

(1)眼压:眼压<21mmHg,24 小时眼压波动较大,多大于 8mmHg。

(2)前房角:前房角开放且没有异常改变。

(3)视盘改变:一般认为与原发性开角型青光眼相似,但视盘表层出血发生率更高。

(4)视网膜神经纤维层缺损:早期多表现为局限性视网膜神经纤维层缺损,晚期为弥漫性缺损。

(5)视野改变:与原发性开角型青光眼相似,但更早、更多侵犯到固视点视野。

【诊断和鉴别诊断】 正常眼压性青光眼与原发性开角型青光眼一样,起病缓慢而隐蔽,诊断依据为:①青光眼性视盘和视网膜神经纤维层的改变;②青光眼性视野缺损;③前房角开放;④眼压<21mmHg,至少两次 24 小时眼压曲线和多次眼压测量均不超过 21mmHg,并排除了影响眼压测量的各种因素;⑤排除能引起类似视野改变的视网膜、视神经及颅内疾病。正常眼压性青光眼病人常伴有角膜变薄,高度近视病人也常因为角膜变薄造成眼压测量值偏低,必须进行眼压校正,对高度近视伴开角型青光眼者应与正常眼压性青光眼相鉴别。

【治疗】 一般主张药物治疗,降眼压药物治疗原则与原发性开角型青光眼相同。但局部降眼压药物选择更倾向于非压力性的促进巩膜葡萄膜通道排出的前列腺素衍生物类药物,降眼压治疗的同时,应该对存在的全身性疾病尤其是血管性疾病进行治疗。

笔 记

第三节　继发性青光眼

眼部的病变(包括炎症、外伤、血管疾病和先天性异常)、药物、眼部肿瘤(另章详述)和全身异常均可影响房水排出,导致眼压升高和青光眼的发生,继发性青光眼的发病机制常较复杂,但与原发性青光眼比较,其病因和发病机制都伴随有明显的眼部病变和全身性疾病。

一、眼部炎症继发青光眼

许多炎症,如角膜炎、巩膜炎、虹膜睫状体炎和全葡萄膜炎,无论是急性或慢性炎症都可以引起继发性青光眼,其中以虹膜睫状体炎引起的继发性青光眼最为常见。眼部炎症相关的青光眼有以下常见的类型:

(一)青光眼睫状体炎综合征

青光眼睫状体炎综合征(glaucomato-cyclitic syndrome)又称青光眼睫状体危象(glaucomatocyclitic crisis),是前葡萄膜炎(anterior uveitis)伴发青光眼的一种特殊形式,常见于20~40岁的青壮年。以反复发作的眼前节轻度的非肉芽肿性炎症为特征,发作时伴随明显眼压升高,大多为单眼发病,发病机制不明,认为与前列腺素介导的炎症有关。近年来认为可能与单纯疱疹病毒或巨细胞病毒感染有关。

【临床表现和鉴别诊断】　发作时病人感觉眼轻度不适或微痛、视力模糊和虹视等。视力可轻度下降,轻度睫状充血,角膜透明或有不同程度水肿,角膜后有细小的羊脂状KP,数量不多,一般不超过10个,可在眼压升高2~3日后出现,前房闪辉弱阳性,前房角开放,有炎性细屑沉着,虹膜无前粘连,瞳孔稍散大。发作时眼压多在40~60mmHg之间,每次发作持续数日或1~2周,能自行缓解,常反复发作,但较少引起视神经及视野的损害。应注意与葡萄膜炎继发的青光眼鉴别,后者多有较重的前房炎症性改变和虹膜前后粘连等。

【治疗与预后】　大多数预后较好,大部分是一种自限性疾病。治疗原则包括使用非甾体类药物和糖皮质激素控制炎症,局部降眼压药物降低眼压。一般在炎症控制后,眼压可恢复正常,如眼压无法控制,应考虑与其他眼部炎症性疾病继发的青光眼相鉴别。

(二)虹膜睫状体炎继发青光眼

急性或慢性虹膜睫状体炎(iridocyclitis)可导致严重的急性和慢性青光眼的发生,慢性较多见。由于炎症导致房水分泌增多,炎症时,房水成分异常,蛋白和细胞因子增多导致小梁网阻塞,或者炎症导致的周边虹膜前粘连造成前房角粘连,或虹膜后粘连造成瞳孔闭锁、瞳孔阻滞,均导致眼压升高。

【临床表现】　除葡萄膜炎症和眼压升高的主要表现以外,常由于眼压升高而出现角膜水肿;而慢性的炎症则常出现瞳孔闭锁、虹膜膨隆、前房角粘连、持续高眼压以及视神经损害。

【治疗】　治疗原则包括控制眼部炎症和降眼压治疗。急性炎症者以控制炎症为主,充分的睫状肌麻痹剂、足量的局部皮质激素和降眼压治疗。慢性炎症者在炎症控制后,对于出现瞳孔闭锁者应及时行激光周边虹膜切除术;如慢性炎症导致前房角已发生广泛粘连闭合以及眼压无法控制时,为防止视神经和视野损害,在炎症静止期可行滤过性手术。

二、糖皮质激素性青光眼

糖皮质激素性青光眼(steroid-induced glaucoma)是由于局部或全身长期使用糖皮质激素诱导眼压升高的一类开角型青光眼。眼压升高和视神经损害与皮质类固醇激素使用的剂量、类型、给药途径、用药时间、个体反应和易感人群有密切关系。皮质类固醇激素的类型

笔记

中,地塞米松、倍他米松和泼尼松龙等均较易引起眼压升高,而氟甲松龙和甲羟孕酮等不易引起眼压升高;给药途径中,局部用药(如点眼、结膜下和球周注射以及眼内注射)较易引起眼压升高,而全身用药较少引起眼压升高。其中,春季卡他性结膜炎和准分子激光屈光矫正手术后皮质类固醇激素局部点眼以及近年来逐渐增多的皮质类固醇激素尤其是曲安耐德眼内注射是引起激素性青光眼的常见原因。皮质类固醇激素应用后的个体反应有所不同,一般而言,正常人使用 0.1% 地塞米松滴眼液,每天 4 次点眼,4 周后 4%~6% 眼压高于 30mmHg。皮质类固醇激素高眼压反应易感人群包括:原发性开角型青光眼及其一级亲属、高度近视、糖尿病、结缔组织病尤其是类风湿关节炎等。皮质类固醇激素应用后引起眼压升高的机制为皮质类固醇激素引起小梁细胞和小梁细胞外基质病变,导致房水外流阻力升高。

【临床表现】 临床上根据用药史、用药时间、眼压水平和视神经视野损害程度,可表现为以下三种情况:

1. 应用皮质类固醇激素时间较短,停用后眼压可恢复正常,未有青光眼性视盘和视功能损害,随访期眼压仍维持正常,一般称之为皮质类固醇激素性高眼压。

2. 眼局部或全身长期应用皮质类固醇激素,具有类似开角型青光眼的临床表现,视盘和视功能损害程度与皮质类固醇激素用药时间基本一致。用药时间较长者尤其是局部用药超过半年者,多伴有后囊膜下白内障,停用皮质类固醇激素后眼压不能恢复正常。这种为典型的激素性青光眼。

3. 与第二型特点相似,但应用皮质类固醇激素的时间与视盘、视功能损害程度不一致,即用药时间短,视功能损害重,停用皮质类固醇激素后眼压不下降,甚至进行性升高。这种多为在原发性开角型青光眼的基础上应用皮质类固醇激素进一步诱发和加重青光眼病程和损害。

【治疗】 对于激素性青光眼,应强调预防为主。对需局部长期使用皮质类固醇激素(超过 2~6 周)者,应在医生指导下用药,并严密监测眼压变化。对容易诱发皮质类固醇激素高眼压反应者,更应谨慎使用局部皮质类固醇激素类制剂。一旦出现眼压升高,首先应立即停止用皮质类固醇激素制剂,并给予降眼压治疗,对用药时间短的病人及时停药多能逆转高眼压,一旦出现持续性高眼压和视神经视野损害,其治疗原则与原发性开角型青光眼相同。

三、晶状体相关性青光眼

晶状体的病变和位置的异常均可以诱发青光眼的发生,晶状体病变诱发青光眼的发生主要包括老年性白内障晶状体膨胀、晶状体皮质残留、晶状体溶解和晶状体过敏引起的眼压升高;晶状体位置的异常主要为晶状体半脱位或全脱位后引起的瞳孔阻滞或玻璃体阻滞引起的眼压升高。

(一)晶状体相关性青光眼

【临床类型】

1. **晶状体膨胀性青光眼**(glaucoma due to intumescent lens) 发生于膨胀期的老年性白内障,极度膨胀的晶状体导致晶状体虹膜隔向前移位,瞳孔阻滞加剧,前房进行性变浅引起前房角急性关闭,眼压升高。更易发生于有浅前房基础的病人。临床表现类似原发性急性闭角型青光眼,但眼部检查,患眼比对侧眼前房明显变浅,晶状体混浊膨胀并出现水纹,眼压升高多大于 50mmHg。双眼不对称的前房是其与原发性闭角型青光眼鉴别的要点。治疗上应按急性闭角型青光眼,紧急降低眼压治疗,但禁止使用缩瞳剂。局部和全身药物控制眼压后,应手术摘除膨胀的晶状体并植入人工晶状体。

2. **晶状体皮质残留性青光眼**(lens particle glaucoma) 眼外伤导致晶状体破裂或手

笔记

术摘除白内障时,过多晶状体皮质残留于后房或囊袋内,或者 Nd：YAG 激光切除后发性白内障时皮质溢出,晶状体皮质碎屑阻塞小梁或引起的炎症都能引起眼压升高。临床表现为前房和前房角可见晶状体皮质或晶状体囊膜碎屑,房水细胞和房水闪辉严重,后房和囊袋内可见较多晶状体皮质残留。治疗上应用药物降低眼压,局部使用糖皮质激素减轻炎症反应。当皮质残留过多时,应进行前房冲洗术或皮质抽吸术清除残留皮质。

3. 晶状体溶解性青光眼（phacolytic glaucoma）和晶状体过敏性青光眼（phacoanaphylaxis） 前者见于老年性白内障过熟期,晶状体囊膜通透性增加,不可溶性大分子蛋白变为可溶性蛋白进入前房,直接阻塞房水排泄系统,引起眼压升高。后者见于老年性白内障过熟期、外伤或手术后晶状体皮质残留于前房,晶状体蛋白抗原性引发免疫反应,形成慢性肉芽肿性炎症,炎症细胞阻塞前房角引起眼压升高。

（二）晶状体脱位继发青光眼

晶状体脱位(lens dislocation)继发青光眼常见于外伤性、自发性晶状体脱位,或先天性、遗传性疾病,如 Marfan 综合征、Weill-Marchesani 综合征和同型胱氨酸尿症等。发病机制多为晶状体全脱位进入前房、晶状体脱位在瞳孔区、晶状体半脱位并向前移位或倾斜导致瞳孔阻滞,也可为晶状体全脱位入玻璃体腔、玻璃体前移或嵌顿于瞳孔区而发生玻璃体瞳孔阻滞,其共同机制最后均为前房角关闭引起眼压升高。半脱位的晶状体也可刺激睫状体增加房水生成。治疗上禁忌缩瞳,局部和全身药物控制眼压后,根据晶状体脱位的不同情况采取不同的手术方式,如果条件允许可以植入或固定人工晶状体。

四、新生血管性青光眼

新生血管性青光眼(neovascular glaucoma)是由缺血性视网膜疾病引起的常见的严重并发症。诱发新生血管性青光眼的常见原发疾病为糖尿病视网膜病变(1/3)、视网膜中央静脉阻塞(1/3)、外层渗出性视网膜病变、视网膜血管炎、脉络膜恶性黑色素瘤、晚期 Sturge-Weber 综合征、颈动脉阻塞和海绵窦颈动脉瘘等。确切的机制还不十分清楚,可能由于视网膜缺血病变后视网膜灌注减少导致视网膜缺氧,缺氧后血管生成因子增多(血管内皮生长因子等),使视盘、视网膜、虹膜及前房角出现新生血管。前房角被新生血管膜封闭后,即可阻塞小梁网,导致房水外流障碍,引起眼压升高。

【临床表现】 新生血管性青光眼的临床过程均遵循存在原发性缺血性视网膜疾病、视网膜新生血管形成、瞳孔缘前房角新生血管形成、纤维血管膜覆盖前房角和虹膜以及眼压升高的发病过程,可分为青光眼前期、开角型青光眼及闭角型青光眼 3 个阶段。青光眼前期指瞳孔缘或前房角出现细小的新生血管,但眼压尚正常;开角型青光眼期指虹膜表面新生血管增加,前房角可有新生血管,前房角仍然开放但已被新生血管膜覆盖小梁网,房水无法排出,并出现眼压升高;闭角型青光眼期指虹膜和前房角表面被粗大的新生血管覆盖,新生纤维血管膜收缩导致前房角关闭和周边前粘连,此期可见虹膜和前房角布满粗大的新生血管,虹膜表面纤维血管膜收缩导致瞳孔色素膜外翻和散大固定,眼压急剧升高(可达 60mmHg 以上),角膜雾状水肿,出现严重的眼痛、畏光和流泪,视功能严重受损甚至失明。

【治疗】 新生血管性青光眼治疗的重点之一是预防,对有原发缺血性视网膜病变的病人,应及时准确地把握玻璃体腔注射抗血管内皮生长因子(vascular endothelial growth factor, VEGF)药物治疗和全视网膜光凝的适应证,及时治疗预防和减少新生血管性青光眼的发生。一旦出现新生血管性青光眼,在控制眼压的同时,仍然应该首先进行玻璃体腔注射抗 VEGF 药物治疗和(或)全视网膜光凝术(panretinal photocoagulation)。降眼压治疗可根据病情选择药物治疗和手术治疗,在开角型青光眼期和闭角型青光眼早期可选择房水引流物植入术,对于视功能极差或已失明的眼,病人如果存在明显的眼部症状,可以选用睫状体光凝或冷凝手

笔记

术以控制眼压,无法耐受手术或不愿接受手术者可采用球后无水乙醇或氯丙嗪注射。最终仍无法缓解者可选用眼球摘除术。

五、眼外伤继发青光眼

眼球的钝挫伤、穿通伤及化学烧伤均能引起继发性青光眼,其中最常见的是由眼钝挫伤后引起的继发性青光眼,眼压的升高可在早期立即发生,也可在数月甚至数年后发生。眼钝挫伤早期继发青光眼的常见原因是虹膜睫状体的炎症、小梁网水肿、前房积血及晶状体脱位。远期则是由于小梁瘢痕化、小梁网病变和房角后退(angle recession)等。眼钝挫伤引起的青光眼有以下常见的几种情况:

（一）前房积血继发青光眼

1. 前房积血（hyphema）继发青光眼　主要机制为红细胞等血液成分或血块机械性阻塞前房角,也可是由于大量血凝块引起的瞳孔阻滞。临床表现可见前房有不同程度的积血。治疗上主要是半坐卧位限制活动、药物促进积血吸收和药物控制眼压,保守治疗下,少至中量前房积血者多能完全吸收,如保守药物治疗无效,尤其是出现眼压超过 35mmHg、前房积血范围超过 2/3 或已出现早期角膜血染者,应及时行前房冲洗术。

2. 血影细胞性青光眼（ghost cell glaucoma）　多发生在眼钝挫伤或其他原因所导致的玻璃体积血以及行玻璃体切除术后未完全切除或术后再出血者,尤其易发生于无晶状体眼。出血后玻璃体内变性的血影细胞,通过破裂的玻璃体前界膜进入前房,血影细胞不能通过小梁间隙,阻塞前房角,造成眼压升高。临床表现可见玻璃体腔和房水内大量的黄褐色颗粒细胞,当血影细胞较多时,前房可出现泥沙样改变,并沉积在前房下方形成假性前房积脓。前房角镜检查可见小梁网上大量黄褐色颗粒沉着。治疗包括局部药物控制眼压和加强抗炎,并尽早行前房冲洗和(或)玻璃体切除术。术中前房或玻璃体腔取材后行病理检查,在倒置相差显微镜下或行甲紫染色后可见典型的血影细胞。

3. 溶血性青光眼（hemolytic glaucoma）和含铁血黄素性青光眼（hemosiderotic glaucoma）　前者发生于各种眼内出血的早期,由吞噬血红蛋白的巨噬细胞、溶解后的红细胞碎片和游离的血红蛋白阻塞小梁网所致。后者较为罕见,发生于各种眼内出血的晚期,小梁内皮细胞含铁血黄素沉着使小梁细胞变性,阻塞房水排出通道。

（二）房角后退继发青光眼

眼钝挫伤可导致葡萄膜小梁、虹膜根部和睫状体的撕裂,房角后退而继发青光眼,其青光眼发生有两个阶段,即伤后早期(几天到 1 个半月)和伤后晚期(多在 3~6 个月至 10 年之间)。伤后早期眼压升高的发病机制是前房角的撕裂、小梁网水肿、炎症介质释放和组织碎片阻塞等。伤后晚期多认为是小梁网损伤后的瘢痕修复以及睫状体纵行肌撕裂后无法拉开小梁网等因素阻碍了房水外流,导致了眼压升高,并多见于前房角后退范围大于 180° 的患眼。临床表现上,前房角镜检查可见不同程度和宽窄不一的前房角后退体征。对早期发生的青光眼治疗原则包括局部和全身抗炎和控制眼压治疗。局部药物不宜使用拟胆碱能药物和前列腺素衍生物,经抗炎治疗后多数病人眼压可自行缓解,部分持续高眼压者可行前房穿刺术降低眼压。晚期发生的青光眼其治疗原则同原发性开角型青光眼。

第四节　先天性青光眼

先天性青光眼(congenital glaucoma)是胚胎期和发育期内眼球前房角组织发育异常而致房水排出障碍所引起的一类青光眼,分为原发性婴幼儿型青光眼(primary infantile glaucoma)、青少年型青光眼(juvenile glaucoma)和伴有其他先天异常的青光眼三类。新生儿

笔记

中,先天性青光眼的患病率约为 1/10 000,原发性婴幼儿型青光眼的患病率约为 1/30 000,男性较多,约 65%。原发性婴幼儿型青光眼病人多数为散发,也有遗传倾向,有明确家族遗传史的约 10%,目前多认为是多基因遗传。原发性婴幼儿型青光眼发病率低,但致盲率很高,75%病人双眼同时或先后发病,双眼病情可有差异。原发性婴幼儿型青光眼发病时间不完全相同,但 80%以上病人在出生以后 1 年内发病。

【发病机制】 先天性青光眼的眼压升高是由于前房角发育异常所致,但对其确切发病机制尚存在不同的争论。比较有代表性的理论有:①Barkan 膜理论:胚胎发育过程中,中胚层的细胞重吸收不完全,残留一层无渗透性的薄膜覆盖在前房角表面,阻碍房水外流。这是前房角切开的理论基础;②Mann 认为前房角中胚层萎缩不完全导致异常中胚叶组织残留,阻碍房水外流;③Allen 等认为前房角中胚层分裂不完全,造成前房角的先天缺损;④胚胎早期,前房角细胞在重新排列中,中胚层错误地进入正常的小梁网;⑤神经嵴细胞前房角发育受阻;⑥综合理论:由于起源于神经嵴的前房角发育的遏制,通过一种或多种机制导致房水外流受阻。虹膜睫状体的后移受阻,虹膜呈高位插入小梁网内,并且小梁网板层和 Schlemm 管的形成不完全,导致房水外流阻力增加。近年来,已从分子生物学角度研究先天性青光眼的发病机制,迄今为止,已发现多个与原发性先天性青光眼相关的基因,如 *GLC3A*、*GLC3B* 和 *GLC3C* 等基因,其中目前已经确认,位于 GLC3A 位点上的 *CYP1B1* 是先天性青光眼的可能致病基因。

一、婴幼儿型青光眼

【临床表现】 3 岁以前发病,多在出生后发病,与绝大多数其他类型青光眼一样,具有病理性高眼压的共同特点,但由于婴幼儿眼球尚处于发育阶段,在高眼压作用下眼球扩大,并表现出独特的症状和体征。

1. **畏光、流泪和眼睑痉挛** 多数患儿具有典型的畏光、流泪和眼睑痉挛三联征,为角膜上皮水肿引起的刺激症状,患儿常啼哭,烦躁不安,不睁眼睛。三联征可先于其他体征出现,是诊断婴幼儿型青光眼的重要依据。

2. **角膜水肿、增大和后弹力层破裂** 首先出现间歇性角膜雾状水肿,随着眼压持续升高、角膜后弹力层破裂、角膜水肿加重和角膜增大(图 8-8)。

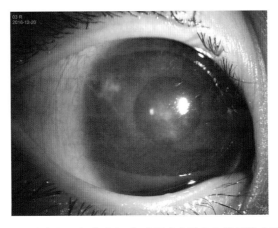

图 8-8 先天性青光眼角膜增大、角膜混浊水肿和角膜后弹力层破裂纹

后弹力层破裂后如果眼压得到控制,新形成的后弹力层边缘表现为角膜后部透明的平行的嵴,即 Haab 纹。Haab 纹可以单条或数条,位于周边与角膜缘呈同心圆排列,也可以位于中心呈不同走向线纹。位于中央视轴的 Haab 纹引起的不规则散光会对视力产生持久的影响。

笔记

3. 眼球增大、前房加深和轴性近视 婴幼儿眼球的结缔组织弹性比较大,受眼压影响可导致眼球扩大。晚期由于眼球极度扩大呈现"牛眼"外观,表现为角膜扩大、曲率改变和角膜前凸,角巩膜缘扩张可达5mm,巩膜变薄呈淡蓝色,前房加深,虹膜变薄,瞳孔中度散大,悬韧带拉长甚至断裂导致晶状体半脱位。

4. 视盘萎缩和凹陷扩大 眼底检查也可发现视神经萎缩和视盘凹陷。但是婴幼儿视盘上结缔组织弹性大,眼压控制后,C/D值可逆转,视盘凹陷回弹变小。

【诊断】 应对怀疑有青光眼的儿童进行必要的眼科检查。由于患儿多不合作,应给予镇静剂,如水合氯醛糖浆口服(25~50mg/kg),或全身麻醉后检查。诊断性检查包括:

1. 眼压测量 婴幼儿眼压测量为避免眼睑、角膜白斑和眼球硬度影响,应麻醉后用手持式Perkins压平眼压计、Tono-pen眼压计测量或回弹式眼压计。婴幼儿的眼压比正常人稍低,但高于2.67kPa(20mmHg)应怀疑有婴幼儿型青光眼。

2. 角膜检查 包括测量角膜水平径线和垂直径线大小、角膜水肿和混浊程度、后弹力层破裂以及是否存在Haab纹。新生儿正常角膜直径是10~10.5mm,1岁后增加到11~12mm。如果增大>0.5mm,有诊断意义。

3. 前房角镜检查 通常是手术前麻醉患儿,利用手持裂隙灯及适合婴幼儿检查的直接前房角镜进行婴幼儿前房角检查,明确是否有前房角发育异常。多数婴幼儿青光眼前房角镜检查表现为前房角开放和小梁发育不良外观。虹膜根部附着点前移,位于巩膜突以前或小梁后部,虹膜根部平坦,虹膜根与巩膜突之间没有隐窝。

4. 眼底检查 详细观察视盘和视盘凹陷情况。正常婴幼儿的C/D值极少大于0.3,婴幼儿C/D值大于0.3或双眼C/D值不对称,差值大于0.2者即为异常。常用检查包括Ret-cam广域视网膜成像,在屈光间质透明的情况下可以最大范围记录包括视盘在内的视网膜情况。

5. 超声波检查 主要检查眼轴,表现为眼轴延长。

6. 睫状肌麻痹下验光检查 由于眼球扩张,出现轴性近视,应术前术后行调节麻痹验光,了解屈光状态。经手术治疗控制眼压后,应尽早矫正屈光不正,并进行弱视训练。

【诊断和鉴别诊断】 根据角膜横径大于12mm、角膜混浊、Haab纹、前房角发育不良、视盘凹陷扩大及眼压升高等特征性体征,不难作出原发性婴幼儿型青光眼的诊断。诊断前应详细进行全身检查和眼部检查,排除眼部或全身先天异常伴随的青光眼、继发性青光眼及其他眼部疾病。

婴幼儿型青光眼应与以下几种疾病相鉴别:①与先天性泪道阻塞和先天性泪囊炎鉴别,后两者角膜透明,无眼球扩大的表现,先天性泪道阻塞和先天性泪囊炎可行泪道冲洗鉴别;②与先天性大角膜鉴别,后者角膜透明、眼压不高、无视神经萎缩和视盘凹陷扩大;③与产钳性角膜损伤鉴别,后者有产伤史,无眼压升高和眼球扩大;④与婴幼儿高度近视眼病人相鉴别。

【治疗】 原则上应及早发现,尽早手术。目前所有局部降眼压药物均缺乏婴幼儿临床应用有效性和安全性研究资料,因此药物治疗仅作为手术前短期的降眼压治疗或适用于不能手术的患儿,局部用药一般选用抗胆碱能类药物、局部碳酸酐酶抑制剂或前列腺素制剂。手术治疗首选小梁切开术或房角切开术,以及包括Schlemm管成形术在内的新型手术方式,晚期病例可首选单纯小梁切除术联合小梁切开术。术后眼压控制良好的患儿还应进行屈光矫正和视觉功能训练。

二、青少年型青光眼

青少年型青光眼(juvenile glaucoma)亦称儿童青光眼是指3~30岁发生的开角型青光

笔记

眼。发病机制可能与原发性开角型青光眼相同,因眼部发育在 3 岁时接近成熟,在高眼压作用下,与婴幼儿型青光眼不同,不出现眼球扩大的表现,其临床表现与原发性开角型青光眼相同。但如发病年龄较早,眼球后部巩膜仍具有较强的弹性,在高眼压的作用下可表现为眼后部延长,因此表现为进行性近视。青少年型青光眼治疗原则与原发性开角型青光眼相同。

三、伴随先天异常的先天性青光眼

许多先天性眼部和全身性异常的疾病常合并有青光眼,出生时或婴儿期患病,有遗传因素,如 Axenfeld-Rieger 综合征、Peters 异常、先天性无虹膜、小眼球、小角膜、Sturge-Weber 综合征、神经纤维瘤病、球形晶状体短指综合征、同型胱氨酸尿症及 Marfan 综合征等。以下介绍其中常见的两种伴随先天异常的先天性青光眼:

（一） Axenfeld-Rieger 综合征

Axenfeld-Rieger 综合征（A-R Syndrome）由 Axenfeld 与 Rieger 先后报道了临床特点相似的病人而命名,该综合征为一组中胚叶发育异常性疾病,多数病人有家族史,为常染色体显性遗传,双眼发病,无性别差异,约50%病人发生青光眼。Axenfeld-Rieger 综合征通常包括三类发育异常:①Axenfeld 异常,主要是局限于眼前段周边部的发育异常;②Rieger 异常,为眼前段周边部伴有虹膜的异常;③Rieger 综合征为具有眼部异常和除眼部以外的全身发育异常。

【临床表现】 除高眼压和视盘凹陷外,眼部和全身可以表现如下发育异常:

1. **角膜** 典型改变为角膜后胚胎环（posterior embryotoxon）,即 Schwalbe 线向前突出移位。裂隙灯下可见近周边角膜缘后面的完全性或部分性角膜白环。在正常人群中也能发现单纯角膜后胚胎环。一般情况下病人除周边角膜有改变外,角膜大小及形态正常,少数病人表现为小角膜、大角膜或角膜中央混浊。

2. **前房角** 典型改变为粗大的线样条带组织自虹膜周边部跨越前房角并附着在突出的 Schwalbe 线上,虹膜根部附着前位,部分病例可见致密的中胚叶组织残留或较多的梳状韧带。

3. **虹膜** 表现为虹膜结构的发育缺陷,表现为虹膜基质发育不良、虹膜基质变薄、瞳孔缘色素外翻、虹膜基质萎缩形成裂孔、瞳孔移位变形、多瞳孔或瞳孔膜闭等。

4. **眼压升高** 约50%Axenfeld-Rieger 综合征病人由于虹膜附着于小梁后部,阻塞房水排泄,出现眼压升高。

5. **全身异常** 最多见为颜面部中胚叶发育的缺陷,表现为小牙畸形和无牙、上颌骨发育不全、上唇后退、下唇突出、双眼距离过宽和扁平鼻等。此外,全身异常包括听力障碍、智力迟钝、心血管缺陷和脊柱畸形等。

【治疗】 同先天性青光眼。婴幼儿期可行房角切开术,年龄较大患儿可以先用药物治疗,药物治疗无效时,行小梁切开或小梁切除术。

（二） Sturge-Weber 综合征

本病又称为颜面血管瘤综合征或脑三叉神经血管瘤病,或眼-神经-皮肤血管瘤病。本征是唯一无遗传倾向的斑痣性错构瘤病,是一种头面部血管畸形的发育性疾病。特征是三叉神经分布的颜面区域有皮肤黏膜毛细血管瘤,有时合并颅内血管瘤或侵袭眼部。病变均在同侧,出生时即可出现,双侧病变较少。

【临床表现】

1. **全身表现** 颜面部皮肤毛细血管瘤呈红葡萄酒色扁平血管痣,位于三叉神经第一支或第二支分布的区域,常为单侧性,以面部中线为分界,严重者蔓延至对侧面部、颈部和躯干。合并颅内血管瘤病人出现中枢神经症状,以癫痫最为常见。

笔记

2. **眼部表现** 受血管瘤侵犯的情况常见,如眼睑、结膜、虹膜、睫状体、浅层巩膜及视网膜均可受累。虹膜可有异色及增生改变。30%病例伴有青光眼,当颜面血管瘤为单侧时,青光眼多为同侧眼发生,多数病例眼压升高为浅层巩膜静脉压升高所致,通常前房角开放,可见 Schlemm 管充血。多数青光眼在婴儿期已发生,但到儿童及青少年期才发展,如 3 岁前即发展,则眼球会增大,与典型的婴幼儿青光眼表现无明显差异;如 3 岁后才发展,则角膜直径保持正常。半数病人出现脉络膜血管瘤,呈孤立、橘黄色和中度隆起块状,位于后极部。脉络膜弥漫受累时,眼底呈弥漫红色,称为"番茄酱"眼底。脉络膜血管瘤上可见视网膜囊样变性、水肿或渗出性视网膜脱离。

【治疗】 颜面皮肤、躯干及中枢神经系统部位的血管瘤需进行相应专科诊治。Sturge-Weber 综合征继发青光眼发生在婴幼儿期,可先行房角切开术;发生于儿童期后,先用药物治疗,药物治疗原则与原发性开角型青光眼相同,如药物控制眼压不良,可考虑小梁切开或小梁切除术。但滤过性手术可发生急性脉络膜渗漏和暴发性脉络膜上腔出血等严重并发症,须慎行。

第五节 青光眼的治疗方法

青光眼的主要临床特征是高眼压,治疗的目的是通过降低眼压,保护视功能,防止其进一步损害。目前临床上青光眼降眼压治疗方法有药物治疗、手术治疗和激光治疗。

一、药物治疗

青光眼降眼压药物根据给药方式分为局部用药和全身用药,按照其降压机制可以分为以下几类:

(一)拟胆碱能药物

拟胆碱能药物包括0.5%~2%毛果芸香碱眼液和眼膏,其直接激活胆碱能受体或通过抑制胆碱酯酶,使乙酰胆碱不能被水解而堆积,发挥类似乙酰胆碱作用。通过直接兴奋睫状肌的纵行肌,牵拉巩膜嵴,开大小梁网间隙,增加房水外流;直接兴奋虹膜括约肌,引起缩瞳,减少虹膜在前房角的堆积,开放前房角,恢复房水的正常循环。主要用于治疗原发性闭角型青光眼。毛果芸香碱水溶液稳定,穿透力好,滴药后15分钟开始降眼压,最大降压时间为1小时,维持时间6小时。常规治疗须每天至少滴眼4次,晚上可以加用眼膏。最常见的不良反应为睫状肌调节痉挛,表现为暂时性近视、头痛和眼眶痛。

(二)β 肾上腺素能受体拮抗剂

β 肾上腺素能受体拮抗剂包括 0.25%~0.5%噻马洛尔(噻马心安)、1%~2%卡替洛尔(美开朗)、0.25%~0.5%盐酸左布诺洛尔(贝他根)和 0.25%~0.5%倍他洛尔(贝特舒)。前三者为非选择性 β 肾上腺素能受体拮抗剂,后者为选择性 β_1 肾上腺素能受体拮抗剂,通过抑制主要分布在睫状体上皮、基质和睫状体血管的 β 受体,抑制睫状体房水生成,降低眼压。主要用于各种类型的青光眼治疗以及各种眼科手术前后以控制眼压为目的的治疗。

滴药后,30分钟内开始降眼压,最大降压时间为1~2小时,维持时间12小时,每天使用两次。β 肾上腺素能受体拮抗剂能引起全身副作用,主要有心率减慢、心律不齐、血压下降以及诱发或加重慢性阻塞性支气管肺病、哮喘等心血管系统和呼吸系统的不良反应。对支气管哮喘或有哮喘病史、严重慢性阻塞性肺部疾病、心动过缓、心脏阻滞和充血性心力衰竭等病人应禁忌应用。

(三)α_2 受体激动剂

α_2 受体激动剂包括有可乐定、0.5%~1%对氨基可乐定和 0.2%溴莫尼定(阿法根)。降

笔记

眼压机制除了直接抑制房水生成外,还可能与增强葡萄膜巩膜途径房水外流、作用于球结膜和表层巩膜血流以及静脉压有关。

可乐定因其明显的降血压作用和中枢神经系统症状已被禁用。对氨基可乐定每天3次,主要用于预防和治疗眼前段激光术后的眼压升高。目前临床上多用0.2%溴莫尼定滴眼液,每天2~3次,主要不良反应有疲倦乏力、口干和眼部不适感等。

(四)碳酸酐酶抑制剂

碳酸酐酶抑制剂可全身和局部用药。全身应用的碳酸酐酶抑制剂代表为乙酰唑胺和醋甲唑胺片,局部应用的碳酸酐酶抑制剂有2%布林佐胺(派立明)和杜噻酰胺(添素得)。碳酸酐酶抑制剂是通过抑制碳酸酐酶的活性使碳酸氢根离子产生减少,进而影响房水生成量,最终使眼压降低。碳酸酐酶抑制剂用于各种类型的青光眼治疗以及各种眼科手术前后以控制眼压为目的的治疗。

乙酰唑胺常见剂型为125mg和250mg片剂,口服乙酰唑胺2小时内就会产生较显著的降眼压效果,并可维持6小时。醋甲唑胺片常见剂型为25mg和50mg,给药后1~2小时达最高血药浓度。两者主要引起的全身副作用包括肢端末梢感觉异常、胃肠刺激、代谢性酸中毒、低血钾、尿路结石以及对肝肾的影响等;局部应用碳酸酐酶抑制剂,每天2~3次点眼,可出现眼部刺激不适感等,无全身副作用。对磺胺过敏者禁用局部和全身碳酸酐酶抑制剂。

(五)前列腺素衍生物

药物有拉坦前列腺素(适利达)、曲伏前列腺素(苏为坦)和贝美前列腺素(卢美根)等。前列腺素衍生物主要通过增加葡萄膜巩膜途径房水外流达到降眼压的目的。该类药物滴药一次降眼压效果可以维持24~36小时,降压幅度较大,可达25%~35%,可以保持昼夜眼压稳定,主要用于开角型青光眼和各种高眼压症。主要副作用是结膜充血、眼部不适、眼睑色素沉着、睫毛增长和虹膜异色等,禁用于伴有眼部炎症的青光眼。

(六)固定配方复合制剂

将两种治疗青光眼的药物制成固定配方复合制剂,其降压作用与非复合制剂的联合用药效果相当,眼压维持稳定,病人依从性好,不良反应少,已成为青光眼联合用药的新趋势。主要用于原发性开角型青光眼和高眼压症的治疗。已有的新型固定配方复合制剂有以下三类:①前列腺素衍生物+β受体拮抗剂复合制剂:拉坦前列腺素+噻马洛尔复合制剂(适利加,xalacom)、比马前列腺素+噻马洛尔复合制剂(ganfort)和曲伏前列素+噻马洛尔复合制剂(duotrav),每天晚上使用一次;②局部碳酸酐酶抑制剂+β受体拮抗剂复合制剂:杜噻酰胺+噻马洛尔复合制剂(康舒目,cosopt)和布林佐胺+噻马洛尔复合制剂(azarga),每天用药2次;③α₂肾上腺素受体激动剂+β受体拮抗剂复合制剂:溴莫尼定+噻马洛尔复合制剂(combigan),每天用药2次。

(七)高渗剂

目前常用的高渗剂有20%甘露醇、甘油及异山梨醇等。高渗剂降压作用强,起效作用快,能使血液渗透压低于眼内房水渗透压,液体从眼内进入血液,眼内组织体积减少,眼压下降。高渗剂主要用于急性高眼压或顽固性高眼压的降压治疗。最常见副作用有恶心、呕吐、头晕头痛、乏力和多尿口渴等。强力利尿可导致水电解质紊乱,产生低血钾。有严重心、肾、肺功能不良及严重脱水和电解质紊乱者应禁忌使用。

二、激光治疗

激光手术治疗青光眼已成为临床上青光眼治疗的一个重要手段。主要通过热凝固效应、光电离效应和光化学效应,激光起到光凝、造孔和切割的作用。常用的激光手术治疗术式如下:

笔记

（一）激光周边虹膜切除术

激光周边虹膜切除术（iridectomy）利用激光热凝固效应和光电离效应在虹膜的周边部造成一个全层小孔，使后房水直接经此孔流入前房，解除瞳孔阻滞导致的周边虹膜向前膨隆及前房角阻塞，恢复房水从后房流入前房，主要用于治疗临床前期、缓解期或间歇期，前房角粘连<1/2 周的原发性急性闭角型青光眼，以及前房角粘连<1/2 周，无视野损害和视神经损害的临床前期和早期原发性慢性闭角型青光眼。

（二）氩激光周边虹膜成形术

氩激光周边虹膜成形术（argon laser peripheral iridoplasty，ALPI）又称为激光前房角成形术。利用氩激光的光凝固作用，应用大光斑低能量氩激光间隔烧灼周边虹膜，使周边虹膜凝固、变薄和收缩，增宽前房角或开放前房角，防止由于周边虹膜堆积所造成的前房角关闭和青光眼的急性发作。主要适用于前房角粘连闭合<1/2 周的非瞳孔阻滞型或混合机制型原发性闭角型青光眼，以及存在周边虹膜堆积和前房角狭窄，但未有眼压升高和前房角关闭的高褶虹膜综合征，必要时联合激光周边虹膜切开术。

（三）氩激光小梁成形术和选择性激光小梁成形术

氩激光小梁成形术（argon laser trabeculoplasty，ALT）通过激光的热凝固作用使激光治疗区小梁网收缩，进而增大小梁网内在空隙，从而提高房水外流，降低眼压。氩激光对小梁网组织存在热损伤，导致瘢痕化，中远期降压效果较差，目前临床上已经较为少用。

选择性激光小梁成形术（selective laser trabeculoplasty，SLT）应用倍频 Q 开关 Nd：YAG 激光选择性地作用于含色素的小梁网细胞，通过光化学反应作用改变小梁细胞功能，小梁网收缩，增大小梁细胞间隙，同时提高了小梁网细胞外基质金属蛋白酶的活力，促进了细胞外基质的转化，降低房水流出阻力和促进房水外流，降低眼压。Q 开关 Nd：YAG 激光对周围小梁网组织无热损伤和凝固作用，目前已取代氩激光小梁成形术成为治疗开角型青光眼的主要激光治疗选择。SLT 可用于早期原发性开角型青光眼、正常眼压性青光眼和高眼压症的初始治疗和已应用药物控制眼压的原发性开角型青光眼的替代治疗以期减少用药。新的激光治疗方法还有微脉冲激光小梁成形术（micropulse laser trabeculoplasty，MLT），MLT 通过低能量、300us 脉冲波直接作用于小梁网的色素细胞，最终通过释放炎症因子增加小梁网对房水的滤过，其临床效果仍有待观察。

（四）激光睫状体光凝术

睫状体光凝术（cyclophotocoagulation）是一种通过激光热凝固效应烧灼破坏睫状体表层色素上皮和非色素上皮细胞，从而减少房水生成和降低眼压的手术。根据激光到达睫状体上皮细胞的方式不同，睫状体光凝术可分为经巩膜睫状体光凝术、经瞳孔睫状体光凝术、经玻璃体内睫状体光凝术和眼内镜下睫状体光凝术。睫状体光凝术适用于各种临床上难以控制眼压的绝对期或近绝对期青光眼，如新生血管性青光眼、无晶状体眼青光眼、人工晶状体眼青光眼、虹膜角膜内皮综合征、外伤性青光眼、葡萄膜炎继发性青光眼和多次外滤过手术失败等难治性青光眼。

三、手术治疗

青光眼手术治疗的目的是解除青光眼眼压升高的发病机制、恢复房水排出通道或重建房水眼外排出通道。临床青光眼手术治疗的术式越来越丰富，根据其作用机制，可以分为以下三大类：①解除机械性阻塞和疏通生理性房水循环途径的手术，如周边虹膜切除术（开放周边前房角，治疗闭角型青光眼）、前房角切开术和小梁切开术（治疗原发性婴幼儿型青光眼）；②重建房水外流途径的滤过性手术，将房水引流到眼球外以降低眼压；③减少房水生成手术，通过物理能量破坏睫状体上皮细胞，减少房水生成，主要有睫状体冷冻和睫状体光

笔记

凝术。

（一）周边虹膜切除术

周边虹膜切除术（peripheral iridectomy）目的是通过手术在虹膜周边切出一个孔,使后房房水直接经此切口流入前房,解除因瞳孔阻滞导致的周边虹膜向前隆起及前房角阻塞,恢复房水从后房经瞳孔进入前房的排出途径。手术适应证同激光周边虹膜切除术。

（二）小梁切除术

小梁切除术（trabeculectomy）是通过巩膜瓣下角巩膜缘组织切除,将房水引流至巩膜瓣下和结膜下,形成功能性滤过泡,并通过巩膜和结膜血管以及淋巴管吸收房水的眼外引流手术,目前是临床上最常用的滤过性手术。主要适用于局部用药无法控制眼压、视神经视功能进行性损害的原发性开角型青光眼和青少年型青光眼,前房角粘连闭合范围超过 1/2 周、伴有视盘和视功能损害的原发性急性或慢性闭角型青光眼,以及药物无法控制眼压的继发性青光眼。

（三）减少房水生成手术

利用物理能量,包括激光热效应、物理冷冻和高频超声等破坏睫状突上皮细胞,减少房水生成,降低眼压。目前临床上常用的减少房水生成手术的主要术式有经巩膜睫状体光凝术和眼内镜下睫状体光凝术。该手术只适用于常规滤过性手术失败、视功能极差或已失明的绝对期或近绝对期的难治性青光眼,对于视功能尚好或独眼残存视功能眼不宜采用。过度治疗易造成眼球萎缩。

以微创为特点的新型手术如 Schlemm 管成形术（canaloplasty）、iStent 和 Eyepass 小梁网分流装置植入术、超微青光眼金质分流器植入术以及内路准分子激光小梁切除术（excimer laser trabeculotomy ab interno,ELT）也逐渐应用于临床。

第六节 青光眼和屈光不正的关系

青光眼,尤其是原发性青光眼,与视光学有着紧密的联系。例如中高度屈光不正者（远视和近视）中,原发性青光眼发病率高于正常人群,青光眼病人也存在视光学矫治问题,因此应该重视伴有屈光不正的青光眼病人的早期诊断和青光眼病人的视光学矫治问题。

中高度远视眼常具有眼轴短和前房浅的解剖结构,易发生原发性闭角型青光眼,因此应该注意对 40 岁以上的中高度远视者行原发性闭角型青光眼的筛查。而原发性闭角型青光眼病人在控制眼压后应注意对远视进行屈光矫正,以获得最佳视力。

中高度近视眼则常伴有原发性开角型青光眼。流行病学调查显示,原发性开角型青光眼中,近视的患病率为 16.8%~17.2%,而高度近视眼中,原发性开角型青光眼的患病率是正常人群的 6~8 倍（0.21%~1.2%）,两者的发病机制也有一定的联系。由于高度近视引起的巩膜变薄和高度近视眼底改变,使得对视盘、视野和视网膜神经纤维层的损害更难判别,早期诊断存在困难,容易漏诊。因此应该重视对高度近视者行原发性开角型青光眼的筛查。原发性开角型青光眼合并中高度近视者,在控制眼压的同时应给予框架眼镜矫正。配戴角膜接触镜会影响青光眼药物控制眼压的效果,因此应慎重选择。原发性开角型青光眼合并近视者是准分子激光屈光矫正手术的禁忌禁忌症。另一方面,中高度近视眼行准分子激光屈光矫正术后,角膜变薄变平使得眼压测量值低于真实值,因此应根据角膜厚度进行眼压校正。即使 16mmHg 的眼压测量值也可能需视为高眼压看待,应引起重视。

先天性青光眼由于婴幼儿的巩膜组织中含有较丰富的弹性纤维,高眼压下常导致眼球的扩张和角膜形态的改变,形成轴性近视和不规则散光。婴幼儿型青光眼由于在视觉可塑性敏感期发生了不可逆的视神经损害和屈光状态的改变,此类患儿常伴有弱视和低视力,在

二维码 8-2
扫一扫,获取
更多案例分析

二维码 8-3
扫一扫,测
一测

眼压控制理想的条件下,应尽早给予屈光矫正,同时进行弱视治疗,以促进视觉康复。

由于青光眼是一类导致不可逆性视功能损害的眼病,晚期青光眼病人在眼压控制后,常存在低视力,包括视力低下和视野缩小,需要进行低视力康复训练,如助视器的应用等,以改善病人的阅读和生活能力

知识拓展

青光眼显微手术进展

新型内引流手术包括 Schlemm 管成形术(canaloplasty)、小梁网分流装置植入术和内路准分子激光小梁切开术(excimer laser trabeculotomy ab interno,ELT)。新型外引流手术包括 Ex-PRESS 引流钉植入术和超微青光眼金质引流器。

(余敏斌)

参 考 文 献

1. 葛坚,余敏斌.临床青光眼.第 3 版.北京:人民卫生出版社,2016

2. 中华医学会眼科学分会青光眼学组.我国原发性青光眼诊断和治疗专家共识(2014 年).中华眼科杂志,2014,(5):382-383

3. 欧洲青光眼学会.青光眼相关概念及临床指南.第 4 版.中华医学会眼科学分会青光眼学组,译.广州:广州新沂印刷出版公司,2015

4. Allingham RR.Shields' Textbook of Glaucoma.6th ed.Philadelphia:Lippincott Williams and Wilkins,2011

5. Bagheri N.The Wills Eye Manual.7th ed.Philadelphia:Wolters Kluwer,2016

6. Riordan-Eva P,Cunningham E.Vaughan & Asbury's General Ophthalmology.18th ed.New York:McGraw-Hill Professional Publishing,2011

7. Bowling B.Kanski's Clinical Ophthalmology.8th ed.Philadelphia:Saunders Ltd.,2015

8. Friedman NR,Kaiser PK,Trattler WB.Review of Ophthalmology.3rd ed.Amsterdam:Elsevier,2016

9. Shaarawy TM,Sherwood MB,Hitchings RA,et al.Glaucoma.3rd ed.Philadelphia:Saunders Ltd.,2014

笔记

第 九 章

葡萄膜病

本章学习要点

● 掌握：前葡萄膜炎的临床表现和治疗原则；交感性眼炎的临床表现；Behcet 病的临床表现；Vogt-小柳原田病的临床分期。

● 熟悉：葡萄膜炎的分类；急性视网膜坏死的临床表现和治疗；葡萄膜肿瘤的临床表现。

● 了解：葡萄膜炎的病因和发病机制；葡萄膜先天异常的临床表现。

关键词 前葡萄膜炎 Behcet 病 Vogt-小柳原田病

第一节 概 述

葡萄膜(uvea)由前向后分三部分，即虹膜、睫状体和脉络膜，它们除确保眼球血液供应的新陈代谢外，还有重要的辅助功能。虹膜组织内的括约肌和开大肌调节瞳孔的大小，保证了进入眼内光线的调控，睫状肌是调节功能的最主要参与者之一，而脉络膜的色素则起着遮光暗房的作用。

葡萄膜富含黑色素相关抗原，视网膜及晶状体也含有多种致葡萄膜炎活性的抗原，脉络膜血流丰富且缓慢。这些特点都使葡萄膜易于受到自身免疫、感染、代谢、血源性和肿瘤等因素的影响，因而葡萄膜病是常见病，尤其以炎症性疾病最为常见，其次为肿瘤。此外，尚可出现先天异常和退行性改变等疾病。

葡萄膜炎(uveitis)是最为常见的葡萄膜疾病，指发生于葡萄膜、视网膜血管和玻璃体的炎症，目前不少人也将其称为眼内炎(intraocular inflammation)。眼内炎通常指的是被确诊为或高度怀疑为细菌或真菌感染所致的眼内炎症。但一些感染因素，如结核、梅毒和弓形虫所致的眼内炎症则被称为葡萄膜炎。

葡萄膜炎是一类疾病，据统计，目前发现的病因和类型有 100 余种。根据炎症发生的部位，葡萄膜炎的类型多达数十种，如虹膜炎、虹膜睫状体炎、前部睫状体炎、中间葡萄膜炎、视网膜炎、视网膜血管炎、视网膜脉络膜炎、脉络膜炎、局灶性脉络膜炎、弥漫性脉络膜炎、鸟枪弹样视网膜脉络膜炎、脉络膜视网膜炎、视网膜色素上皮炎、巩膜葡萄膜炎和角膜葡萄膜炎；根据病因和特定的临床表现，葡萄膜炎的类型更为复杂，如各种感染所致的葡萄膜炎(如眼内炎、结核性葡萄膜炎、梅毒性葡萄膜炎、Lyme 病伴发的葡萄膜炎、弓形虫性视网膜脉络膜炎、细菌性眼内炎、真菌性眼内炎和各种病毒性葡萄膜炎)、外伤性葡萄膜炎、免疫或自身免疫性葡萄膜炎(如 Fuchs 综合征、Posner-Schlossman 综合征、晶状体相关的葡萄膜炎、Vogt-小柳原田病、交感性眼炎和多种视网膜血管炎等)和伴有全身性疾病(如强直性脊柱炎、炎症性

笔记

肠道疾病、银屑病性关节炎、反应性关节炎、幼年型特发性关节炎、肉芽肿性血管炎、结节病、多发性硬化、复发性多发性软骨炎、肾小管间质性肾炎、系统性红斑狼疮和结节性动脉炎等）的葡萄膜炎。

一、葡萄膜炎的病因和发病机制

葡萄膜炎的病因和发病机制主要有感染、外伤和自身免疫反应，个体的遗传背景在其发生中也起一定作用。

1. **感染因素**　多种病原体，如细菌、真菌、病毒、寄生虫和立克次体等，均可引起葡萄膜炎，其机制主要有以下几种：①可通过直接侵犯葡萄膜、视网膜和玻璃体而引起组织损伤和炎症，如梅毒性葡萄膜炎和结核性葡萄膜炎主要由此种机制引起；②病原体与人体或眼组织有相同的抗原成分，病原体引起的免疫应答与自体成分发生了交叉反应，此也被称为分子模拟；③病原体及其相应抗体与补体形成复合物可沉积于视网膜或葡萄膜血管壁，通过释放补体产物引起葡萄膜炎；④病原体直接感染造成眼组织隐蔽抗原暴露，并诱发免疫应答和炎症损伤；⑤病毒感染后，使眼内组织的抗原成分发生改变，从而诱发葡萄膜炎。

2. **外伤（机械性、物理性或化学性）**　机械性理化因素对眼内组织的直接损伤可激活花生四烯酸代谢途径，释放前列腺素、血栓烷 A_2 和白三烯等炎症介质，引起葡萄膜炎；这些损伤也可造成眼内隐蔽抗原的暴露，从而引起自身免疫应答和炎症反应，加重原有的葡萄膜炎。

3. **自身免疫应答**　自身抗原在机体免疫功能紊乱的情况下，使 Th1 细胞、Th17 细胞过度激活，这些细胞可释放多种炎症因子和前炎症因子，如 IL-17、IL-6、IL-8、IFN-γ、肿瘤坏死因子等，从而引起葡萄膜炎发生、复发或慢性化。引起葡萄膜炎的抗原有视网膜 S 抗原、光感受器间维生素 A 类结合蛋白、黑色素相关抗原和晶状体抗原等。Th1、Th17 细胞激活引起细胞介导的免疫性疾病，Th2 细胞激活引起体液免疫介导的疾病。

4. **遗传因素**　遗传因素在一些类型的葡萄膜炎发生中有重要作用，已发现强直性脊柱炎伴发的葡萄膜炎与 HLA-B27 抗原密切相关，Vogt-小柳原田病与 HLA-DR4、HLA-DRw53、HLA-DRB1 和 HLA-DQA1 抗原密切相关，Behcet 病与 HLA-B5、HLA-B51 和 HLA-Cw * 1602 抗原密切相关，鸟枪弹样视网膜脉络膜病变与 HLA-A29 抗原密切相关。

二、分类

目前虽然有多种分类方法，如根据病因分类、根据临床和病理特点分类以及根据炎症发生的解剖位置分类，但尚无一种满意的分类，因此，在临床上往往几种分类方法联合使用。

1. **根据病因分类**　根据病因，葡萄膜炎可以被分为感染性和非感染性两大类。病原体如细菌、真菌、螺旋体、病毒和寄生虫等所致者被称为感染性葡萄膜炎，其他原因所致者则被称为非感染性葡萄膜炎。

2. **根据临床和病理特点分类**　可分为肉芽肿性和非肉芽肿性葡萄膜炎，前者主要表现为巨噬细胞和淋巴细胞浸润为主的炎症，在临床上表现为羊脂状 KP、虹膜 Busacca 结节和脉络膜肉芽肿等；后者则主要为以中性粒细胞和淋巴细胞浸润为主的炎症，临床上主要表现为尘状 KP、大量前房炎症细胞、弥漫性视网膜炎和弥漫性脉络膜炎等。早年认为，肉芽肿性葡萄膜炎主要与病原体感染有关，而非肉芽肿性葡萄膜炎与过敏因素有关。近年的研究发现，感染和非感染因素均可引起两种类型的葡萄膜炎，一些类型的葡萄膜炎在疾病不同阶段可以表现出不同性质的葡萄膜炎。

3. **根据炎症所在的解剖位置分类**　1979 年国际葡萄膜炎研究组制定了这一解剖位置分类标准，将葡萄膜炎分为前葡萄膜炎、中间葡萄膜炎、后葡萄膜炎和全葡萄膜炎 4 大类。

笔记

前葡萄膜炎包括虹膜炎、虹膜睫状体炎和前部睫状体炎;中间葡萄膜炎包括了发生于睫状体平坦部和玻璃体基底部的炎症;后葡萄膜炎则包括了发生于视网膜、视网膜血管、脉络膜和视网膜色素上皮的炎症;全葡萄膜炎则是指累及眼前后段(虹膜睫状体和脉络膜,还可能累及视网膜)的眼内炎症。国际葡萄膜炎研究组还对葡萄膜炎的病程进行了规定,短于3个月的炎症为急性炎症,长于3个月的炎症为慢性炎症。

知识拓展

基因与葡萄膜炎

葡萄膜炎是一类疾病,其病因和发病机制相当复杂,既往认为感染因素、自身免疫因素及各种理化和机械损伤均可引起炎症发生。近年来,国内外越来越多的文献报道基因变异在葡萄膜炎的发病中也起着一定作用。通过全基因关联分析(Genome-wide association study,GWAS)和候选基因研究发现多种基因如 IL-23R、STAT4、CCR1 等参与 Behcet 病的发生,发现 Vogt-小柳原田病的两个新基因易感区 IL23R-C1ORF141 和 ADO/ZNF365/EGR2,但相关机制尚需进一步研究。

第二节　常见葡萄膜炎

一、前葡萄膜炎

前葡萄膜炎(anterior uveitis)是发生于虹膜和睫状体的炎症,临床上包括虹膜炎、虹膜睫状体炎和前部睫状体炎三种类型,其中虹膜炎和虹膜睫状体炎常见,单独的前部睫状体炎较为少见。

虹膜炎主要表现为前房内炎症细胞和前房闪辉,常伴有 KP;虹膜睫状体炎则除有前房的改变外,尚可看到晶状体后间隙的炎症细胞;前部睫状体炎则表现为晶状体后间隙的炎症细胞,一般无明显的前房反应。

不同原因和类型的葡萄膜炎在临床表现上可有很大不同,一些类型总是表现为急性前葡萄膜炎,如强直性脊柱炎伴发的葡萄膜炎和反应性关节炎伴发的葡萄膜炎;一些类型则总是表现为慢性前葡萄膜炎,如 Fuchs 综合征和儿童白色葡萄膜炎;另外一些类型则既可表现为急性前葡萄膜炎,又可表现为慢性前葡萄膜炎,如幼年型特发性关节炎、结核和梅毒等所伴有或引起的前葡萄膜炎。

【临床表现】

1. **症状**　病人的症状依葡萄膜炎类型不同可有很大差别,一些病人可无明显症状,甚至于发病多年后仍无任何症状,但一些病人于发病时有明显的症状,如眼痛、眼红、畏光、流泪和视物模糊,甚至有显著的视力下降(见于前房内大量纤维素性渗出、出现反应性黄斑水肿或视盘水肿、并发性白内障或继发性青光眼等)。伴有全身疾病者可有相应的全身症状。

2. **体征**

(1)睫状充血或混合性充血:睫状充血是指位于角膜缘周围的表层巩膜血管的充血,混合性充血(图9-1)是指同时存在睫状充血和结膜充血。在前葡萄膜炎,睫状充血常见,混合性充血较为少见。角膜炎和急性闭角型青光眼也可引起睫状充血或混合性充血,应注意鉴别。

(2)角膜后沉着物(keratic precipitates,KP):炎症细胞或色素等沉积于角膜后表面被称为 KP。角膜内皮损伤和房水中炎症细胞或色素的存在是 KP 形成不可缺少的条件。KP 的

笔记

形状、外观、大小和分布对确定葡萄膜炎的类型以及指导临床治疗有重要价值。

根据形状大小,KP 有 3 种类型,即尘状、中等大小和羊脂状,前两种主要由中性粒细胞、淋巴细胞和浆细胞沉积而成,后者则主要由单核细胞和类上皮细胞沉积而成。尘状 KP 主要见于非肉芽肿性前葡萄膜炎,也可见于肉芽肿性前葡萄膜炎;中等大小 KP 主要见于 Fuchs 综合征和疱疹病毒性角膜炎伴发的前葡萄膜炎;羊脂状 KP(图 9-2)主要见于肉芽肿性前葡萄膜炎。

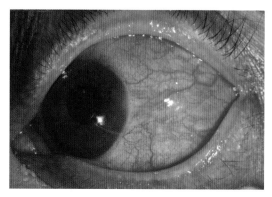

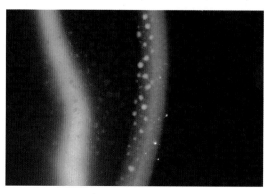

图 9-1　急性前葡萄膜炎病人的混合性充血　　　图 9-2　慢性肉芽肿性前葡萄膜炎病人羊脂状 KP

KP 分布有 3 种类型:①下方三角形分布,是最常见的分布方式,见于多种类型的前葡萄膜炎和全葡萄膜炎;②角膜瞳孔区分布,主要见于 Fuchs 综合征、Posner-Schlossman 综合征和疱疹病毒性角膜炎伴发的前葡萄膜炎;③角膜后弥漫性分布,主要见于 Fuchs 综合征和疱疹病毒性角膜炎伴发的前葡萄膜炎。

根据颜色,KP 有白色和色素性两种,前者为炎症所致,后者则见于炎症消退期、消退期后或非炎症性疾病(如色素播散综合征)。根据其光泽和外观,可将 KP 分为新鲜和陈旧两种,前者呈白色,圆形,显得致密、光滑、湿润和有光泽,并有隆起感,见于炎症早期和活动期;后者则显得皱缩、干燥、无光泽和稀疏,有时呈蜂窝状或有色素外观。

(3)前房闪辉(anterior chamber flare):裂隙灯检查时,通过前房的光带表现为发白的光束被称为前房闪辉。它直接反映的是房水中蛋白浓度升高,间接反映的是血-房水屏障功能的破坏。活动性前葡萄膜炎常引起前房闪辉,其他一些情况,如急性闭角型青光眼、眼钝挫伤和前葡萄膜炎静止期,也可因血-房水屏障功能受到破坏或其功能未完全恢复而出现前房闪辉,因此不能仅根据有前房闪辉而判定有活动性炎症。

(4)前房细胞(anterior chamber cells):在病理情况下,房水中可出现多种细胞,如炎症细胞、肿瘤细胞、红细胞和色素细胞等。葡萄膜炎时,前房主要为炎症细胞,偶尔可出现色素细胞。前房浮游物是指房水中出现的各种大小的漂浮物,它包括了前房细胞和纤维素性渗出物等。裂隙灯检查时,可见通过前房的光束内有运动的颗粒,即为前房浮游物,如颗粒呈大小均匀一致的灰白色尘状颗粒,即为前房炎症细胞。前房炎症细胞通常处于运动状态,在近虹膜面,细胞向上游动,在近角膜面,细胞向下游动。房水中有大量炎症细胞时,可沉积于下方房角内,被称为前房积脓,裂隙灯检查甚至肉眼观察时可见到液平面。前房炎症细胞是活动性前葡萄膜炎或活动性全葡萄膜炎的可靠指标,对指导临床诊断和治疗有重要价值。

(5)虹膜改变:前葡萄膜炎可引起多种改变,如虹膜肿胀、虹膜后粘连(posterior synechia of the iris)或前粘连(anterior synechia of the iris)、虹膜膨隆(iris bombe)和虹膜结节(iris nodules)等。

虹膜肿胀和变厚多见于非肉芽肿性前葡萄膜炎;虹膜与晶状体前表面因纤维素性渗出和增生性引起的粘连被称为虹膜后粘连,是前葡萄膜炎的一个常见体征(或并发症),如虹膜后粘连达到 360°,则被称为瞳孔闭锁(seclusion of pupil)(图 9-3);虹膜广泛后粘连时,房水不能由后房流向前房,导致后房压力升高,虹膜向前推移而呈膨隆状,被称为虹膜膨隆,严重

笔记

时可引起前房消失。

虹膜结节有3种类型:①Koeppe 结节(图9-4),分布于瞳孔领,可散在分布或呈项圈样分布,根据形状又分为两种:一种为绒毛状外观的结节,此多为非肉芽肿性炎症所致;另一种为"胶冻状"外观的结节,此多为肉芽肿性炎症所致;②Busacca 结节,分布于虹膜实质内,呈白色或灰白色半透明结节,数量多少不等,主要见于肉芽肿性葡萄膜炎;③虹膜实质中单个粉红色不透明的结节,此也被称为虹膜肉芽肿,主要见于结节病所引起的前葡萄膜炎,此种结节有时可被误诊为虹膜肿瘤,因此应注意鉴别。

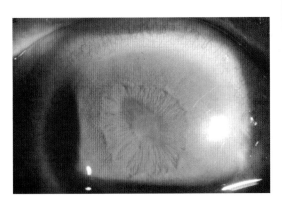

图 9-3　前葡萄膜炎病人的虹膜
完全后粘连(瞳孔闭锁)

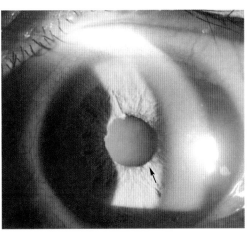

图 9-4　前葡萄膜炎所致的散在虹膜后粘连,
并可见"胶冻"样 Koeppe 结节(箭头示)

(6)瞳孔改变:急性前葡萄膜炎可引起睫状肌痉挛和瞳孔括约肌的持续性收缩,从而引起瞳孔缩小。虹膜后粘连在使用散瞳剂后不能被拉开,因粘连的范围和部位不同可有不同外观,如梨形、梅花形、心形和不规则形等(图9-5)。瞳孔区有纤维素性渗出膜覆盖时被称为瞳孔膜闭(occlusion of pupil)。

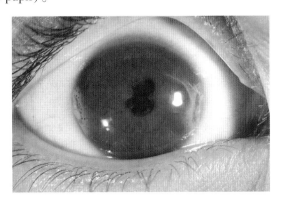

图 9-5　虹膜睫状体炎所致的瞳孔变形

(7)房角改变:前葡萄膜炎可造成房角粘连甚至关闭,也可出现类似于大的羊脂状 KP 的结节(Berlin 结节)和新生血管等改变。

(8)晶状体改变:前葡萄膜炎时,色素可沉积于晶状体前表面,新鲜的虹膜后粘连在被药物拉开后,在晶状体前表面可遗留下环形色素。慢性炎症往往引起并发性白内障。

(9)玻璃体改变:虹膜睫状体炎和前部睫状体炎时,前玻璃体内可出现炎症细胞,进入玻璃体的炎症细胞可存在相当长的时间,新鲜的炎症细胞呈圆形,圆润且光滑,分布均匀,大小一致,而陈旧性炎症细胞则显得皱缩或呈梭形,分布不均匀。

(10)眼后节改变:前葡萄膜炎一般不引起眼后节改变,但急性严重的炎症可引起反应性

笔记

囊样黄斑水肿和(或)视盘水肿。

【并发症】

1. **并发性白内障**　是常见的并发症,多见于慢性炎症或复发性炎症,是由房水改变和晶状体囊膜通透性改变等所引起。并发性白内障多为后囊下混浊,前葡萄膜炎时长期点用糖皮质激素滴眼剂,也可引起后囊下混浊。

2. **继发性青光眼**　前葡萄膜炎可因炎症细胞、纤维素性渗出以及组织碎片阻塞小梁网,或房角粘连和小梁网炎症等原因使房水引流受阻,或因瞳孔闭锁和瞳孔膜闭阻断了房水由后房进入前房等原因引起眼压升高。

3. **低眼压及眼球萎缩**　急性前葡萄膜炎通常引起轻微的眼压下降,炎症的反复发作或炎症的慢性化可导致睫状体脱离或萎缩,房水分泌减少引起眼压下降,严重者可致眼球萎缩。

（一）急性前葡萄膜炎

【临床表现】　急性起病,常有眼红、眼痛、畏光甚至流泪和视物模糊等症状,一般视力无明显下降,少数病人可有严重的视力下降。检查可见睫状充血、尘状 KP、显著的前房闪辉和大量的前房炎症细胞,可伴有前房纤维素性渗出,甚至前房积脓(图 9-6)、瞳孔缩小和虹膜后粘连。

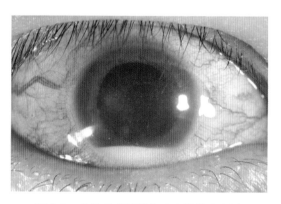

图 9-6　急性前葡萄膜炎病人的前房积脓

【诊断】　前葡萄膜炎的诊断一般不难,最重要的是要确定出葡萄膜炎的病因或类型。应详细询问有无腰骶部或腰背疼痛、关节红肿、尿道炎、消化道异常和皮肤改变等病史,实验室和辅助检查包括血常规、血沉、HLA-B27 抗原分型、骶髂关节 X 线检查和肠道内镜检查等,对怀疑病原体感染所致者,应进行相应的实验室检查,类风湿关节炎在成人一般不直接引起葡萄膜炎,因此,对成人前葡萄膜炎病人一般不需要进行类风湿因子检查。

【鉴别诊断】

1. **急性结膜炎**　呈急性发病,有异物感和烧灼感,分泌物多,可伴有眼睑肿胀,有显著的结膜充血,视力无改变,无前葡萄膜炎的体征。

2. **急性闭角型青光眼**　呈急性发病,视力突然下降,往往伴有头痛、恶心、呕吐、角膜上皮水肿、角膜雾状混浊、前房浅和前房闪辉,瞳孔呈竖椭圆形散大,眼压显著升高,而急性前葡萄膜炎则表现为 KP、前房炎症细胞、瞳孔缩小、虹膜后粘连、眼压正常或偏低,视力多无明显下降,根据这些临床特点,一般不难作出鉴别诊断。

3. **眼内肿瘤或肿瘤的眼内转移**　可引起前房闪辉、前房细胞和虹膜后粘连等一系列的炎症改变,此被称为伪装综合征。从病史、全身病变的临床检查、X 线、超声波、CT 和磁共振检查等方面可以将二者区别开来。

4. **与能引起前葡萄膜炎的全葡萄膜炎相鉴别**　全葡萄膜炎除有眼前节的改变外,尚有

笔记

视网膜或脉络膜的炎症改变,如视网膜血管炎、视网膜病灶和脉络膜肉芽肿等,前葡萄膜炎仅在个别病人可引起反应性视盘炎或囊样黄斑水肿。

【治疗】 应立即散瞳以预防虹膜后粘连和拉开新鲜的虹膜后粘连,迅速抗炎以防止眼组织的破坏和并发症的发生。

1. **睫状肌麻痹剂** 应立即使用,以预防虹膜后粘连和解除睫状肌痉挛,减轻病人疼痛。常用的睫状肌麻痹剂有以下几种:①1%~2%的阿托品眼膏或滴眼剂,其散瞳作用和睫状肌麻痹作用均强,作用时间长,约持续10~14天。在急性严重炎症时,点眼一日1~2次,但不宜久用,因其应用后可使瞳孔处于持久的扩大状态,此时也可发生瞳孔散大状态下的虹膜后粘连,其后果更为严重。②1%、2%或4%的后马托品眼膏或滴眼剂,其散瞳和睫状肌麻痹作用不及阿托品,持续时间较短,约18~36小时,可以使瞳孔处于运动状态,可有效预防虹膜后粘连,是治疗前葡萄膜炎的常用药物,每天点眼1~2次,待炎症减轻后可改为2~4天点眼一次;③托吡卡胺,散瞳和睫状麻痹作用较强,但持续时间短,约6小时,可用于炎症消退期,可每晚点眼一次,一般不影响病人的工作和学习;④散瞳合剂(1%阿托品、1%可卡因和0.1%肾上腺素等量混合),具有强大的散瞳作用,主要用于睫状肌麻痹剂点眼后不能拉开的虹膜后粘连,一般注射剂量为0.1~0.2ml,应注射至虹膜粘连和不粘连交界部位的结膜下。

2. **糖皮质激素滴眼剂** 常用的制剂有地塞米松悬液及水溶液。点眼频度视前葡萄膜炎的严重程度而定,对于前房积脓或前房内有大量纤维素性渗出的急性前葡萄膜炎,可给予0.1%地塞米松磷酸盐溶液,每15分钟点眼一次,连续4次后改为每小时一次,连续应用2~3天,往往可看到炎症消退,此时可改为每2小时点眼一次,以后应根据炎症情况逐渐调整点眼频度。

3. **糖皮质激素结膜下注射** 由于糖皮质激素滴眼剂点眼后可在房水中达到有效浓度,因此一般不需糖皮质激素结膜下注射,特别是不宜反复进行结膜下注射,对于有极为严重的前葡萄膜炎,在不宜点眼或点眼后出现明显角膜上皮改变时,可考虑给予结膜下注射,但一般不需重复给予。

4. **糖皮质激素后 Tenon 囊下注射和全身应用** 在炎症限于眼前节时,一般不需要糖皮质激素全身应用,对出现单侧反应性视盘水肿或囊样黄斑水肿的病人可给予地塞米松2.5mg后 Tenon 囊下注射,或给予泼尼松口服,开始剂量为20~30mg/d(成人剂量),早晨顿服,使用1周左右减量,整个治疗时间约2~4周。

5. **非甾体类抗炎药** 可阻断前列腺素和白三烯等花生四烯酸代谢产物,从而对葡萄膜炎,特别是手术和外伤后葡萄膜炎发挥治疗作用。对于前葡萄膜炎使用非甾体类抗炎药滴眼剂点眼,可能有治疗作用。有关口服治疗效果,目前尚有争议。

6. **病因治疗** 由感染因素所致的前葡萄膜炎少见,如确定为感染因素所致者,如结核性前葡萄膜炎和单纯疱疹病毒性前葡萄膜炎,应给予相应的抗感染治疗。

7. **并发症治疗** 并发性白内障应在炎症得到很好控制的情况下进行手术治疗,术前和术后应全身和(或)局部使用糖皮质激素,必要时应给予其他免疫抑制剂。继发性青光眼应根据其发生机制决定治疗方法:由炎症渗出物或小梁网炎症所致者,应给予糖皮质激素点眼治疗,并同时给予降眼压药物治疗,必要时联合口服或静脉滴注降眼压药物;对因广泛虹膜后粘连所致者,应在积极抗炎治疗的情况下尽早行激光虹膜切开术或行虹膜周边切除术;对于广泛房角粘连所致者,药物治疗无效时可考虑行滤过性手术,手术后葡萄膜炎是否复发是手术成功的关键所在,因此应注意术前术后给予糖皮质激素或其他免疫抑制剂。

(二)慢性前葡萄膜炎

【临床表现】 慢性前葡萄膜炎可以是急性炎症迁延而来,也可发病即表现为慢性炎症。

笔记

病人一般无睫状充血或有轻微的睫状充血,出现尘状、中等大小或羊脂状 KP、Koeppe 结节和(或)Busacca 结节,一些病人可有虹膜肿胀、脱色素、萎缩、后粘连、前粘连、房角粘连和瞳孔变形等改变,易发生并发性白内障和继发性青光眼。在病程长者,特别是少年儿童病人,易发生角膜带状变性。

【诊断】　诊断主要根据 KP、前房闪辉、虹膜和瞳孔改变。为确定病因和类型,应注意是否有全身性疾病病史或表现、有无角膜病变、KP 的特点以及虹膜有无脱色素等。对怀疑幼年型特发性关节炎伴发的葡萄膜炎,应进行抗核抗体检查,对于晶状体混浊者,可行 UBM 检查或超声波(A 超或 B 超)检查,以确定睫状体及其附近结构和玻璃体视网膜等病变。

【治疗】　对于不伴有全身性疾病的慢性前葡萄膜炎,主要给予局部治疗,如给予睫状肌麻痹剂、糖皮质激素点眼治疗(见急性前葡萄膜炎的治疗),应根据炎症的严重程度确定点眼频度;对于合并全身性疾病(如幼年型特发性关节炎和炎症性肠道疾病)者,在局部治疗的基础上往往需要全身使用免疫抑制剂;对于作为全葡萄膜炎一部分的慢性前葡萄膜炎的炎症病人,应根据疾病的类型进行治疗。

二、中间葡萄膜炎

中间葡萄膜炎(intermediate uveitis)是一组累及睫状体平坦部、玻璃体基底部、周边视网膜和脉络膜的炎症性和增殖性疾病。在早年的文献中,此病也被称为睫状体炎、睫状体平坦部炎、慢性后部睫状体炎、周边葡萄膜炎、睫状体脉络膜视网膜炎、玻璃体炎、周边葡萄膜视网膜炎、玻璃体基底部炎和周边渗出性视网膜炎等。

中间葡萄膜炎可发生于任何年龄,但多发生于青壮年及少年儿童,男女发病比例相似,双眼受累者占 63%~93%,但往往先后受累,在整个葡萄膜炎中占 2%~11%,通常表现为一种慢性炎症过程。

【病因和发病机制】　有关其病因和发病机制尚不完全清楚,一些低毒力的细菌感染、对各种物质(如肺炎球菌、葡萄球菌、花粉、尘螨、虾和蟹等)过敏、对视网膜抗原的免疫反应及血管炎等可能与此病发生有关。已经明确多种疾病(如结核、眼弓形虫、梅毒、Lyme 病、猫抓伤病、结节病、多发性硬化和 Behcet 病等)均可引起中间葡萄膜炎。

【临床表现】

1. **症状**　多数发病隐匿,病人症状可有很大不同,轻者可无任何症状,一些病人可有眼前黑影(飞蚊症),玻璃体混浊者可有视物模糊,一些病人可有眼红和眼痛,但一般无畏光和流泪症状,黄斑及视盘受累者或出现白内障者可有视力下降甚或严重下降,出现玻璃体积血和视网膜脱离时可有突然的严重视力下降。

2. **体征**　此病最典型的改变为玻璃体雪堤样改变和雪球状混浊,常伴有周边视网膜炎症病灶和静脉周围炎,易发生囊样黄斑水肿和轻至中度的眼前段炎症改变。

(1)眼前段改变　无或有轻度的睫状充血,可有尘状及羊脂状 KP,轻度至中度的前房闪辉,少量至中等量的前房细胞,可有虹膜后粘连、房角粘连和房角天幕状粘连。儿童病人发病初期可出现急性前葡萄膜炎的改变,如睫状充血、大量 KP、房水中大量炎症细胞和房水中纤维素性渗出。

(2)玻璃体及睫状体平坦部改变　玻璃体雪球状混浊和玻璃体炎症细胞最为常见,雪球状混浊是由炎症细胞凝聚而成,多见于下方玻璃体内,呈致密的圆形白色混浊小团,往往贴附于玻璃体后界膜,三面镜检查时可见其向视网膜投下的点状阴影。

雪堤样改变是发生于睫状体平坦部的一种增殖性病变,呈白色或黄白色,舌形伸向玻璃体中央,在病变明显时可以通过扩大的瞳孔看到此种病变,因此有"后房积脓"之称。雪堤样改变通常最早见于下方,随着病情加重,可以从两侧对称性地向上方睫状体平坦部延伸,严

笔记

重者可累及睫状体平坦部全周。

（3）视网膜脉络膜病变 可出现周边视网膜炎、视网膜脉络膜炎和视网膜血管炎，多发生于下方的周边部，也可见于其他象限的周边部。此外，也可出现弥漫性视网膜水肿和视盘水肿等。

【并发症】

1. **黄斑病变** 囊样黄斑水肿是常见的并发症，发生率高达 19%~83%，尤其见于有雪堤样改变的病人，尚可出现黄斑前膜和黄斑裂孔等改变。

2. **并发性白内障** 是一常见的并发症，主要表现为晶状体后囊下混浊，炎症越重，持续时间越长，越易发生此种并发症，糖皮质激素的长期应用，也可导致白内障。

3. **其他并发症** 病人尚可出现视网膜新生血管膜、玻璃体积血、增生性玻璃体视网膜病变、渗出性视网膜脱离、牵引性视网膜脱离、视神经萎缩和玻璃体后脱离等并发症。

【诊断】 中间葡萄膜炎由于炎症部位较为隐蔽，在临床上易被误诊或漏诊，在诊断时，关键是要想到中间葡萄膜炎。根据典型的临床表现，特别是玻璃体细胞多于前房炎症细胞、雪球状混浊和特征性的雪堤样改变，伴有囊样黄斑水肿、周边视网膜病灶或血管炎即可作出诊断。为了避免误诊和漏诊，对出现下列情况者应进行详细的周边眼底检查：①出现飞蚊症并有加重倾向者；②其他原因难以解释的晶状体后囊下混浊者；③不能用其他原因解释的囊样黄斑水肿。

实验室检查和辅助检查有助于揭示病因和病变的范围及特点，如抗 Lyme 病抗体检测有助于 Lyme 病的诊断，血清血管紧张素转化酶检测对结节病的诊断有帮助，胸部 X 线检查对结核和结节病等诊断有帮助；荧光素眼底血管造影有助于发现视网膜血管炎和视网膜毛细血管无灌注等病变。

【治疗】 有人认为，病人视力在 0.5 以上，后极部视网膜无明显活动性炎症者，可不给予治疗，但应定期随访观察；作者认为，只要有活动性炎症者均应给予治疗。对单眼受累者，可给予糖皮质激素，如地塞米松（5mg/ml）、曲安西龙（40mg/ml）和醋酸泼尼松龙（40mg/ml），后 Tenon 囊下注射，一般注射剂量为 0.5ml，此种注射可重复给予，但不宜长期反复给予；对于双侧受累者，应首选泼尼松龙口服，初始剂量为 0.8~1mg/(kg·d)，早晨顿服，使用 1~2 周后根据炎症减轻情况逐渐减量，维持剂量为 15~20mg/d，治疗时间一般应在半年以上，个别病人需治疗 1 年以上。对于使用免疫抑制剂治疗者，如应用环孢素[3~5mg/(kg·d)]、环磷酰胺[1~2mg/(kg·d)]、苯丁酸氮芥[0.1mg/(kg·d)]和硫唑嘌呤[1~2mg/(kg·d)]等，在治疗过程中应定期进行肝肾功能和血常规等方面的检查，以避免出现严重的副作用。

对于感染因素所致的中间葡萄膜炎，应根据确定的病原体及其药物敏感性进行相应的抗感染治疗。对于各种药物治疗无效者，可考虑进行手术治疗：睫状体平坦部和玻璃体基底部有雪堤样改变和新生血管者，可行睫状体平坦部冷凝治疗；出现视网膜新生血管者可行激光光凝治疗；对于玻璃体混浊、积血长期不能吸收或炎症顽固不退者，可考虑进行玻璃体切除术。据报道，它有可能清除玻璃体内炎症介质、有毒有害物质、抗原和改善眼内循环的作用。但值得提出的是，手术本身是一种创伤性刺激，有可能使原有炎症加重，甚至造成术后眼球萎缩，因此，在进行手术前应非常慎重，并于手术前和术后给予糖皮质激素和其他免疫抑制剂。

三、后葡萄膜炎

后葡萄膜炎（posterior uveitis）是一组累及脉络膜、视网膜、视网膜血管、视网膜色素上皮和玻璃体（有人认为尚包括视盘）的炎症性疾病。根据炎症的原发部位和主要累及部位，后

笔记

葡萄膜炎大致上分为三大类:①脉络膜炎和视网膜色素上皮炎,临床上它主要包括 Vogt-小柳原田病、交感性眼炎、匐行性脉络膜视网膜炎、急性后极部多灶性鳞状色素上皮病变和鸟枪弹样脉络膜视网膜病变(在临床上多被称为鸟枪弹样视网膜脉络膜病变)等类型;②视网膜炎,主要包括巨细胞病毒性视网膜炎、视网膜坏死综合征、眼弓形虫病(视网膜脉络膜炎)、风疹病毒感染所致的视网膜炎和真菌性眼内炎(视网膜炎)等;③视网膜血管炎,主要包括 Behcet 病性葡萄膜炎、Eales 病、疱疹病毒所致的视网膜坏死和巨细胞病毒性视网膜炎(可表现为严重的视网膜血管炎)等。

【临床表现】

1. 脉络膜炎和视网膜色素上皮炎 脉络膜炎常累及视网膜色素上皮,视网膜色素上皮炎也往往累及脉络膜,所以二者在临床上常合并存在。临床上典型的表现为视网膜下白色或黄白色病变,大小不一,稍见隆起,边界稍模糊,在病变痊愈时,可出现脉络膜瘢痕,外围以色素沉着,也可表现为弥漫性脉络膜水肿,出现"丘陵状"眼底外观,可伴有视网膜神经上皮浅脱离。玻璃体反应通常较轻或缺如,一般无前房反应或有轻微的前房闪辉和少量前房细胞。

2. 视网膜炎 典型的表现为视网膜水肿和渗出,检眼镜下可见视网膜水肿和混浊,严重者可有片状白色坏死病灶,边界模糊,也可清晰,可伴有视网膜血管炎和血管闭塞,玻璃体内常有大量炎症细胞,混浊往往较为显著,严重者难以看到眼底病变。一些病人可出现眼前段反应,特别是在急性视网膜坏死综合征病人,甚至可出现睫状充血和前房积脓(详见视网膜坏死综合征)。

3. 视网膜血管炎 视网膜血管炎可发生于静脉、动脉或毛细血管,血管炎往往表现为血管狭窄、血管鞘、血管闭塞甚至变为白线、视网膜肿胀和出血等。视网膜毛细血管炎可引起视网膜水肿、囊样黄斑水肿和视网膜新生血管等改变。多数病人有明显的玻璃体炎症反应,如出现炎症细胞、纤维素性渗出物和玻璃体积血等,少数病人可出现前房细胞和前房闪辉。

【诊断】 根据前述的临床特征,一般不难诊断出炎症所在部位,荧光素眼底血管造影和吲哚青绿脉络膜血管造影有助于确定炎症的范围和性质,并可用于评价治疗效果。值得说明的是,病因或类型的确定对疾病的治疗有重要意义。对这些病人应详细询问全身病史,特别是应询问有无口腔溃疡、皮肤病变、听力改变、胃肠道病变、皮肤和关节改变等。实验室检查有 HLA-B5 或 B51、HLA-DR4、HLA-DRw53、结核菌素皮肤试验、血清荧光密螺旋体吸附试验、性病研究实验室试验、抗疱疹病毒抗体、抗弓形虫抗体测定,血、尿和眼内液培养、特异性抗体测定和 PCR 检测等。值得提出的是,这些检查应在临床体征高度提示某种类型的炎症时才选择性进行,千万不要对患者不加选择进行这些检查,以免给诊断和治疗带来困惑。

【治疗】 后葡萄膜炎的治疗目前包括三个方面:①消除炎症,解除痛苦,保存和提高视力;②预防并发症;③预防炎症复发。

因后葡萄膜炎种类繁多,治疗也有很大不同,下面提出治疗中的几个策略:①首先选用毒副作用小的药物或对全身影响小的药物;②冲击疗法,以迅速"扑灭"严重的炎症,可选用大剂量糖皮质激素[如泼尼松 0.8~1mg/(kg·d)],以迅速控制威胁视力的后葡萄膜炎;③长期用药以治疗复发性葡萄膜炎;④联合用药治疗顽固性后葡萄膜炎;⑤使用中药以抑制免疫抑制剂的副作用和促进炎症的吸收。

常用的免疫抑制剂有糖皮质激素、环孢素、苯丁酸氮芥、环磷酰胺、硫唑嘌呤、秋水仙碱和甲氨蝶呤(所用剂量请参考中间葡萄膜炎)。新型的免疫抑制剂[如他克莫司(FK506)]和生物制剂(如抗肿瘤坏死因子的抗体或肿瘤坏死因子的可溶性受体)已开始用于临床,但用药指征、有效性和副作用等尚需进一步观察。如确定为感染因素所致者,应进行相应的抗感染治疗。

四、全葡萄膜炎

全葡萄膜炎（generalized uveitis, panuveitis）是指发生于虹膜睫状体、脉络膜、视网膜、视网膜血管和玻璃体的炎症的总称。在我国最常见的葡萄膜炎为 Vogt-小柳原田病和 Behcet 病性全葡萄膜炎等。

五、强直性脊柱炎伴发的葡萄膜炎

强直性脊柱炎（ankylosing spondylitis）是一种病因尚不完全清楚的、主要累及中轴骨骼的特发性关节炎，约 20%~30% 的病人发生急性前葡萄膜炎，此种葡萄膜炎是我国一种较为常见的葡萄膜炎类型。

【临床表现】　此病多发于青壮年，病人典型的全身表现为腰骶部疼痛，早期疼痛难以定位，可向髂嵴或大腿后放射，咳嗽和喷嚏时疼痛往往加重，常伴有脊柱强直感，以早晨起床后最为明显，活动后可逐渐缓解，严重者出现脊柱永久性强直，脊柱活动在所有平面均受限制，病人失去正常姿势，出现腰部脊椎前凸消失、胸椎后凸和胸部变平。

此病伴发的葡萄膜炎典型表现为急性炎症，呈非肉芽肿性，发病突然，出现眼红、眼痛、畏光、流泪和视物模糊等症状，检查发现睫状充血、大量尘状 KP、前房闪辉+~++、前房炎症细胞+++~++++，可出现前房内纤维素性渗出，甚至前房积脓，可出现虹膜后粘连。此种葡萄膜炎往往累及双眼，但通常是单侧发病，双眼交替发作。

【诊断】　主要根据急性前葡萄膜炎的表现、腰骶部疼痛病史和脊柱活动受限等改变。X 线检查可发现软骨板模糊、骨侵蚀、骨硬化、关节间隙纤维化、钙化、骨化及骨性强直等改变，对可疑病变可进行 MRI 或 CT 检查，HLA-B27 抗原测定对诊断有一定帮助。

【治疗】　前葡萄膜炎的治疗为局部治疗，主要使用糖皮质激素滴眼液、睫状肌麻痹剂点眼治疗（详见急性前葡萄膜炎），正确的治疗可有效预防并发症，病人视力预后一般良好。脊椎病变应就诊风湿病和其他相应专科。

六、Behcet 病

Behcet 病（Behcet's disease）是一种以复发性非肉芽肿性葡萄膜炎、复发性口腔溃疡、多形性皮肤损害、生殖器溃疡等为特征的多系统、多器官受累的自身炎症性疾病。此病主要见于远东、中东和地中海沿岸的一些国家。Behcet 病性葡萄膜炎是我国一种常见葡萄膜炎类型，多发生于 20~40 岁青壮年。

【临床表现】

1. 眼部改变　发生率约 90%，主要表现为非肉芽肿性全葡萄膜炎、视网膜炎和视网膜血管炎，约 25% 出现前房积脓。少数病人可表现为前葡萄膜炎。在眼部尚可引起角膜炎、角膜溃疡甚至穿孔、表层巩膜炎或坏死性巩膜炎。

Behcet 病性葡萄膜炎往往表现为一种复发性炎症，复发频繁，发病后有自愈倾向，但往往于恢复期即又复发，反复发作常导致视网膜萎缩、视网膜血管完全闭塞（幻影血管）（图 9-7）、视神经萎缩、并发性白内障、继发性青光眼和增生性玻璃体视网膜病变等并发症。

2. 口腔溃疡　是最常见的全身改变，发生率高达 90% 以上，通常是 Behcet 病的最初表现，为多发性，反复发作，复发间隔不等，疼痛明显，严重时影响咀嚼进食。口腔溃疡多于 7~14 天内消退。

3. 皮肤损害　发生率约 80%，呈多形性改变，最多见的为结节性红斑，表现为直径 2~5cm 大小的红斑，质硬并有压痛，于 7 天左右消退，易复发。其他皮肤病变有痤疮样皮疹、溃

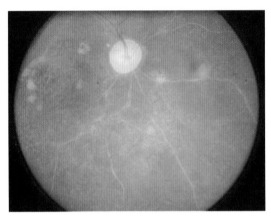

图 9-7　Behcet 病病人的视网膜血管闭塞成为白线
(幻影血管),伴视网膜萎缩

疡性皮炎、毛囊炎、脓皮病、脓疱、水疱和脓肿等。针刺处出现结节、疱疹或脓疱被称为皮肤过敏反应性试验阳性,是此病的特征性改变。

4. 生殖器溃疡　发生率为 30%~94%,多在 40% 左右。溃疡可发生于阴囊、阴茎、大小阴唇、阴蒂和阴道口附近等,疼痛明显,易复发,大的溃疡愈合后可遗留瘢痕。

5. 其他改变　关节炎发生率 50%~80%,呈急性非游走性,可表现为单关节炎、少关节炎和多关节炎,膝关节最易受累,足、手和肘关节也可受累,一般不引起关节变形;血栓性静脉炎,多见于下肢,如发生于脑和肺等重要器官,则有致命的危险;中枢神经系统异常,病人可出现脑膜炎、良性颅内压升高、精神行为异常、中枢性运动障碍、脑干和小脑异常等;胃肠道改变,主要表现为回盲部多发性溃疡,出现恶心、呕吐、腹痛、腹泻、便秘、便血、肝脾大和肛周瘘管等;尚可出现前庭功能障碍、肺的血栓性血管炎、附睾炎和淋巴腺病等。

【诊断】　目前国际上常用的标准为日本 Behcet 病研究委员会制定的标准和国际 Behcet 病研究组制定的标准。前者规定了 Behcet 病的主征、次征及相关的参考试验,将其分为完全型和不完全型两类,前者是指出现反复发作的葡萄膜炎、复发性口腔溃疡、多形性皮肤病变和生殖器溃疡 4 种主征;后者是指出现了 3 种主征或 2 种主征及其他一些病变。

国际 Behcet 病研究组制定的标准为:

1. 复发性口腔溃疡(一年内至少复发 3 次)。

2. 下面四项中出现两项即可确诊:①复发性生殖器溃疡或生殖器瘢痕;②眼部损害(前葡萄膜炎、后葡萄膜炎、玻璃体内细胞或视网膜血管炎);③皮肤损害(结节性红斑、假毛囊炎或脓丘疹或发育期后的痤疮样结节);④皮肤过敏反应试验阳性。

【治疗】　目前研究证明,Behcet 病性葡萄膜炎不宜长期大剂量使用糖皮质激素治疗,其治疗药物主要有环磷酰胺、苯丁酸氮芥、环孢素和秋水仙碱等。有时需联合用药,治疗时间一般宜在一年以上,在治疗过程中应定期进行肝肾功能、血常规和有关检查。近年来,抗肿瘤坏死因子的抗体或可溶性受体以及生物制剂 α-干扰素也开始用于对多种免疫抑制剂不敏感、葡萄膜炎复发频繁且难以控制的病人。中药对减轻病人的症状和减轻免疫抑制剂的副作用有一定效果,在治疗过程中可联合应用。

糖皮质激素可在下列情况下应用:①出现虹膜睫状体炎,特别是出现前房内纤维素性渗出和大剂量前房炎症细胞和前房积脓时,应给予糖皮质激素滴眼液频繁点眼;②出现严重的视网膜炎或视网膜血管炎,短期内即可造成视功能严重破坏者,应大剂量短期口服泼尼松;③其他免疫抑制剂治疗无效或效果不佳时,可考虑联合糖皮质激素治疗,常用剂量为 20~30mg/d。有眼前段炎症者尚应给予睫状肌麻痹剂治疗。一些新的免疫抑制剂和生物制剂的

笔记

应用尚需更多的研究始能确定。Behcet病性葡萄膜炎的并发性白内障,应在炎症完全控制的情况下进行手术治疗,手术前后尚应给予有效的免疫抑制剂。继发性青光眼应尽可能用药物治疗。

七、Vogt-小柳原田病

Vogt-小柳原田病(Vogt-Koyanagi-Harada disease)是一种病因尚不完全清楚、累及全身多个系统的炎症性疾病,典型的表现为双侧肉芽肿性葡萄膜炎,常伴有脑膜刺激征、听力障碍、耳鸣、脱发、毛发变白和白癜风等改变。此病曾被称为"Vogt-小柳原田综合征"和"特发性葡萄膜大脑炎",它多发生于色素较多的人种,是我国常见的葡萄膜炎类型之一。

【临床表现】

1. **眼部表现**　从整个病程来看,此病属肉芽肿性葡萄膜炎,但在不同炎症阶段可表现出不同的类型,如弥漫性脉络膜炎、视盘炎、神经视网膜炎、非肉芽肿性前葡萄膜炎、肉芽肿性前葡萄膜炎和全葡萄膜炎,可引起视网膜神经上皮浅脱离、渗出性视网膜脱离、并发性白内障和继发性青光眼等改变或并发症。

2. **眼外表现**　眼病前可有病毒感染样的表现,如发热、头痛、乏力、头晕和恶心等,也可出现脑膜刺激征,如颈项强直、头痛和呕吐等;在疾病过程中一些病人可有头发头皮触摸异常、头发脱落、头发及眉毛变白、白癜风、耳鸣和听力下降等改变。

【临床分期】　我国Vogt-小柳原田病病人有显著的病程演变规律,根据这一进展规律,可将其分为4期,即前驱期、后葡萄膜炎期、前葡萄膜受累期和前葡萄膜炎反复发作期。值得说明的是,这一分期反映了疾病进展的基本规律,但并非每一位病人均要经历4个期,正确治疗,可使疾病中止于某一期。

1. **前驱期**　在葡萄膜炎发生前的3~7天(偶尔可长至2周)内,病人出现发热、乏力、头痛、颈项强直、头皮过敏、耳鸣和听力下降等全身改变,也可出现眼眶疼痛、眼痛、畏光和流泪等改变。

2. **后葡萄膜炎期**　葡萄膜炎发生后2周内,病人出现双侧弥漫性脉络膜炎、视盘炎和神经视网膜炎等,可伴有神经上皮浅脱离,少数可发生临床可见的渗出性视网膜脱离,可有前驱期的一些改变。

3. **前葡萄膜受累期**　葡萄膜炎发生后2周~2个月,病人除有后葡萄膜炎期的改变外,开始出现前房闪辉、前房炎症细胞和尘状KP,一般不发生虹膜后粘连,并且此期渗出性视网膜脱离发生率增高。可有脱发、头发变白、耳鸣和听力下降等全身改变。

4. **前葡萄膜炎反复发作期**　葡萄膜炎发生2个月后,如治疗不及时或方法不正确,炎症往往成为慢性复发性炎症,眼后段炎症趋于慢性化,出现脉络膜肉芽肿性炎症改变,即Dalen-Fuchs结节;脉络膜和视网膜色素上皮脱色素引起晚霞状眼底改变(图9-8);眼前段炎症由最初的非肉芽肿性变为肉芽肿性,并且反复发作,此时易于出现并发性白内障和继发性青光眼,也可出现视网膜下新生血管膜和黄斑裂孔等,可伴有头发变白、白癜风、眉毛和睫毛变白等全身改变。

【诊断】　由于此病在不同时期有不同的表现,所以要正确诊断此病必须熟悉各个时期的临床特点。荧光素眼底血管造影和吲哚青绿脉络膜血管造影对诊断有很大帮助。后葡萄膜炎期和前葡萄膜受累期,荧光素眼底血管造影可发现早期多发性点状强荧光,并逐渐扩大融合成湖状,在前葡萄膜炎反复发作期,可见虫蚀样荧光和窗样缺损。吲哚青绿脉络膜血管造影在后葡萄膜炎期和前葡萄膜受累期,可发现弱荧光黑斑、局灶性强荧光、脉络膜血管节段性扩张、血管壁染色及渗漏和视盘染色等,在前葡萄膜炎反复发作期,仍可有上述病变,但一般没那么典型。OCT检查在疾病早期可发现视网膜神经上皮脱离、视盘肿胀,在后期可发

笔记

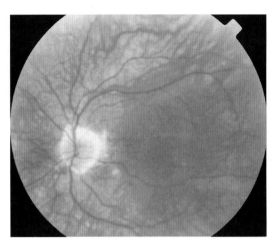

图9-8 Vogt-小柳原田病病人的晚霞状眼底改变，
呈不均一的红色改变

现少部分病人有视网膜下新生血管、黄斑囊样水肿等改变。超声波检查在发病早期可见脉络膜增厚和渗出性视网膜脱离等改变。发病早期进行脑脊液检查，可发现淋巴细胞增多，此对诊断有重要价值，但在后期，有关此项检查的意义目前仍有争议。

【治疗】 对初发者一般给予泼尼松口服治疗，初始剂量为 0.8～1mg/（kg·d），应用8～14天后开始减量，成人维持剂量为 15～20mg/d，治疗需 8 个月或更长时间。对于葡萄膜炎复发的病人，应给予环孢素［3～5mg/（kg·d）］、环磷酰胺［1～2mg/（kg·d）］和苯丁酸氮芥［0.1mg/（kg·d）］等免疫抑制剂，治疗一般需持续 1 年以上，在治疗过程中应根据病人情况调整剂量，效果不佳时可联合小剂量糖皮质激素治疗。

并发性白内障应在规范治疗使炎症完全控制后行手术治疗，术前及术后应给予糖皮质激素和其他免疫抑制剂。继发性青光眼应根据其发生机制，施以不同的治疗方法。

八、交感性眼炎

交感性眼炎（sympathetic ophthalmia）是发生于单侧眼球穿通伤或内眼术后的一种双侧肉芽肿性葡萄膜炎。受伤眼或手术眼被称为诱发眼或刺激眼，另一眼则被称为交感眼。

【临床表现】 多发生于伤后 2 周～2 个月内。可表现为前葡萄膜炎、中间葡萄膜炎、后葡萄膜炎或全葡萄膜炎，病人可有畏光、流泪、睫状充血、羊脂状 KP、前房闪辉、前房炎症细胞、虹膜肿胀、虹膜后粘连、Koeppe 结节和（或）Busacca 结节、弥漫性脉络膜炎、脉络膜视网膜炎、渗出性视网膜脱离、视盘水肿和视网膜血管鞘，病程长者可出现晚霞状眼底和 Dalen-Fuchs 结节，也可有类似 Vogt-小柳原田病的眼外表现，如白癜风、毛发变白、脱发、听力下降和脑膜刺激征等。其诊断主要根据眼外伤病史及双侧肉芽肿性葡萄膜炎，治疗主要使用糖皮质激素联合其他免疫抑制剂（详见第十六章第三节）。

九、Fuchs 综合征

Fuchs 综合征（Fuchs syndrome）是一种主要累及单眼的伴有虹膜脱色素的非肉芽肿性虹膜睫状体炎。此病也被称为 Fuchs 虹膜异色性虹膜睫状体炎和 Fuchs 虹膜异色性葡萄膜炎。此病多发生于 20～50 岁的成人，单眼受累者占 90%，男女发病比例相似，在葡萄膜炎中占0.1%～7%。

【临床表现】 隐匿发病，可有视物模糊和眼前黑影等症状，出现并发性白内障和继发性青光眼时可有明显的视力下降。

眼部检查可见以下特征：①安静的白眼，即不出现睫状充血、瞳孔缩小、畏光、流泪和眼痛等;②轻度的前房反应,即病人可有轻度的前房闪辉,少量炎症细胞;③特征性 KP,此综合征的 KP 多为中等大小或星形,常弥漫性分布于角膜后,也可分布于瞳孔区或呈三角形分布,KP 有时常年不退;④虹膜脱色素、虹膜萎缩和异色是此综合征的一个重要体征,由于国人虹膜色素浓集,脱色素很难达到虹膜异色的程度,因此在我国此类病人中,虹膜异色很少出现;⑤不出现虹膜后粘连,但在病人白内障摘除及人工晶状体植入术后可发生虹膜后粘连;⑥虹膜结节,主要出现绒毛状 Koeppe 结节,偶尔出现 Busacca 结节;⑦个别病人出现周边部视网膜脉络膜炎症病灶。

【诊断】　Fuchs 综合征的诊断主要基于临床表现,特别是特征性 KP、虹膜脱色素和无虹膜后粘连对诊断有重要价值。由于虹膜异色不明显,所以 Fuchs 综合征常被误诊和漏诊,在检查病人时,一定要仔细对比双侧虹膜,并结合其他眼部体征全面考虑。

【治疗】　Fuchs 综合征一般不需要糖皮质激素点眼治疗,更不需用眼周注射或全身治疗。在前房炎症明显时,可给予短期糖皮质激素滴眼剂点眼治疗;非甾体类抗炎药的作用尚有待于确定;一般不应使用睫状肌麻痹剂;对并发性白内障,可行超声乳化和人工晶状体植入术,通常可获得较好的效果;对眼压升高者,应给予降眼压药物,对药物治疗无效者,可根据情况进行抗青光眼手术治疗。

十、急性视网膜坏死综合征

急性视网膜坏死综合征(acute retinal necrosis syndrome,ARN)是由疱疹病毒感染引起的炎症性疾病,典型的表现为从周边部向后极部推进的视网膜坏死病灶,以视网膜动脉炎为主的血管炎、明显的玻璃体混浊和后期的视网膜脱离。此综合征在早年文献中被称为"桐泽型葡萄膜炎"、"周边视网膜坏死伴有血管原因所致的视网膜脱离"和"坏死性血管闭塞性视网膜炎"等。此综合征多发生于 15~75 岁,男性稍多于女性,单侧受累多见。

【临床表现】　病人多为隐匿发病,可有眼红、眼痛和眶周疼痛,多有视物模糊和眼前黑影,黄斑受累时可有视力下降或显著下降,晚期发生的视网膜脱离可使中心视力显著下降。检查可有以下改变:①眼前段改变:睫状充血、细小或羊脂状 KP,轻度至中度前房闪辉和前房炎症细胞,极少数病人可有前房积脓;②玻璃体混浊和炎症细胞浸润是必不可少的体征,通常为中度以上混浊和大量的炎症细胞,后期可有严重玻璃体混浊和液化,也可出现增殖性改变;③视网膜坏死,最早出现于中周部,呈黄白色斑块状,显得致密增厚,边界清晰,可发生融合,呈片状或地图状,随着时间推移,坏死病变呈环状并向后极部推进,后期可出现视网膜萎缩;④视网膜血管炎,主要累及视网膜小动脉,出现血管鞘和血管闭塞,可发生于坏死区,也可发生于非坏死区,可伴有散在的小或中等大小的片状出血;⑤全身表现,一些病人在眼发病前有眼带状疱疹、皮肤损害、单纯疱疹病毒性皮肤溃疡和脑炎等;⑥并发症,视网膜脱离是常见的并发症,发生率达 75% 以上,常发生于疾病的恢复期,多为孔源性视网膜脱离;也可发生渗出性视网膜脱离(疾病早期)、视网膜和(或)视盘新生血管膜以及并发性白内障等。

【诊断】　根据典型的临床表现,一般不难诊断,但对于不典型病例,应借助于实验室检查,如血清、眼内液抗体测定,玻璃体及视网膜组织活组织检查,眼内标本可用于病毒培养、涂片和聚合酶链反应(PCR)检测。

【治疗】

1. 抗病毒药物　①阿昔洛韦,对单纯疱疹病毒 I 型、II 型和水痘-带状疱疹病毒均有抑制作用,开始剂量为 10~15mg/kg,静脉滴注,每日 3 次,治疗 10 ~ 21 天,改为 400~800mg 口服,一日 5 次,连用 4~6 周;②更昔洛韦,对水痘-带状疱疹病毒有较好的抑制作用,因此对此种病毒引起的 ARN 应选用此药,对阿昔洛韦治疗无效的病人,也应选用此药,初始剂量为

笔记

5mg/kg,静脉滴注,每日2次,治疗3周后改为5mg/（kg·d）,静脉滴注,连用4周。

2. **糖皮质激素** 可抑制病毒引起的免疫应答,有助于玻璃体混浊的吸收和视网膜炎症的吸收,但它可促进病毒复制,所以在应用时应权衡利弊。在有效抗病毒治疗的前提下,可给予泼尼松口服,剂量为1mg/（kg·d）,1周后即应逐渐减量,治疗时间一般为2~6周。

3. **抗凝剂** 可选用肝素,也可选用小剂量的阿司匹林口服（100~400mg/d）。

4. **激光光凝及手术治疗** 光凝对预防视网膜脱离可能有一定的作用,但激光的刺激也可能导致炎症加重,在应用时应权衡利弊。发生孔源性视网膜脱离时,应进行玻璃体切除术,并根据情况联合玻璃体内气体填充和硅油填充等。

第三节 葡萄膜先天异常

多与眼在胚眼时期中胚裂闭合不全有关。

一、无虹膜

无虹膜（aniridia）是一种少见的眼部先天畸形,几乎都是双眼受累。常伴有角膜、前房、晶状体、视网膜和视神经异常,属常染色体显性遗传。虹膜完全缺失,可直接看到晶状体赤道部边缘、悬韧带及睫状突。可有畏光及各种眼部异常引起的视力低下,较多病人因进行性角膜混浊、晶状体混浊或青光眼而失明。为减轻畏光不适,可戴有色眼镜或角膜接触镜。

二、虹膜缺损

虹膜缺损（coloboma of the iris）分为典型性和单纯性两种。典型性虹膜缺损是位于下方的完全性虹膜缺损,形成梨形瞳孔,尖端向下,与手术切除者的不同在于其缺损边缘为色素上皮所覆盖,常伴有其他眼部先天畸形,如睫状体和脉络膜缺损等。单纯性虹膜缺损为不合并其他葡萄膜异常的虹膜缺损,表现为瞳孔缘的切迹、虹膜的孔洞、虹膜周边缺损、虹膜基质和色素上皮缺损等,多不影响视力。

三、瞳孔残膜

瞳孔残膜（residual membrane of the pupil）为胚胎时期晶状体表面的血管膜吸收不全的残迹。有丝状和膜状两种,一般一端始于虹膜小环,另一端附着在对侧的虹膜小环外,或附着于晶状体前囊。通常不影响视力和瞳孔活动,不需要治疗。但对于影响视力的厚瞳孔残膜,可行手术或激光治疗。

四、脉络膜缺损

脉络膜缺损（coloboma of the choroid）分为典型和非典型。典型的脉络膜缺损多双眼发生,位于视盘下方,也有包括视盘在内。缺损区表现为无脉络膜,通过菲薄的视网膜透见白色巩膜,边缘多整齐,有色素沉着,常伴有小眼球、虹膜异常、视神经异常、晶状体缺损以及黄斑部发育异常等。非典型者较少见,多为单眼,可位于眼底任何部位,黄斑区缺损最多见,中心视力丧失,其他与典型者相似。无特殊治疗,并发视网膜脱离时可手术治疗。

第四节 葡萄膜肿瘤

一、脉络膜血管瘤

脉络膜血管瘤（choroidal hemangioma）为先天性血管发育畸形。伴有颜面血管瘤、或脑

笔记

膜血管瘤以及青光眼,称 Sturge-Weber 综合征。多发生于青年人。病变常从视盘及黄斑附近开始,可为孤立性,表现为一个淡红色的圆形或近似球形隆起;也可为弥漫性,表现为广泛、弥漫、扁平、边界不清楚的番茄色增厚。易引起视网膜脱离而致视力严重减退,或因并发顽固性青光眼而失明。B 型超声、彩色多普勒超声及 FFA 检查对诊断有较大帮助。可采用激光治疗。根据肿瘤位置可手术切除,γ 刀也是有效的治疗方法。

二、脉络膜恶性黑色素瘤

脉络膜恶性黑色素瘤(choroidal malignant melanoma)是成人最常见的眼内恶性肿瘤。多见于 50～60 岁,性别差异不大,常为单侧性,很少累及双眼。恶性程度较高,易经血行转移到肝及身体其他部位。病理学显示,肿瘤生长方式以蘑菇形生长最常见,其次是局限性扁平状或结节状,根据瘤细胞的形态和预后的关系,一般将脉络膜恶性黑色素瘤分为 4 种类型:梭形细胞型、混合细胞型、上皮样细胞型及坏死型黑色素瘤。

【临床表现】　肿瘤大多起源于脉络膜外层,可发生于脉络膜任何部位,但好发于后极部,如肿瘤侵犯黄斑部可有视力下降或视物变形。根据肿瘤生长情况,可分为局限型和弥漫型两种,前者居多。

1. **局限型**　早期因受巩膜与 Bruch 膜的限制,肿块仅能沿脉络膜平面扩张,呈扁豆状,眼底隆起不明显,肿瘤表面的视网膜除表现为血管轻度爬行外,一般改变不大,发展也较缓慢。一旦穿破 Bruch 膜,限制作用消除,肿瘤进入玻璃体,其头部以及视网膜下肿瘤均迅速增长,而颈部则受到 Bruch 膜裂口的影响,以致形成底大、头圆和颈部狭窄的典型菌状外观;同时肿块将视网膜顶起,可造成范围逐渐扩大的继发性视网膜脱离。肿瘤发展到一定阶段,在赤道部压迫涡静脉,将虹膜和晶状体推向前,压迫房角可导致眼压急剧上升,呈现急性闭角型青光眼症状,肿瘤如继续生长,可通过涡静脉与睫状血管的血管周围间隙或直接从巩膜穿出而蔓延到眼外,但较多的是血行转移。

2. **弥漫扁平型**　特点是血管较少,常沿脉络膜水平发展,呈普遍性增厚而隆起不明显。因病程长和发展慢,眼底无明显隆起,视力较少受累而易被忽视,易发生眼外和全身转移,预后甚差。可因渗出物、色素及肿瘤细胞阻塞房角、肿瘤压迫涡静脉或肿瘤坏死所致的大出血,引起继发性青光眼;肿瘤可因血供不足而发生坏死,引起葡萄膜炎或全眼球炎。

【诊断】　肿瘤高度恶性,晚期可因全身转移导致死亡,故应尽早作出正确诊断,采取有效治疗。由于肿瘤好发于后极部,病人较早出现视物变形、变小、中心暗点、相应部位的视野缺损以及眼底改变,因此详细了解病史和检查很重要。早期诊断有时较困难,可借助于荧光素眼底血管造影、CT、MRI 及超声波检查帮助诊断。

影像学检查特点:B 超示玻璃体内肿块呈蕈状或半球形(图 9-9),前部回声强,后部回声弱;肿瘤内部回声呈现挖空现象,肿瘤后极的脉络膜呈现缺损区称脉络膜凹陷,肿瘤后常常出现声影,为红蓝色条,片状分布。MRI 扫描有较大诊断意义,肿瘤影像特征为 T1WI 高信号,T2WI 低信号。但要注意脉络膜内出血在一定时间内也可表现为此信号特征,应注意鉴别。荧光素眼底血管造影示早期肿瘤区以无荧光为主,中期肿瘤处出现较强的荧光渗漏点,视网膜血管扩张;晚期则为斑驳状或弥漫性荧光,其中瘤体内脉络膜粗大血管与视网膜血管同时显影,呈双循环征,具有诊断价值。吲哚青绿脉络膜血管造影示部分病人肿瘤区始终不显荧光,有的早期不显荧光,晚期有弱荧光、点状荧光或融合荧光,62.5% 的病人肿瘤区可见粗大血管迂曲,称为诊断特征的瘤体血管,有助于诊断脉络膜恶性黑色素瘤。

【治疗】

1. **光凝**　光凝是治疗小脉络膜恶性黑色素瘤的方法。肿瘤直径<8mm,厚度<3mm 者,如肿瘤位于赤道部后,可考虑采用激光光凝。

笔记

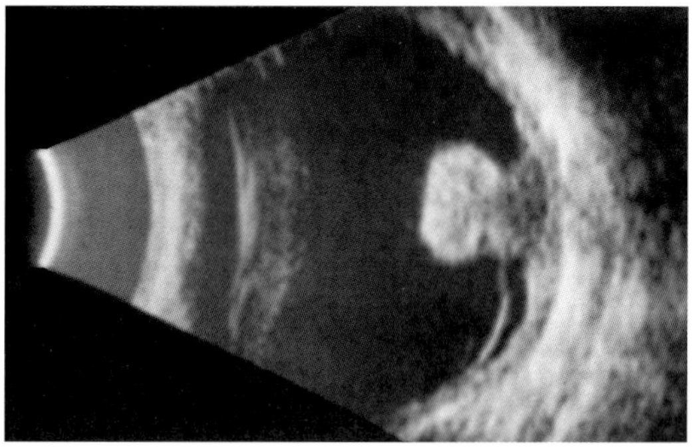

图 9-9 脉络膜恶性黑色素瘤病人眼部 B 超检查
可见玻璃体腔内肿块呈蕈状

2. 经瞳孔温热疗法 是利用热效应使肿瘤细胞膜性结构破坏,蛋白质变性,肿瘤血管闭塞,从而达到杀伤肿瘤细胞的目的。

3. 放射疗法 放射敷贴疗法是一种近距离放射治疗,是多年来治疗脉络膜恶性黑色素瘤最常用的方法之一,几年前流行^{60}Co,最近多用^{125}I和^{106}Ru。随着放射治疗技术的革新,敷贴放疗可治疗位于眼内任一部位的黑色素瘤。γ刀也是有效的治疗方法。

4. 局部切除术 局部切除脉络膜恶性黑色素瘤不仅可以保留患眼,挽救视力,而且对切除组织的病理检查可以用于诊断。随着玻璃体手术技术的完善,肿瘤直径<16mm,厚度<5mm,无玻璃体种植,全身情况好,无全身及眼部转移,尚存一定视力的年轻病人或肿瘤性质难以确定或良性肿瘤者,可优先考虑肿瘤切除术。

眼球摘除术:眼球摘除适用于肿瘤直径>16mm,厚度>10mm者或肿瘤累及眼内大多数组织的进展性肿瘤和继发青光眼肿瘤,侵犯视神经的患眼,眼球摘除切断视神经前避免钳夹视神经,同时应切除较长的视神经。

眶内容剜除术:对于蔓延于球外的肿瘤应行眶内容剜除术。

三、脉络膜转移癌

脉络膜转移癌(choroidal metastatic carcinoma)是由原发于身体其他部位的癌瘤栓子,经血流沿着睫状后短动脉而转移到脉络膜的一种转移性肿瘤。多见于40~70岁的女性,多为单眼。左眼多于右眼,这是因左侧颈总动脉直接从主动脉弓上发出,癌瘤栓子经此上行转移到眼内较右侧方便之故。原发肿瘤以乳腺癌为最常见,约占60%~70%,肺癌次之,其他包括肾癌、消化道癌、甲状腺癌和肝癌等的转移。由于转移癌生长较快,可压迫睫状神经,早期有剧烈眼痛和头痛。早期眼底表现为后极部视网膜下黄白色或灰黄色、结节状的扁平隆起,或伴以小出血灶及色素沉着,病灶表面的视网膜因有水肿而呈灰白色。转移灶常为多发性,增大后互相融合,在眼后极部呈现为扁平型隆起,随着病变的增大变高,视力相应减退,屈光度偏向远视,最后引起视网膜脱离和视力丧失。由于眼部肿瘤由原发灶转移而来,其他器官往往也受到侵犯,特别是肺部和颅内。为尽可能延长生命和挽救视力,应积极治疗原发病灶,对眼部转移灶可作放射治疗或化疗。一般多为晚期,除非为解除疼痛,眼球摘除术已无治疗意义。

（杨培增　褚仁远）

参 考 文 献

1. 杨培增.临床葡萄膜炎.北京:人民卫生出版社,2004

2. Amadi-Obi A,Yu CR,Liu X,et al.TH17 cells contribute to uveitis and scleritis and are expanded by IL-2 and inhibited by IL-27/STAT1.Nat Med,2007,13(6):711-718

9-1
二维码 9-1
扫一扫,测
一测

笔记

3. Ahn JK,Yu HG,Chung H,et al.Intraocular cytokine environment in active Behcet uveitis.Am J Ophthalmol, 2006,142(3)：429-434

4. Yang P,Fang W,Meng Q,et al.Clinical features of Chinese patients with Behcet's disease.Ophthalmology, 2008,115(2)：312-318

5. Rao NA,Sukavatcharin S,Tsai JH.Vogt-Koyanagi-Harada disease diagnostic criteria.Int Ophthalmol,2007,27(2-3)：195-199

6. Yang P,Ren Y,Li B,et al.Clinical characteristics of Vogt-Koyanagi-Harada syndrome in Chinese patients.Ophthalmology,2007,114(3)：606-614

7. 杨培增,张震,工红,等.葡萄膜炎的临床类型及病因探讨.中华眼底病杂志,2002,18(4):253 255

8. Chang JH,McCluskey PJ,Wakefield D.Acute anterior uveitis and HLA-B27.Surv Ophthalmol,2005,50(4)： 364-388

9. 杨培增.葡萄膜炎诊断与治疗.北京:人民卫生出版社,2009

10. Fang W,Zhou H,Yang P,et al.Longitudinal quantification of aqueous flare and cells in Vogt-Koyanagi-Harada disease.Br J Ophthalmol,2008,92(2):182-185

笔记

第十章

玻璃体病

本章学习要点

- 掌握：玻璃体混浊和玻璃体积血的临床表现、诊断和治疗。
- 熟悉：玻璃体液化、后脱离与变性；增殖性玻璃体视网膜病变的临床表现与治疗；玻璃体手术的适应证。
- 了解：玻璃体炎症；玻璃体手术的并发症。

关键词 玻璃体混浊 玻璃体积血 玻璃体切除术

第一节 概 述

一、玻璃体解剖生理

玻璃体（vitreous body）为无色透明的凝胶体，位于晶状体后方，视网膜的前方，充满眼球后4/5的空腔。玻璃体的形状在一定程度上取决于周围组织的形状，基本呈球形。晶状体与玻璃体间有一Berger间隙，在病理状态下，炎症细胞及出血等常在此间隙内积聚。玻璃体与周围组织存在着粘连。绝大部分玻璃体表面与视网膜接触，但在玻璃体基底部、视盘、黄斑、视网膜大血管附近及晶状体背面粘连比较牢固。玻璃体基底部为锯齿缘前2mm至后4mm的环形区域，此处玻璃体胶原细纤维含量特别丰富，穿过内界膜插入视网膜与Müller细胞相连接，是玻璃体与视网膜粘连最紧密的部分，不易与视网膜分离。玻璃体基底部在临床和病理上均具有重要意义。玻璃体与晶状体的紧密粘连处在晶状体背面，即玻璃体晶状体囊韧带。这一紧密附着在儿童和年轻人很强，年老时变弱。玻璃体并非完全均一的胶质，包括玻璃体皮质、中央玻璃体和中央管。中央管（central canal）又称Cloquet管（Cloquet canal），为玻璃体中央的潜在透明浓缩组织，是原始玻璃体动脉萎缩后的残留痕迹。中央玻璃体（central vitreous）是玻璃体的主要组成部分，即位于Cloquet管和玻璃体皮质之间。玻璃体皮质最表层浓缩形成类似于膜状结构，由玻璃体基底部向前至晶状体赤道部之间的膜称为前界膜（anterior border layer），由基底部向后延伸的称为后界膜（posterior border layer）（图10-1）。

玻璃体主要成分是水和胶质，胶质主要由胶原细纤维支架和交织其间的大分子透明质酸组成。玻璃体的胶原细纤维属Ⅱ型胶原，无分支，胶原细纤维随意排列成网状，构成玻璃体支架，使玻璃体具有一定的刚性和塑性。透明质酸分子很大，可与其60倍重量的水结合，从而使玻璃体具有一定的黏性和弹性。胶原细纤维在玻璃体基底部密度最高，其次为皮质，纤维走向较一致，中央玻璃体含量最少，纤维走向杂乱无章。透明质酸的分布在皮质处最多，移向前方及中央时浓度逐渐减少。干扰二者及其相互作用的任何因素都可导致玻璃体

笔记

116

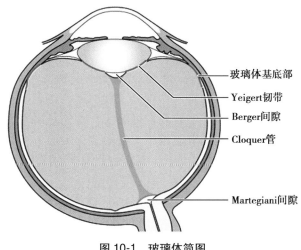

图 10-1 玻璃体简图

液化。玻璃体内含有两种细胞,即玻璃体细胞和成纤维细胞,主要分布在玻璃体基底部与皮质处,玻璃体细胞合成透明质酸,成纤维细胞可能与合成胶原有关。两种细胞在病理情况下都可增生,参与增殖性玻璃体视网膜病变。另外,玻璃体还含有少量可溶性蛋白、葡萄糖、氨基酸和电解质等。玻璃体发育成熟后无再生能力,一旦损失,由房水等眼内液替代。玻璃体切除后由于视网膜失去了玻璃体支撑,若发生孔源性视网膜脱离其发展将更迅速。玻璃体内无血管,新陈代谢缓慢,玻璃体感染时病原体很容易繁殖。因存在血-视网膜屏障,全身及局部给药很难进入玻璃体。

二、玻璃体的功能

玻璃体的功能为:①对眼球生长发育起重要作用,在胚胎期和出生后,玻璃体的发育和增长对眼球的增大具有决定性作用;②保持玻璃体腔高度透明。由于玻璃体主要由水(99%)、胶原支架及透明质酸组成,无色透明,对光线散射极少,可使进入眼内的光线顺利有效地到达视网膜;③对晶状体和视网膜等周围组织的支持和减震作用,玻璃体凝胶具有刚性、塑性和黏弹性,可吸收眼球运动和受外力冲击时的震荡力;④代谢作用,玻璃体内含有葡萄糖、氨基酸、电解质和维生素 C 等,对晶状体和视网膜的代谢有支持和补充的作用;⑤屏障作用,玻璃体内胶原与透明质酸的结构有"分子筛"作用,能阻止大分子物质进入玻璃体凝胶内,保持玻璃体和相邻组织内环境的稳定,并阻止有害物质、细胞和病原体的侵入。

三、玻璃体病理

玻璃体疾病的病理改变主要表现为液化、混浊、纤维组织增殖及收缩等。病变可为先天发育性,也可由于感染、外伤、寄生虫、炎症及出血等多种原因引起。玻璃体可因各种因素影响而发生变性,主要表现为玻璃体凝胶主体的液化和凝缩,称为玻璃体液化(syneresis,liquefaction)。玻璃体液化后易发生玻璃体后脱离(posterior vitreous detachment,PVD)。玻璃体内固体成分集聚,或有血液及其他有形成分侵入,出现不透明体,称为玻璃体混浊。玻璃体混浊是玻璃体疾病的常见体征。玻璃体纤维组织增殖主要表现为玻璃体内纤维膜或条索形成,由于纤维增殖组织常与视网膜相连,易引起牵拉性视网膜脱离。其他病理改变将在具体疾病中论述。

第二节 玻璃体疾病

一、玻璃体液化及后脱离

玻璃体液化和后脱离是比较常见的玻璃体疾病。

笔记

【病因和发病机制】 玻璃体液化是由于年龄增长或某些疾病引起的玻璃体内代谢变化,或因长期光照使视网膜代谢产生自由基引起的光中毒,导致透明质酸大分子降解,胶原细纤维支架塌陷浓缩,水分析出,凝胶变性而成为液体。最常见于老年人和高度近视病人,后者年轻时即可出现。无晶状体眼、炎症、出血、外伤和异物等也与玻璃体液化有关。玻璃体液化的发病率随年龄和眼轴长度的增加而增高。玻璃体液化多先从玻璃体中央部开始,可能与此处胶原细纤维较少及透明质酸浓度较低有关。首先是出现小液化腔,随着液化过程不断地持续,更多水分析出,小液化腔逐渐扩大并融合为大腔。在裂隙灯下观察,玻璃体腔内有光学空隙,附近有点状白色混浊或膜状有形成分漂浮,并随眼球运动上下浮动,若靠近或位于视轴上时,便可产生飞蚊症,视力一般不受影响。

玻璃体后脱离是玻璃体最常见的年龄相关性改变,即玻璃体皮质与视网膜表面的分离。PVD通常发生于玻璃体液化的基础上,玻璃体液化后形成大液化腔,腔中液体经视盘前方的后皮质孔进入玻璃体后间隙,尚未液化的玻璃体凝胶稍重,故下沉并前移,玻璃体后皮质与视网膜迅速分离。进入玻璃体后间隙的液体,在眼球运动时因惯性作用而不断地扩大后脱离的范围,直至成为完全性后脱离。玻璃体内聚集的成束纤维进一步收缩,除引起后脱离外,还引起玻璃体塌陷。

【临床表现】 玻璃体后脱离起病突然,可无任何先兆,主要症状有飞蚊症和闪光感。由于玻璃体与视盘边缘粘连紧密,分离后在视网膜前出现一个如视盘大小的环形混浊物,称为Weiss环,日后此环可变形或下沉。进入眼内的光线将其投影在视网膜上可产生飞蚊症。已脱离的玻璃体在眼球运动时可牵拉玻璃体视网膜粘连处,刺激局部视网膜产生闪光感,还可因惯性而撞击视网膜,引起闪光感。

由于玻璃体基底部、视盘、黄斑及视网膜大血管附近,玻璃体与视网膜粘连紧密,玻璃体后脱离后,虽然大部分区域的玻璃体已与视网膜分离,但以上四处玻璃体可能仍然附着,在眼球运动时对视网膜产生前后方向或切线方向的牵拉力,引起周边部视网膜裂孔或黄斑裂孔。玻璃体发生后脱离时,部分病例可伴视网膜裂孔形成,多见于上方视网膜。若撕破与玻璃体粘连的视网膜血管则引起玻璃体积血。玻璃体后脱离也是引起玻璃体积血的重要原因。

【诊断】 诊断玻璃体后脱离除根据病人年龄和典型的飞蚊症及闪光感外,客观检查中也能观察到玻璃体后脱离现象。部分病人可看到Weiss环,这是玻璃体后脱离的确切体征。用前置镜或三面镜在裂隙灯下检查,可看到波浪形的玻璃体后皮质,其后方为无结构的光学空间。如嘱病人突然停止眼球运动后立即检查,可看到仍在运动的后皮质。

【治疗】 因此,凡有典型飞蚊症和闪光感的病人,特别是中老年病人,都应充分散瞳后详细检查眼底,包括眼底的远周边部,一旦发现视网膜裂孔,应立即治疗或密切随访,避免发展为视网膜脱离。此外,炎症、出血和外伤等也可引起玻璃体后脱离。

二、玻璃体视网膜界面异常

玻璃体视网膜界面异常(vitreous retinal interface abnormalities)主要包括玻璃体黄斑牵拉综合征、特发性视网膜前膜和特发性黄斑裂孔。后两种在视网膜病章节中介绍。

玻璃体黄斑牵拉综合征(vitreous macular traction syndrome, VMT)是玻璃体视网膜界面异常的一种。原因可能是玻璃体后皮质和视网膜分离不完全,玻璃体与黄斑区以及视盘之间存在异常粘连和牵拉,黄斑区出现血管扭曲、变形和抬高,也可出现浅脱离(图10-2)。荧光素眼底血管造影检查可出现黄斑区视网膜血管荧光素渗漏。本病可为双侧,病人可有视物变形和视力下降。如果视力下降明显,可行玻璃体切除术。

笔记

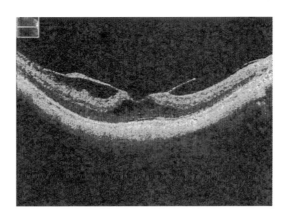

图 10-2 玻璃体黄斑牵拉综合征（OCT 图像）

三、玻璃体混浊

玻璃体混浊（vitreous opacities）不是一种独立疾病，而是某些眼病的共同表现，主要由以下病变引起：

1. **玻璃体积血** 是引起玻璃体混浊的主要原因。因视网膜血管炎、视网膜静脉阻塞、糖尿病视网膜病变、高血压、外伤或手术引起的出血进入玻璃体；也可由玻璃体后脱离拉破血管所致。在血液进入及吸收过程中形成鲜红色、黄白色和灰白色的片状或团状混浊。

2. **葡萄膜炎症** 前部、中间部和后部葡萄膜炎的炎性渗出物和炎症细胞均可进入玻璃体腔，形成灰白色尘埃状、絮状或团块状混浊。眼外伤和葡萄膜炎等可使色素颗粒进入玻璃体腔。

3. 寄生虫及其代谢产物、眼内肿瘤或全身其他部位肿瘤的眼部转移，都可引起玻璃体混浊。

4. 玻璃体内异物存留。

5. **玻璃体内纤维组织增殖** 眼外伤、出血和糖尿病等可引起玻璃体组织增殖，出现不透明体。

6. **玻璃体变性** 多见于老年人及高度近视病人，玻璃体透明质酸解聚液化。糖尿病及高胆固醇血症病人玻璃体内可有胆固醇结晶体沉着。

玻璃体混浊最主要的症状就是飞蚊症（muscae volitants，floaters），即眼前有飘动的小黑影，形态不一，对视力的影响因混浊部位和程度而异。正常人注视白色物体或蓝色天空时，眼前也可有飘动的小点状、蜘蛛状、串珠状或细丝浮游物，有时闭眼亦可看到，但客观检查却不能查到任何的玻璃体病变，此现象称为生理性飞蚊症。一般认为是由于玻璃体皮质中细胞或视网膜血管内血细胞在视网膜上的投影所致。

对于玻璃体出现不透明体，应详细检查眼底，尤其是周边部，进行原发病诊断，而不是简单地诊断为玻璃体混浊，延误原发病的治疗。

知识拓展

激光玻璃体消融术

玻璃体混浊药物治疗的效果不确切。近年来，Nd：YAG 激光玻璃体消融术为玻璃体混浊病人带来了希望。采用 Ultra Q™ Nd：YAG 激光器（Ellex Medical Lasers，Australia）对玻璃体混浊物逐个击射，使其气化来进行治疗，获得显著疗效。

笔记

四、星状玻璃体变性

星状玻璃体变性(asteroid hyalosis)好发于 50 岁以上中老年人。75% 为单眼发病。男女发病比例无差异。虽有明显玻璃体混浊,但极少影响视力,多数是在体检或因其他眼病做眼底检查时偶然发现。裂隙灯下可观察到无数的乳白色星状小体,粘连于玻璃体胶原纤维上,眼球转动时,仅在原位抖动,不出现下沉,无明显玻璃体液化,眼底结构仍可看清。混浊体的成分为含钙和磷的脂质。混浊体与玻璃体纤维联系密切,可能是玻璃体纤维变性的结果。

本病通常不影响视力,一般无需治疗。仅在混浊十分浓密并影响视力时才考虑玻璃体切除术。

二维码 10-1
扫一扫,获取星状玻璃体变性精彩图片

五、闪辉性玻璃体液化

闪辉性玻璃体液化(synchysis scintillans)或称玻璃体胆固醇沉着变性(cholesterolosis),通常在 40 岁以前发病。双眼发病多见。多见于因严重外伤或其他原因引起的大量或反复出血的眼球中。常有玻璃体后脱离,玻璃体通常已高度液化。本病的特征为玻璃体内出现彩色的胆固醇结晶体。这些结晶体平时因重力关系沉积于玻璃体下方,眼球运动时向上浮动。裂隙灯下可见液化的玻璃体内有闪耀的黄白色结晶体。尚未发现本病与血液胆固醇增高或其他系统性疾病有关。本病不影响视力,也不发展,故无需治疗。

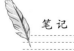

二维码 10-2
扫一扫,获取闪辉性玻璃体液化精彩图片

六、玻璃体积血

玻璃体积血(vitreous hemorrhage,VH)是一种常见眼底疾病,有多种原因。玻璃体积血可以是全身疾病在眼部的表现,如糖尿病视网膜病变、高血压性视网膜病变和白血病等,也可以是由眼部病变引起的,如眼外伤、眼部手术和年龄相关性黄斑变性等。

【病因】 正常玻璃体本身无血管,出血来源于邻近有血管的组织,如睫状体、视网膜及视盘,这些组织的疾病和外伤都可导致玻璃体积血。出血还可来源于长入玻璃体内的视网膜新生血管,如增生性糖尿病视网膜病变、视网膜血管炎和视网膜静脉阻塞等疾病。玻璃体发生后脱离时,与玻璃体粘连紧密的视网膜血管亦可被撕破,引起玻璃体积血。较少见的玻璃体积血病因还可有蛛网膜下腔出血伴玻璃体积血,称为 Terson 综合征。此外还有脉络膜恶性黑色素瘤以及先天性视网膜劈裂等。眼外伤和眼底血管性疾病是临床上引起玻璃体积血的最常见原因。

糖尿病视网膜病变、视网膜静脉阻塞、无脱离的视网膜裂孔和孔源性视网膜脱离四种疾病占玻璃体积血原因的 80% 左右。其他疾病如玻璃体后脱离、视网膜血管炎、年龄相关性黄斑变性和眼内肿瘤等也占一定的比例。

【临床表现】 玻璃体积血的临床表现因出血量多少、时间长短以及引起出血的原发病不同而有较大差异。少量积血时,仅有飞蚊症,视力可有不同程度的减退。眼底检查可见玻璃体内点状、尘状或絮状的混浊物漂浮。大量积血时,玻璃体严重混浊,视力下降明显,或仅存光感。眼底检查无红光反射或仅见微弱红光反射。裂隙灯下可见前部玻璃体内大量红细胞或鲜红色凝血块(图 10-3)。视网膜前出血未突破玻璃体后皮质时,血液停留在玻璃体后皮质与视网膜表面的间隙内,出血上方形成水平面,多见于后极部眼底。

【诊断】 由于大量玻璃体积血后无法看清眼底,很难诊断出血原因,只能借助对侧眼的眼底检查、全身检查及实验室检查来提供诊断依据。此外,详尽检查对掌握手术适应证、选择手术时机以及估计术中可能遇到的复杂情况都有很大帮助。

1. 全身检查 由于许多系统性疾病都可引起玻璃体积血,因此,必须对玻璃体积血病人做细致全面的全身检查。

笔记

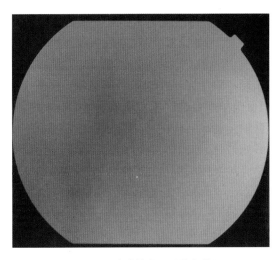

图 10-3 玻璃体积血(眼底像)

2. **裂隙灯检查** 主要是了解出血部位、浓密度及颜色。浓密出血位于前部玻璃体尤其是紧贴晶状体后囊时,术中容易损伤晶状体;位于后部时,则容易损伤视网膜。稀疏的出血容易切除,浓密出血较难切除。出血颜色可反映出血量多少和时间长短。淡黄色的玻璃体混浊,提示出血较少,紫褐色混浊则为浓密出血。出血呈鲜红色者为新鲜出血,说明病变仍处于活动阶段,若此时手术则术中和术后容易再出血。

3. **B 超检查** 玻璃体严重混浊时,裂隙灯检查无法判断病变,此时 B 超检查至关重要。B 超检查应着重了解:①有无玻璃体后脱离;②有无玻璃体视网膜粘连及部位;③有无视网膜脱离;④有无其他情况,如眼内异物或肿瘤等。以上这些信息对玻璃体切除术有很大的帮助。

4. **电生理检查** 玻璃体积血浓密时,可导致光定位不良。普通 ERG 检查可能显示波形熄灭,如用强光刺激能使 a 波和 b 波出现,说明视网膜尚有功能,仍可考虑手术治疗。电生理检查及 B 超检查提示视网膜病变广泛、视功能极差者,即使作玻璃体切除术也未必能够改善视力。

5. **其他** 角膜和晶状体的透明度对玻璃体切除术具有特殊意义。虹膜及前房角有无新生血管,瞳孔的形态、大小和能否散大等也必须了解。另外,眼压测量也是不可缺少的。

【**病程**】 玻璃体积血可使玻璃体浓缩凝聚、液化及后脱离,并引起以巨噬细胞为主的慢性炎症。由于溶血和巨噬细胞吞噬作用,血液逐渐弥散并被缓慢地清除,玻璃体逐渐恢复透明。血液吸收的快慢与出血量、出血部位、玻璃体状态以及眼内结构是否正常等因素有关。少量出血多能较快地吸收。出血量大时,血液吸收则需要 6 个月或 1 年以上的时间。

玻璃体积血可刺激视网膜表面的细胞增生。在眼球穿通伤时,更可刺激巩膜伤口处的成纤维细胞向玻璃体内生长,以玻璃体内胶原纤维为支架,形成粗大的纤维血管组织条索。因此,玻璃体积血可引起或加重增殖性玻璃体视网膜病变,进而造成牵拉性视网膜脱离。

玻璃体内的红细胞变性后呈球形且凹陷,称为血影细胞(ghost cell)。血影细胞变形能力差,不能通过小梁网,进入前房后可机械性阻塞小梁网,使房水流出阻力增加,眼压升高,引起血影细胞性青光眼(ghost cells glaucoma)。

【**治疗**】 治疗分为观察和手术治疗,观察治疗时可辅助药物治疗。

1. **药物治疗及物理治疗** 玻璃体积血可给予止血药,如酚磺乙胺、卡巴克络、云南白药和田七制剂等,待数天后玻璃体积血稳定,再给予促进血液分解吸收的药物,如普罗碘铵、透明质酸酶和尿激酶等。此外还可考虑理疗、超声波及激光等物理治疗。但这些治疗能否加快玻璃体积血的吸收目前尚未得到证实。此外,对引起玻璃体积血的原发病应采取相应的治疗措施。

笔记

2. 手术治疗　非眼球穿通伤引起的玻璃体积血一般先观察 1~3 个月,等待出血自行吸收。如果在此期间玻璃体混浊无明显减轻,说明自发吸收缓慢或完全吸收的可能性较小,可行玻璃体切除术(vitrectomy)。若遇以下特殊情况可考虑提前手术,如独眼或双眼受累病人生活无法自理,儿童病人长期一眼屈光间质混浊可能引起弱视或合并视网膜脱离时。

眼球穿通伤玻璃体积血应早期行玻璃体切除术。切除玻璃体可消除纤维增殖所依赖的胶原纤维支架,清除能刺激增生的玻璃体内血液及破碎的晶状体。目前一般主张在伤后 10 天左右手术,因此时积血开始液化,玻璃体发生后脱离,容易切除,且可减少因积血长久存留而引起的并发症,如机化物牵拉视网膜脱离、含铁血黄素对视网膜的毒性损伤等。

七、玻璃体炎症

玻璃体炎症并非独立的疾病,各种类型的葡萄膜炎或眼内炎都可波及玻璃体引起玻璃体炎症。其病因可分为内因性和外因性。前者系全身或眼部炎症累及玻璃体,后者则是因眼外伤或手术引起的玻璃体感染性炎症。玻璃体内出现炎症细胞和蛋白渗出。裂隙灯检查可见玻璃体内细胞、小团状或絮状混浊,严重时为致密的灰黄色或灰白色膜状混浊,甚至积脓。视力受不同程度影响。治疗上,由于玻璃体无血管且存在视网膜屏障,多数药物不易进入玻璃体腔,可考虑玻璃体腔内注射药物。药物治疗疗效不佳或长期不吸收的玻璃体炎性混浊,可行玻璃体切除术。详情可参阅葡萄膜炎(第九章)和眼外伤(第十六章)等章节。

八、增殖性玻璃体视网膜病变

增殖性玻璃体视网膜病变(proliferative vitreoretinopathy,PVR)是孔源性视网膜脱离或视网膜脱离复位手术后的并发症。常见于过强的冷凝电凝、巨大裂孔、多发视网膜裂孔、长期的孔源性视网膜脱离和多次眼内手术等情形。PVR 也是视网膜脱离复位手术失败的主要原因。

【发病机制】　PVR 本质上是眼组织对损伤的过度修复反应,是一个由细胞介导的病理过程。视网膜色素上皮细胞从裂孔内游离、移行、增生并有表型转化,如转变为成纤维细胞,分泌胶原。视网膜色素上皮细胞还可表达和分泌多种炎性因子和生长因子,趋化更多的细胞移行、分裂和增生。在视网膜前、后表面和玻璃体后面形成细胞性增殖膜。视网膜胶质细胞、成纤维细胞及巨噬细胞也参与了膜的形成。膜的收缩引起牵拉性视网膜脱离,视网膜僵硬、缩短,最终丧失功能。

【临床表现】　PVR 的临床表现取决于病变的增殖程度和牵拉性视网膜脱离的范围。病变早期,增殖程度较轻,仅表现为玻璃体色素颗粒样混浊。随着病情发展,视网膜表面皱褶形成,裂孔边缘翻卷,严重时出现视网膜全层皱褶,视网膜下增殖引起"晾衣杆"样改变,视网膜僵硬、缩短,最终可累及整个视网膜,以致发生漏斗状脱离。

按 1983 年的国际分类法,PVR 分为 A、B、C 和 D 四级(表 10-1)。

10-1　增殖性玻璃体视网膜病变临床分级

分级	临床表现
A 级(轻度)	玻璃体出现色素颗粒样混浊
B 级(中度)	视网膜皱褶,血管迂曲,裂孔边缘翻卷
C 级(重度)	脱离的视网膜出现全层皱褶
C-1	累及 1 个象限
C-2	累及 2 个象限
C-3	累及 3 个象限

续表

分级	临床表现
D 级	整个视网膜脱离,全层固定皱褶
D-1	宽漏斗状脱离,可见后极 35° 视网膜
D-2	窄漏斗状脱离,可见视盘
D-3	闭合漏斗状脱离,看不见视盘

由于上述分级法在临床上还不能完全反映 PVR 的严重程度和手术难度,1991 年,对 1983 年分类作了修改,保留 A 和 B 级;C 和 D 级统称 C 级,以赤道为界分前、后部。后部收缩简写为 P,前部则为 A,再表明皱襞所占的钟点数,如 CP1-12 和 CA1-12。目前两种分类临床上都在使用。

【治疗】 PVR 的治疗取决于其增殖程度及范围。一般后部 C2 级 PVR 以下,可通过巩膜外加压术封闭裂孔和松解玻璃体视网膜牵引;C3 级以上和前部 PVR 需做玻璃体切除术,切除玻璃体包括收缩的玻璃体基底部,清除视网膜前膜及影响视网膜复位的视网膜下增殖膜,封闭视网膜裂孔。

第三节 玻璃体手术

近二十年来,玻璃体手术发展迅速,日臻完善,已成为眼科不可或缺的手术。玻璃体手术的兴起可以说是眼科手术史上的一大革命,彻底打破了"玻璃体是手术禁区"的旧传统观念,使许多过去认为无法治疗的疑难病例得到了救治。

一、玻璃体手术方式

目前临床上基本采取闭合式三通道玻璃体切除术(vitrectomy),在睫状体扁平部作三个巩膜口,分别置入玻璃体切割头、眼内照明头及灌注头后进行手术(图 10-4)。手术适应证非常广泛,而且仍在迅速发展。该手术的优点是巩膜切口小,不损伤眼前段,眼压处于稳定状态,借助角膜前置镜可清楚地进行剥除视网膜前或视网膜下增殖膜等精细手术。早期的开放式玻璃体切除术现仅用于玻璃体内大量增殖膜,如早产儿视网膜病变、玻璃体巨大异物、角膜严重损伤或混浊等少数情形。以往的许多开放性玻璃体切除术适应证目前可在闭合式手术中得以解决。2002 年,微创玻璃体切除系统在简单的后节疾病中得到应用,如 25G 和 23G 经结膜免缝合微创玻璃体切除系统(transconjunctival sutureless micro-incisional vitrectomy,TSV)。该系统具有省时、创伤小、术后恢复快和舒适度高等优点,但适应证范围相对小。目前微创玻璃体切除术已经发展到 27G 玻璃体切除术,切口仅 0.4mm,且随着玻切机性能的提升其适应证也在逐步扩大。

知识拓展

玻璃体切割机新进展

支撑玻璃体切除术的手术平台是玻璃体切割机。无论从切割效率、照明亮度、辅助设备配套以及智能化程度上,还是其间接带来的手术安全性上看,玻璃体切割机得到迅猛发展。例如切割速率高达 10000 次/分钟,智能化眼压控制系统等。高效率的玻璃体切割机加微创玻璃体切除系统使得玻璃体切除术具有高效、安全、创伤小、舒适度高等优点。

二维码 10-3
视频 27G
经结膜免缝合
微创玻璃体切
除术

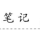

笔记

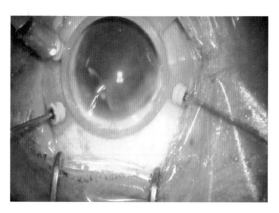

图 10-4 玻璃体切除术(TSV25G)

二、玻璃体手术适应证

玻璃体手术主要适应证如下:

1. 各种原因引起的玻璃体混浊,包括出血、炎症、异物和寄生虫等。

2. 因玻璃体视网膜增殖而引起的牵拉性视网膜脱离,包括糖尿病视网膜病变、视网膜静脉阻塞及早产儿视网膜病变等。

3. 复杂性视网膜脱离,包括巨大裂孔、严重增殖性玻璃体视网膜病变和后极部裂孔等引起的视网膜脱离。

4. 复杂眼外伤及眼内异物等。

5. 黄斑疾病,包括玻璃体黄斑牵拉综合征、黄斑前膜、黄斑裂孔、黄斑下出血及新生血管膜等。

6. 玻璃体及视网膜组织活检。

7. 处理眼前段手术的并发症,如眼内炎、晶状体碎块落入玻璃体腔、人工晶状体脱位于玻璃体腔和脉络膜上腔出血等。

随着手术器械和手术技术的进一步发展和完善,以及对疾病的进一步认识,玻璃体手术适应证仍在日趋扩大。

三、玻璃体手术并发症

由于玻璃体手术中手术操作完全在眼内有限的空间内进行,稍有疏忽,就会损伤到晶状体或视网膜等邻近组织,引起严重的并发症。因此,必须充分认识玻璃体手术的各种并发症。玻璃体手术并发症可分为术中并发症和术后并发症:

1. **术中并发症** 包括:①眼内出血;②晶状体损伤;③灌注液进入脉络膜上腔或视网膜下;④医源性视网膜裂孔;⑤脉络膜脱离等。

2. **术后并发症** 包括:①角膜混浊或上皮愈合不良;②白内障;③高眼压;④眼内出血;⑤视网膜脱离;⑥感染性眼内炎;⑦术后低眼压;⑧眼球萎缩等。

四、玻璃体手术后的屈光改变

经过玻璃体手术后,玻璃体几乎全部被切除了,此时玻璃体腔内的临时填充物,因其与原玻璃体内容物的折射率不同,可改变整个眼球的屈光状态。这种屈光状态改变,不仅在一段时间内影响病人的视力,还会影响到术后的眼底检查和治疗。

若术中未使用气体和硅油等填充物,手术结束时玻璃体腔内充满着平衡液、乳酸林格液或生理盐水,短期内将被睫状体分泌的房水所取代,由于这些液体的折射率与玻璃体的

笔记

（1.336）非常接近，对眼球屈光参数的影响很小；若术中使用空气或膨胀气体作为填充物，这些气体的折射率，如空气折射率为1，与玻璃体的折射率相差较大，通过计算，填充空气后眼球屈光度明显增大。这将对术后的眼底检查和光凝治疗产生影响。对病人视力的影响取决于气体吸收的速度，空气数天内即可完全吸收，对病人视力的影响较小；若术中使用硅油作为填充物，硅油的折射率为1.400~1.405，接近晶状体的折射率（1.413），晶状体与玻璃体腔之间的折射率差将会减小，通过计算，屈光状态趋向于远视化，眼球屈光度减小约+5~+9D。硅油通常填充时间较长，将在相当长的一段时间内影响眼球的屈光和调节。

二维码 10-4
扫一扫，测一测

此外，无晶状体眼的后囊膜是否完整也会影响到眼球屈光参数。硅油填充眼的调节力低于正常眼。玻璃体腔填充硅油后，与正常眼球（如对侧眼）成像相比，视网膜像放大了14%；填充空气后，视网膜像缩小了68%。超声波的常规频率无法通过硅油，此时用B超检查是无法显现其后的视网膜图像。但是，通过改变B超频率和病人的体位（坐位）可以观察到硅油填充眼的视网膜情况。

（李筱荣）

参考文献

1. 张承芬．眼底病学．第2版．北京：人民卫生出版社，2010

2. Milston R，Madigan MC，Sebag J．Vitreous floaters：etiology，diagnostics，and management．Surv Ophthalmol，2016，61（2）：211-227

3. Fujii GY，DE Juan Jr，Humayun MS，et al．A new 25-gauge instrument system for transconjunctival sutureless vitrectomy surgery．Ophthalmology，2002，109（10）：1807-1812

4. Chatziralli I，Theodossiadis G，Datseris I，et al．Anatomical and functional changes in the coexistence of vitreomacular traction and epiretinal membrane：a spectral-domain optical coherence tomography study．Ophthalmic Res，2017，57（1）：54-59

5. Khan AA，Bennett H．Early vitrectomy for spontaneous，fundus-obscuring vitreous hemorrhage．Am J Ophthalmol，2016，163：191-192

6. Okamoto Y，Okamoto F，Hiraoka T，et al．Refractive changes after lens-sparing vitrectomy for rhegmatogenous retinal detachment．Am J Ophthalmol，2014，158（3）：544-9．e1

7. Sato T，Morita S，Bando H，et al．Early vitreous hemorrhage after vitrectomy with preoperative intravitreal bevacizumab for proliferative diabetic retinopathy．Middle East Afr J Ophthalmol，2013，20（1）：51-55

笔记

第十一章

视网膜病

本章学习要点

● 掌握：视网膜病变的基本体征；视网膜动静脉阻塞、糖尿病视网膜病变、年龄相关性黄斑变性、视网膜脱离、中心性浆液性脉络膜视网膜病变、视网膜色素变性的临床表现与治疗方法。

● 熟悉：黄斑裂孔、黄斑前膜、视网膜母细胞瘤、黄斑囊样水肿、脉络膜新生血管的临床表现与治疗原则。

● 了解：视网膜血管炎、视网膜静脉周围炎、Coats 病、遗传性黄斑营养不良的诊断与治疗。

关键词 视网膜血管疾病 糖尿病视网膜病变 年龄相关性黄斑变性 视网膜脱离

第一节 概 述

一、视网膜解剖生理

视网膜（retina）是一层对光敏感的、精细的薄膜样组织，是形成各种视功能的基础。视网膜前起于锯齿缘，后止于视盘。视网膜厚度自前向后逐渐增加。临床上为便于描述眼底的正常形态和病变位置，将眼底进行分区，有以下两种划分方法：①象限划分，一般以睫状长神经和动脉作为水平分界线，以睫状短神经和动脉作为垂直分界线，将眼底划分为四个象限；②同心圆划分，将眼底分为后极部、周边部和远周边部。后极部指眼底后极部中央 30° 以内的范围，包括视盘和黄斑。周边部指的是赤道前后各 2 个视盘直径（papillary diameter，PD）的环形区。远周边部则指锯齿缘两侧约 3.5PD 宽的环形区，该区眼底检查时配合巩膜压迫可全部查见。眼底是全身唯一可直接观察活体血管的部位，因此，眼底检查有助于对某些全身病的诊断以及了解病变的严重程度。

视网膜由视网膜色素上皮（retinal pigment epithelium，RPE）和视网膜神经上皮层组成，两者分别由视杯外层和内层分化形成，二者之间有一潜在间隙，两者之间黏附并不紧密，这是发生视网膜脱离的解剖基础。正常情况下视网膜神经上皮层附着于 RPE 上。以下因素或机制维持了这种附着：①RPE 细胞顶部的微绒毛与光感受器外节呈交错对插嵌合；②光感受器间质所起的"组织胶"作用；③RPE 细胞主动转运视网膜下液体的功能，这在维持视网膜附着中起了主要作用；④视网膜下腔与脉络膜之间存在渗透压梯度，导致水分流向脉络膜；⑤眼内静水压的作用。视网膜毛细血管管壁内皮细胞之间存在紧密连接，构成了视网膜内屏障。RPE 细胞之间的紧密连接构成了视网膜外屏障。正是由于存在着视网膜内、外屏障,视网膜神经上皮层在正常情况下始终保持干燥透明。如果上述任何一种屏障发生障碍,血管中的血浆等成分会渗漏入神经感觉层内,引起视网膜水肿或脱离。RPE 与玻璃膜(又称 Bruch 膜)粘连紧密,不易分开。RPE、Bruch 膜以及脉络膜毛细血管,三者组成了一个统一的功能整体,称为色素上皮-玻璃膜-脉络膜毛细血管复合体,对维持光感受器微环境有着重要作用。许多眼底疾病都与此复合体的损害有关。

二、视网膜病变的基本体征

(一)血液循环障碍与视网膜缺血引起的病变

1. **视网膜水肿** 可分为细胞内水肿和细胞外水肿。①细胞内水肿:视网膜血管为终末血管,一旦视网膜动脉阻塞,其供应区缺血缺氧,将引起双极细胞、神经节细胞以及神经纤维层的水肿和混浊。水肿的范围取决于血管阻塞的部位。后极部由于神经节细胞层较厚,故水肿尤为显著;黄斑中心凹视网膜最薄,水肿较轻。②细胞外水肿:视网膜毛细血管内皮细胞受损,血液成分渗漏入神经感觉层,引起视网膜水肿。黄斑区由于 Henle 纤维呈放射状排列,液体聚积于 Henle 纤维之间,形成特殊的花瓣状外观,称为黄斑囊样水肿(cystoid macular edema,CME)。

2. **视网膜渗出** 按其性质、部位及形状,常见以下两种:①硬性渗出:因视网膜毛细血管的病变、慢性水肿和渗出吸收后遗留下的脂质沉着,位于视网膜外丛状层。眼底表现为视网膜内边界清晰的黄白色小点或斑块,散在或聚集成堆,量多时可融合成片状,亦可围绕毛细血管病灶呈环状或弧形排列。位于黄斑者,以黄斑中心凹为中心,顺着 Henle 纤维排列成星芒状或扇形,严重者可在黄斑区形成较厚的斑块。硬性渗出吸收缓慢,可存在数月至数年;②棉绒斑(cotton wool spot,CWS):以往曾称为"软性渗出",实际上这种病变并非"渗出",而是因毛细血管前小动脉阻塞致使其供应区视网膜局部缺血,引起视网膜神经纤维的微小梗死,轴浆运输阻断后,轴浆和变性的细胞器聚积于此处而形成。眼底表现为视网膜内形态大小不一、边界不清的灰白色棉花或绒毛状斑块。如果阻塞血管重新开放,棉绒斑可完全吸收消退。

3. **视网膜出血** 视网膜出血因出血部位不同而表现各异。新鲜出血为鲜红色,稍长时间出血缓慢吸收,渐变为黄色,最终可完全吸收。①深层出血:出血位于视网膜外丛状层与内核层之间,出血源于深层毛细血管丛。由于神经组织结构致密,出血较局限。多为小的圆点状出血,因出血位置较深,故色较暗红。多见于静脉性损害的疾病,如糖尿病视网膜病变等。深层出血吸收缓慢,可遗留色素。②浅层出血:出血位于视网膜神经纤维层,出血源于表浅毛细血管丛。出血沿神经纤维分布,故多呈线状、条状及火焰状。由于出血位置表浅,故色较鲜红。多见于静脉和动脉损害的疾病,如高血压性视网膜病变和视网膜静脉阻塞等。浅层出血消退较快,一般不留痕迹。③视网膜前出血:视网膜浅层出血量大时,可穿破视网膜内界膜,血液积聚于内界膜与玻璃体后界膜之间,由于重力作用多表现为半月形,上方有一水平面。有时可见于颅内蛛网膜下腔出血或硬脑膜下出血的病例。④玻璃体积血:大量视网膜前出血或视网膜新生血管大量出血,均可穿破内界膜及玻璃体后界膜,引起玻璃体积血。详见第十章。

4. **视网膜新生血管** 为血液循环障碍引起的代偿性改变。因大面积视网膜毛细血管闭塞和慢性缺血引起,与血管内皮生长因子(vascular endothelial growth factor,VEGF)的生成和释放有关。新生血管多起自视盘表面及赤道附近视网膜的静脉,沿内界膜生长,有时突入玻璃体内,往往伴有纤维组织,称为新生血管膜。可引起玻璃体积血及牵拉性视网膜脱离。眼底表现为条状、带状或丛状血管,大小、形态及走行均无规律。新生血管内皮细胞间紧密

笔记

连接结构不良,管壁容易渗漏及出血。多见于缺血型视网膜静脉阻塞和糖尿病视网膜病变等。

（二）视网膜血管的异常改变

1. **血管管径改变**　正常对应的视网膜动、静脉管径比为 2∶3,当动脉狭窄变细时,管径比可达到 1∶2 或 1∶3,或者管径粗细不均。

2. **动脉改变**　动脉硬化时,血管中心反光增强变宽,管壁透明度下降,动脉呈"铜丝"甚至"银丝"状。动、静脉交叉处可有"动静脉交叉压迫现象",这是诊断动脉硬化的重要体征。炎症时可致管径狭窄,甚至完全闭塞。

3. **静脉改变**　静脉回流受阻时,静脉扩张,迂曲。依回流障碍的程度,静脉可由轻度扩张至饱满,甚至呈腊肠状。动、静脉交叉处的远端,静脉充盈和扩张更明显。静脉旁可伴白鞘。

（三）视网膜色素上皮病变

1. **色素改变**　RPE 可因代谢障碍等原因而发生萎缩、变性或增生,致使眼底出现色素脱失、色素紊乱或色素沉着等改变。

2. **脉络膜新生血管（choroidal neovascularization，CNV）**　RPE 代谢产物蓄积、局部炎症或 Bruch 膜破裂等均可诱发脉络膜毛细血管向内生长,到达色素上皮层下或视网膜神经上皮层下,故又称"视网膜下新生血管",随后引起渗出、出血及机化瘢痕等一系列病理改变,若位于眼底后极部,尤其是黄斑区附近,可使中心视力严重受损。

3. **RPE 增生**　在某些因素的刺激下,脱落的 RPE 细胞可游走和增生,或化生为成纤维细胞,分泌胶原,形成玻璃体内及视网膜表面的增殖膜。

（四）神经组织病变

视网膜是一种高度分化的神经组织,是大脑神经组织的延伸。视网膜丛状层及神经纤维层相当于白质;光感受器和神经节细胞相当于灰质;Müller 细胞及小星形细胞相当于神经胶质。许多神经系统疾病都可伴有视网膜的改变。光感受器的病变以原发的变性性疾病或营养障碍为主,或继发于脉络膜疾病;双极细胞位于视网膜深浅两层血管之间,易受血管性疾病的影响;神经节细胞易受中毒或下行性病变的影响。由于神经胶质具有增生和修复能力,神经元死亡后,被胶质瘢痕替代。此外,许多先天性、遗传性及退行性疾病也可引起视网膜病变。

第二节　视网膜血管病

视网膜血管病是视网膜病中的一大类疾病。导致视网膜血管病的原因很多,包括眼局部和全身性疾病对视网膜血管的影响,主要可归纳为以下几类:①视网膜血管阻塞性疾病:由于血管栓塞或血栓形成,或外部压迫而导致视网膜血管阻塞,如视网膜动脉阻塞或视网膜静脉阻塞;②视网膜血管炎症免疫性疾病:如视网膜静脉周围炎、巨细胞动脉炎和急性视网膜坏死等;③全身性疾病对视网膜血管的影响:糖尿病、高血压、动脉硬化、贫血、白血病和血红蛋白异常等;④视网膜血管异常和发育异常:如外层渗出性视网膜病变、早产儿视网膜病变和视网膜血管瘤等。

一、视网膜动脉阻塞

视网膜的血供来自视网膜中央动脉与睫状动脉系统,它们均源自眼动脉。15%~30%的人中尚有自睫状动脉发出的视网膜睫状动脉供应后极部视网膜内层小部分区域,尤其是黄斑区的供应,在临床上具有重要意义。视网膜动脉阻塞虽不是临床常见病,但却是可严重损

笔记

害视力的眼病。从颈总动脉到视网膜内小动脉间的任何部位阻塞,都会引起相应的视网膜缺血和缺氧。视网膜动脉阻塞的临床表现取决于阻塞所在部位、血管大小及阻塞程度及阻塞时间。

(一)视网膜中央动脉阻塞

视网膜中央动脉阻塞(central retinal artery occlusion,CRAO)多发生于老年人,无明显性别差异。绝大多数为单眼发病,双眼仅占1%~2%。视网膜中央动脉阻塞的后果十分严重。

【病因和发病机制】　栓塞、血栓形成及血管痉挛是引起视网膜中央动脉阻塞的主要原因,术中或术后的高眼压和眶内高压等有时也可引起视网膜中央动脉阻塞。①栓子可为胆固醇栓子、血小板纤维蛋白栓子和钙化栓子;少见的栓子有心黏液瘤栓子、长骨骨折的脂肪栓子以及感染性心内膜炎的菌栓;②高血压动脉硬化、粥样动脉硬化及各种炎症性血管疾病都可导致血管壁粗糙,管腔狭窄,易于血栓形成;③偏头痛、外伤、口服避孕药、血管内膜炎症及血栓形成等都可引起视网膜血管痉挛,加重动脉阻塞的程度。由于视盘筛板水平处动脉管径细,是视网膜中央动脉阻塞的好发部位。

【临床表现】　视网膜中央动脉完全阻塞时,其临床特征为突发性单眼无痛性完全失明。视力多数为光感或无光感。部分病人可有一过性黑矇的先兆症状。

1. **对光反射**　患眼瞳孔直接对光反射消失或极度迟缓,间接对光反射存在。

2. **眼底检查**　包括:①视网膜乳白色水肿混浊,尤以后极部显著。由于中心凹处视网膜内层缺如,脉络膜循环正常,故可透见其深面的脉络膜橘红色反光,在周围乳白色水肿的衬托下,形成樱桃红斑(cherry-red spot)(图11-1)。少数有视网膜睫状动脉的病人,在视网膜睫状动脉供应区域常呈舌形橘红色区,该区域的视功能能得以保留;②视网膜中央动脉及其分支变细,小动脉几乎不可辨认,少见视网膜出血;③数周后,视网膜水肿消退,视网膜恢复透明,但其内层已坏死萎缩,不能恢复视功能。视盘颜色苍白,血管变细呈白线状。

视网膜中央动脉阻塞不完全时,视力下降程度不很严重,视网膜动脉轻度狭窄,视网膜轻度水肿混浊,预后比完全阻塞者好。

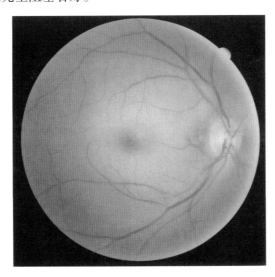

图11-1　视网膜中央动脉阻塞眼底像

3. **荧光素眼底血管造影**　因血管阻塞程度、部位和造影时间的不同,荧光素眼底血管造影检查可有很大差异。一般可有视网膜动脉和静脉充盈迟缓及大范围毛细血管无灌注区。

4. **眼电生理检查**　由于视网膜内层缺血坏死,双极细胞受累,ERG的b波下降,a波一般尚正常。除非脉络膜血液循环也受累,否则眼电图(electrooculogram,EOG)正常。

【诊断】　根据病人视力急性严重下降的临床表现和典型眼底表现(樱桃红斑和乳白色

笔记

视网膜水肿)做出诊断并不困难,但对于很早期的病人可能眼底表现不明显,需要采用荧光素眼底血管造影进一步确诊。

【治疗与预后】 由于视网膜对缺氧极为敏感,超过 90 分钟后,光感受器的死亡将不可逆转,因此,视网膜中央动脉阻塞应作为眼科急症处理,原则为争分夺秒,紧急抢救。治疗的目的在于恢复视网膜血液循环及其功能。

1. **血管扩张剂** 吸入亚硝酸异戊酯或舌下含服硝酸甘油,妥拉唑啉球后注射,可扩张血管并解除痉挛。

2. **吸氧** 吸入 95% 氧和 5% 二氧化碳的混合气体,可提高血氧含量,缓解视网膜缺氧状态,二氧化碳还可扩张血管。

3. **降低眼压** 做前房穿刺或按摩压迫眼球,也可口服乙酰唑胺。眼压降低后可减小动脉灌注阻力或使栓子被血流带到周边视网膜动脉中,减小缺血范围。

4. **纤溶剂** 对疑有血栓形成或纤维蛋白原增高者可应用纤溶剂。

5. **其他** 可口服阿司匹林和双嘧达莫等血小板抑制剂以及活血化瘀中药。

6. **去除病因** 做系统性检查寻找病因,对因治疗,预防另一眼发病。怀疑血管炎症者可给予糖皮质激素。

以上措施可联合应用,但效果难以确定。视网膜中央动脉阻塞的预后,取决于阻塞的部位、程度以及持续时间,一般预后较差,少数病例在发病后 1 小时内若动脉阻塞得到缓解,视力可以恢复,但超过 4 小时则很难恢复。

> **知识拓展**
>
> ## CRAO 的溶栓治疗
>
> 近年来,有学者尝试采用溶栓疗法治疗 CRAO 病人。选择超细导丝进入眼动脉注入溶栓药物进行溶栓治疗。临床效果与 CRAO 发生时间、栓子性质、阻塞程度等因素有关,效果不是十分确切。

(二)视网膜分支动脉阻塞

视网膜分支动脉阻塞(branch retinal artery occlusion,BRAO)较中央动脉阻塞少见。颞侧分支常受累,尤以颞上支为多。

【临床表现】 视力受损程度和眼底表现取决于阻塞的部位和程度。视网膜分支动脉阻塞好发于围绕视盘的大血管处或大的动脉交叉处。眼底检查可见阻塞动脉内白色或淡黄色发亮小体,为栓子。受累动脉变细窄,相应静脉也略细。阻塞动脉所供应的视网膜呈扇形或象限形乳白色水肿(图 11-2)。如波及黄斑,也可出现樱桃红斑。数周后水肿消退,阻塞动脉变细呈白线状。视野呈象限缺损或弓形暗点。荧光素眼底血管造影示阻塞动脉和相应静脉充盈迟缓,甚至晚期无灌注。ERG正常或轻度异常。

【治疗】 可参考视网膜中央动脉阻塞。视网膜分支动脉阻塞的视力预后一般较好。

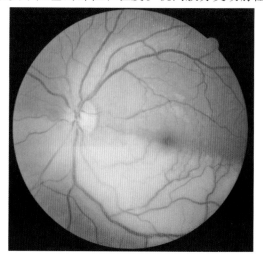

图 11-2 视网膜分支动脉阻塞眼底像

笔记

（三）眼缺血综合征

眼缺血综合征（ocular ischemic syndrome，OIS）由严重的慢性颈动脉阻塞或眼动脉阻塞引起。常因粥样硬化或炎症性疾病导致动脉阻塞达90%以上管腔而致病。多见于老年人，以男性为多。约20%病例双眼受累。

【临床表现】　视力逐渐丧失及患眼或眶区疼痛是主要临床症状。眼底检查可见视网膜动脉变窄、静脉扩张、视网膜出血及微血管瘤，视盘或视网膜新生血管形成。荧光素眼底血管造影检查显示脉络膜充盈延迟，动静脉期延长，血管壁着染。ERG中a、b波均降低。2/3病例出现虹膜新生血管，其中一半眼压升高，另一半因睫状体灌注不良眼压降低。虹膜新生血管出现后，大多数患眼逐渐失明。

【治疗】　可选择颈动脉内膜切除术，但完全阻塞者无效。出现虹膜新生血管或视网膜新生血管时，可行玻璃体腔注射抗VEGF药物（雷珠单抗或康柏西普）或广泛视网膜光凝或周边视网膜冷凝术。

二、视网膜静脉阻塞

视网膜静脉阻塞（retinal vein occlusion，RVO）比动脉阻塞更多见。阻塞可发生在中央主干或其分支，以分支阻塞最为常见。根据荧光素眼底血管造影检查结果，临床上可分为非缺血型（nonischemic）和缺血型（ischemic）。一般非缺血型病情较轻，多为疾病早期，视网膜毛细血管尚有血流灌注，视力预后较好；缺血型静脉阻塞程度较重，视网膜无灌注区域大，视力预后差，部分非缺血型病例在其自然病程中可转变为缺血型。

（一）视网膜中央静脉阻塞

视网膜中央静脉阻塞（central retinal vein occlusion，CRVO）多发生在50岁以上的中老年人。男女性别无显著差异。多数病人伴有高血压、心血管疾病和糖尿病等系统性疾病。

【病因和发病机制】　在筛板或其后水平的视网膜中央静脉阻塞，大多为血栓形成，与视网膜中央动脉的粥样硬化压迫有关。动脉压迫可使血流受阻，内皮损伤，诱发血栓形成。血管炎症如视网膜血管炎等，可因静脉管壁粗糙而继发血栓形成。血液流变学异常如高脂血症、巨球蛋白血症或多发性骨髓瘤等，可因血黏滞性高而易形成血栓。此外，口服避孕药、眼压增高、头部外伤和情绪激动等也都是诱因。

【临床表现】　视力多有明显下降。周边视野可有向心性缩小，中心视野常有中心或旁中心暗点。眼底的特征是各象限的视网膜静脉扩张迂曲，视网膜内出血、水肿、硬性渗出和棉绒斑，视盘水肿，偶有出血量大时导致玻璃体积血（图11-3）。

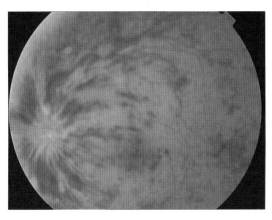

图11-3　视网膜中央静脉阻塞眼底像

1. **非缺血型**　视力下降不显著。瞳孔对光反应良好。视野正常或轻度改变。各分支静脉扩张迂曲较轻,各象限视网膜有点状及火焰状出血,可有轻度视盘水肿及黄斑水肿。荧光素眼底血管造影检查显示视网膜循环时间正常或稍延长,毛细血管渗漏,少有无灌注区。

2. **缺血型** 视力明显减退,传入性瞳孔障碍,可有致密中心暗点的视野缺损或周边视野缩窄。各象限均有明显的视网膜火焰状出血和水肿,静脉显著扩张,常见棉绒斑,视盘高度水肿充血,边界模糊并可被出血掩盖,黄斑区可有明显水肿和出血。荧光素眼底血管造影检查显示臂视网膜循环时间延长,并有广泛的毛细血管无灌注区。黄斑水肿与视网膜及虹膜新生血管形成是常见的危害视力的并发症。

【诊断】 根据病人视力下降史和眼底视网膜火焰状出血,同时全身存在高血压、糖尿病等危险因素可做出诊断,有时需与视盘血管炎相鉴别。

【治疗】 严重缺血病例3个月后约有2/3进一步发展为新生血管性青光眼,治疗比较困难。一般是针对病因治疗和防治血栓形成。药物治疗方面,纤溶剂和尿激酶等因无确切疗效且可能引起严重并发症,一般不使用;低分子右旋糖酐和阿司匹林可降低血液黏稠度;如有血管炎症可使用糖皮质激素,但疗效均未得到证实。激光治疗方面,如有黄斑水肿可做格子样光凝或玻璃体腔注射药物(激素或抗 VEGF 药物)可减轻水肿,但视力改善不明显;如有广泛的视网膜内出血和毛细血管无灌注,可做全视网膜光凝,以减少虹膜新生血管形成的机会;如有玻璃体积血和视网膜脱离,可做玻璃体切除术。

(二)视网膜分支静脉阻塞

临床上,视网膜分支静脉阻塞(branch retinal vein occlusion,BRVO)比中央静脉阻塞更为常见。分支静脉阻塞以颞侧支最常受累,尤以颞上支最多见,鼻侧支阻塞极少见。

【病因】 与视网膜中央静脉阻塞相似,但视网膜分支静脉阻塞常位于动静脉交叉处,均有静脉后位交叉压迫征,故动脉壁增厚对静脉的压迫可能是最常见的原因。

【临床表现】 视力下降程度不等,与黄斑水肿和出血有关。可有视野缺损。眼底可见受累静脉引流区内静脉扩张迂曲,视网膜火焰状出血、水肿、硬性渗出和棉绒斑(图 11-4)。后期与静脉伴随的动脉变窄。阻塞静脉的引流区域呈三角形,三角形尖端指向阻塞处。阻塞可发生在不同的分支,视网膜受累范围亦不等。

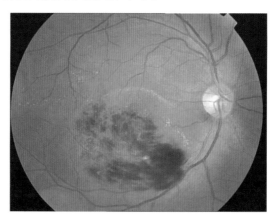

图 11-4 视网膜分支静脉阻塞眼底像

可有上、下半侧的静脉主干阻塞,称为半侧 RVO。荧光素眼底血管造影检查,早期即可显示受累静脉充盈迟缓,阻塞处静脉呈笔尖状或完全压断,无荧光素血流通过;晚期可见毛细血管无灌注区、微血管瘤、新生血管及侧支循环。本病也分为非缺血型和缺血型:

1. **非缺血型** 视网膜出血随时间而吸收,毛细血管代偿或侧支循环使血流恢复,视网膜水肿消退,视力改善。

2. **缺血型** 广泛的视网膜缺血,视网膜出血、水肿和渗出显著,可出现虹膜及视网膜新

笔记

生血管,视力预后差。

广泛缺血可引起视网膜新生血管及黄斑水肿等并发症,是视力丧失的两个主要原因。黄斑缺血引起的水肿,可伴硬性渗出、囊样水肿或色素紊乱及视网膜表面纤维膜。视网膜新生血管可引起玻璃体积血、牵拉性或孔源性视网膜脱离,裂孔多在邻近新生血管区。约1%的BRVO病例可出现虹膜新生血管。

【治疗】 与视网膜中央静脉阻塞的治疗基本相同。视网膜光凝的主要目的是为了预防视网膜新生血管增殖及其引起的玻璃体积血和牵拉性视网膜脱离等并发症。

三、视网膜静脉周围炎

视网膜静脉周围炎(retinal periphlebitis)也称 Eales 病,多见于青年男性,发病年龄以 20~30 岁最多。常双眼发病,多为双眼先后发病且严重程度不等。以双眼周边部小血管闭塞、反复发生玻璃体积血及视网膜新生血管为主要临床特征。

【病因】 病因迄今不明。曾认为与结核有关,多数病人有结核病史、非活动性或活动性结核病灶,部分病人对结核菌素过敏。也有人认为与自身免疫反应性增强有关。

【临床表现】 视力急剧减退,大量玻璃体积血时可仅存光感。眼底检查因玻璃体内有大量积血而看不见眼底,但数日后大部分积血可很快被吸收,遗留下或多或少的不规则条状、块状或尘状混浊。此时方可观察到周边部病变处视网膜小静脉扩张迂曲,血管旁常伴白鞘,部分小静脉表面及其邻近有结节状或片状灰白色渗出。受累小静脉附近可有视网膜浅层出血。晚期视网膜小血管闭塞,可引起视网膜缺血和新生血管形成(图 11-5)。若病变累及黄斑,可引起黄斑囊样水肿。

反复发作后玻璃体积血机化,纤维组织增殖,可引起牵拉性视网膜脱离,或牵拉视网膜形成裂孔,引起孔源性视网膜脱离。荧光素眼底血管造影检查显示受累的小静脉曲张、管壁着染和荧光素渗漏,可见微血管瘤,病变晚期周边部可见无灌注区和严重渗漏的新生血管。

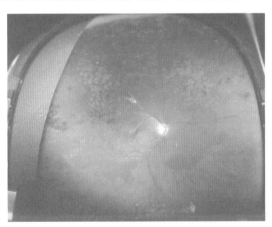

图 11-5 视网膜静脉周围炎超广角眼底像
35 岁青年男性超广角眼底照片显示颞上方病灶,激光斑封闭无灌注区

【诊断】 由于本病常为双侧性,出血量大的患眼眼底无法窥入者,不管另眼有无症状,均应散瞳检查眼底,仔细检查周边部视网膜,如见上述病变,则可确诊。

【治疗】 无特效药物。应寻找系统性病因,对因治疗。有结核病史者,给予规范的抗结核治疗。由于本病可能与自身免疫反应增强有关,早期可试用糖皮质激素口服或球后注射。高枕安卧、碘剂和活血化瘀中药等有助于积血吸收。激光光凝病变区或无灌注区可减少玻璃体积血复发和新生血管形成,常需多次。持久的玻璃体积血或因牵拉引起视网膜脱离者,应做玻璃体切除术联合眼内光凝。

四、外层渗出性视网膜病变

外层渗出性视网膜病变(external exudative retinopathy),又称 Coats 病(Coats'disease)或视网膜毛细血管扩张症(retinal telangiectasis)。该病好发于男性儿童,12 岁以下占 97.2%。青少年和成人也有发生。常为单眼发病,女性和双眼发病者少见。

【病因和发病机制】 病因迄今不明。无遗传性,与系统性血管异常无关。一般全身健康,偶可伴有视网膜色素变性等病。视网膜血管异常是主要的病变。异常的血管功能不全,血管壁屏障功能受损,引起血浆和其他血液成分的渗漏,视网膜下有大量类脂渗出。

【临床表现】 视力障碍,年幼患儿常不能自述,多因发生斜视或"白瞳症"(leukocoria)才就诊。眼底典型改变为视网膜硬性渗出和血管异常。渗出可出现于眼底任何部位。渗出为白色或黄白色不规则而隆起的视网膜类脂样渗出,可高达数个屈光度,多位于视网膜血管下面。常可见深层出血和发亮小点状胆固醇结晶。病变区的血管显著异常,动静脉均可受损,尤以小动脉明显。血管扩张迂曲,毛细血管梭形膨胀,呈囊状或球形。黄斑可有水肿、渗出或盘状瘢痕(图 11-6)。视网膜新生血管少见。病程缓慢进行,视网膜渗出加重,视网膜局部或全部脱离。荧光素眼底血管造影检查显示视网膜小血管和毛细血管扩张迂曲,血管形态异常,异常血管渗漏明显,大片毛细血管无灌注。

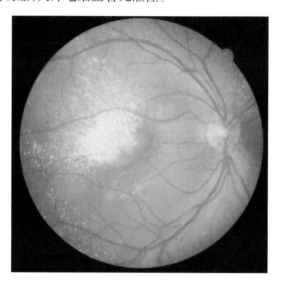

图 11-6 外层渗出性视网膜病变眼底像

【诊断与鉴别诊断】 该病的典型病例因其眼底血管异常和大块状渗出等改变,不难诊断。但不典型病例易与其他眼病混淆。

1. **视网膜母细胞瘤** 多发生于儿童,也可出现"白瞳症",两者易混淆。但视网膜母细胞瘤病情进展快,玻璃体内可有较多灰白色片状或块状的肿瘤种植病灶,视网膜呈灰白色隆起。B 超和 CT 等辅助检查可以鉴别。

2. **早产儿视网膜病变** 双眼发病,早产儿,曾接受过氧疗,晚期也可出现"白瞳症",依据病史不难鉴别。

【治疗】 早期病例,可对视网膜毛细血管扩张区行激光光凝或冷凝治疗,封闭异常血管,减少渗出,使病变区形成瘢痕,阻止病情进展,但需要多次治疗和长期随访。对本病的并发症,如青光眼、白内障和视网膜脱离等,可视具体情况考虑手术对症治疗。

五、糖尿病视网膜病变

糖尿病是一种常见的代谢性疾病,可引起全身许多组织和器官的广泛损害,其中糖尿病

笔记

视网膜病变(diabetic retinopathy,DR)既是糖尿病最严重的微血管并发症之一,也是一种常见的致盲眼病。目前中国 20 岁以上人群糖尿病患病率为 11.4%,大约有 1 亿糖尿病病人。DR 的发病率主要与糖尿病病程及控制程度有关。糖尿病病程越长,DR 发病率越高。较好地控制血糖水平虽不能完全避免 DR 的发生,但可减缓 DR 的发生和进展。

【发病机制】 DR 的发病机制迄今还不完全明了。糖代谢紊乱是引起 DR 的根本原因。长期的高血糖可导致毛细血管自身调节失常、基底膜增厚、周细胞变性及凋亡,致使内皮细胞屏障功能受损,血液成分析出,毛细血管闭塞。视网膜微循环障碍进而导致广泛的视网膜缺血缺氧,引起视网膜水肿和新生血管形成。

【临床表现】 DR 早期,一般无眼部自觉症状,随病变发展,可引起不同程度的视力障碍。其中以闪光感和视力减退最为常见。前者多因视网膜水肿引起光散射而使病人自觉闪光;后者则常因病变累及黄斑而引起,若发生玻璃体积血和牵拉性视网膜脱离,可使视力严重减退。DR 的眼底表现包括:微血管瘤、出血点或出血斑、硬性渗出、视网膜血管病变、黄斑病变、玻璃体及视神经病变等。临床一般将 DR 分为非增生性糖尿病视网膜病变(nonproliferative diabetic retinopathy,NPDR)和增生性糖尿病视网膜病变(proliferative diabetic retinopathy,PDR)。我国在 1984 年由中华眼科学会眼底病学组制定了六级分期标准(表 11-1)。2002 年国际眼科大会上制定了新的国际分级标准,对糖尿病视网膜病变严重程度的评价更为准确,且便于国际间交流(表 11-2)。

二维码 11-1
扫一扫,获取糖尿病视网膜病变六级分期眼底照片精彩图片

表 11-1　糖尿病视网膜病变的临床分期

分型	分级	视网膜病变
单纯型	I	以后极部为中心,微血管瘤和小出血点
(非增生性)	II	黄白色硬性渗出及出血斑
	III	白色棉绒斑和出血斑
	IV	新生血管或有玻璃体积血
增生型	V	新生血管和纤维增殖
	VI	新生血管和纤维增殖,并发牵拉性视网膜脱离

表 11-2　国际临床糖尿病视网膜病变严重性分级标准

建议的分级标准	散瞳检眼镜下所见
无明显视网膜病变	无异常
轻度非增生性糖尿病视网膜病变	仅见微血管瘤
中度非增生性糖尿病视网膜病变	介于轻度与重度病变之间
重度非增生性糖尿病视网膜病变	包括以下任一所见(4-2-1 原则):
	四个象限内每个象限可见 20 处以上的视网膜内出血
	明显的视网膜静脉迂曲见于 2 个或以上象限
	明显的 IRMA 见于 1 个或以上象限,但没有新生血管形成
增生性糖尿病视网膜病变	以下任一体征:
	明显的新生血管形成
	视网膜前或玻璃体积血

1. NPDR 　主要表现有:①微血管瘤(microaneurysm):是最早可见的眼底病变,为边界清楚的深红色斑点。微血管瘤虽也可见于其他眼病,如视网膜静脉阻塞和高血压性视网膜病变等,但以 DR 中发生频率最高。微血管瘤常先出现在眼底后极部,以后随病情延长,可

笔记

分布于视网膜各处,并密集成群。②出血斑:多位于视网膜深层。常呈圆形斑点状,出血严重时可呈大片位于视网膜前。③硬性渗出:为黄白色边界清楚的蜡样斑点,可融合成片状,病变位于视网膜外丛状层;④黄斑病变:包括水肿、出血、渗出和微血管瘤等,可严重影响视力,其中以黄斑水肿最为常见。长期的黄斑囊样水肿可引起永久性囊样变性,甚至引起视网膜穿孔,导致不可逆的视力丧失;⑤视网膜血管病变:视网膜小动脉闭塞和硬化,小静脉充盈扩张,呈串珠状或腊肠状(静脉串珠,venous beading),以及视网膜内微血管异常(intraretinal microvascular abnormalities,IRMA)等,这些都是视网膜严重缺血的征象,预示将有视网膜新生血管形成,因此也被称作增殖前期病变(pre-proliferative diabetic retinopathy,PPDR)。若不及时治疗,1 年左右将发展为 PDR(图 11-7)。

2. PDR 最重要的标志就是新生血管形成。新生血管好发于视盘及其附近,或是沿血管弓生长。新生血管因其管壁异常,大量渗漏荧光素,荧光素眼底血管造影检查易于识别。新生血管发生时即伴有纤维增殖,以后可穿出内界膜,与玻璃体接触并产生粘连,或长入玻璃体腔,引起新生血管出血和牵拉性视网膜脱离等一系列并发症。PDR 若不治疗,常致失明。仅在少数病例的自然病程中,未发生出血或视网膜脱离,当新生血管萎缩闭塞后仍幸存一些视力(图 11-8)。

【诊断】 根据病人的眼底表现和糖尿病病史可做出诊断,但是糖尿病眼底表现并非糖尿病所特有,因此诊断时需明确病人的糖尿病史。

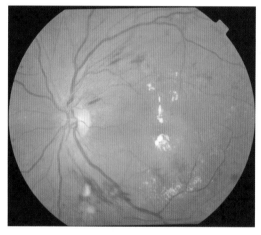
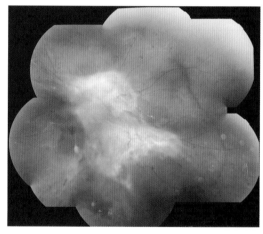

图 11-7 非增生性糖尿病视网膜病变眼底像　　图 11-8 增生性糖尿病视网膜病变眼底拼图

【治疗】 DR 的治疗主要包括以下几个方面:①治疗原发病:控制血糖水平及糖尿病的并发症,如高血压、高血脂和肾病等。②光凝治疗:NPDR 若有黄斑水肿可做格子状光凝,视力可有好转;PPDR 和 PDR 均应做全视网膜光凝(panretinal photocoagulation,PRP),以改善视网膜的缺氧状态。但对已有新生血管膜或牵拉者,效果有限。③手术治疗:采用玻璃体切除术及眼内光凝等技术,治疗新生血管膜所引起的玻璃体积血和视网膜脱离等并发症。④抗VEGF 药物治疗:用于累及黄斑中心凹的黄斑水肿、PDR 和辅助玻璃体切除术。

六、早产儿视网膜病变

早产儿视网膜病变(retinopathy of prematurity,ROP)是一种未成熟或低体重出生婴儿的增殖性视网膜病变。ROP 以往曾称为 Terry 综合征或晶状体后纤维增生症(retrolental fibroplasia),后者仅反映了该病的晚期表现。孕期 34 周以下、出生体重小于 1500g 和生后吸氧史是发生 ROP 的高危因素。ROP 的发生率约 10%~34%。

笔记

【病因】　胚胎4个月以前,视网膜没有血管,4个月以后,视网膜血管才由视神经处发生,逐渐向视网膜周边部生长。大约在胚胎8个月时,视网膜鼻侧血管已达锯齿缘,但颞侧血管要等到胎儿足月出生时才能完全发育。在血管未完全发育成熟期间,大量的氧气将促使发育不成熟的血管闭锁,因而阻止了正常视网膜血管的发育。

【病程和分期】　各期变化见表11-3。

表11-3　早产儿视网膜病变国际分类法

部位	
Ⅰ区	以视盘为中心,视盘至黄斑中心凹距离的2倍为半径的圆形区域
Ⅱ区	以视盘为中心,从视盘至鼻侧锯齿缘的距离为半径画圆,除去Ⅰ区以外的环形区域
Ⅲ区	视网膜上除去Ⅰ区和Ⅱ区以外剩余的月牙形区域
范围	按累及的钟点数目计
严重程度	
第1期　分界线期	在血管化与非血管化视网膜之间存在分界线
第2期　嵴期	分界线抬高、加宽和体积变大,形成嵴
第3期　增殖期	嵴伴有视网膜外纤维血管组织增殖
第4期　次全视网膜脱离期	不完全视网膜脱离,A:黄斑中心凹未受累;B:黄斑中心凹受累
第5期　视网膜全脱离期	漏斗状视网膜全脱离

此外,视网膜后极部血管扩张和扭曲,称为"附加"病变(plus disease),预示病变活动性(图11-9)。

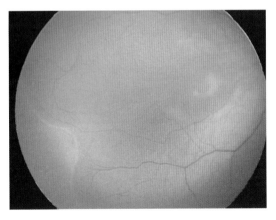

图11-9　早产儿视网膜病变眼底像1期

早产儿视网膜病变应与家族性渗出性玻璃体视网膜病变(familial exudative vitreoretinopathy,FEVR)鉴别。后者属常染色体显性遗传,患儿为足月生,无吸氧史,有家族史,临床表现和处理基本同ROP。

【治疗】　ROP一旦发生,进展很快,可有效治疗的窗口期很窄,因此应对37周以下早产儿出生后及时筛检,对高危者应每周检查。30%1期患儿可自愈。在第2~3期进行激光或冷冻治疗无血管区。第4~5期,行玻璃体切除术切除增殖的纤维血管组织,同时做光凝,以挽救视力。患儿的预后多数不佳。

七、高血压性视网膜病变

原发性高血压按照病程的缓急,分为缓进型高血压与急进型高血压,也就是良性高血压与恶性高血压两种,二者的眼底改变也不尽相同。高血压性视网膜病变(hypertensive retinopathy)病人的眼底改变与年龄和病程长短有关。年龄越大,病程越长,眼底病变的发生率越高。

1. **慢性高血压性视网膜病变**　长期缓慢持续的高血压使视网膜的动脉血管逐渐发生变化。在高血压发病初期,视网膜动脉表现为功能性血管痉挛,眼底表现为动脉血管的管径粗细不匀;随着病程进展,视网膜动脉逐渐发生器质性改变,管壁开始硬化,管壁透明度逐渐减低,动脉血管管壁光带加宽,呈铜丝状或银丝状外观,动脉管径日渐狭窄,动静脉比例由正常的2:3变为1:2或1:3。动静脉交叉处的静脉受硬化的动脉管壁压迫下陷,表现为动脉越过静脉交叉处静脉两端的血流被遮挡和静脉移位,甚至静脉两端呈笔尖样改变。视网膜动脉的分支逐渐变成锐角。视网膜毛细血管前小动脉及毛细血管的管壁开始渗漏血浆,致使视网膜水肿,并出现火焰状的浅层出血及硬性渗出;毛细血管可扩张,并产生微血管瘤,同时可因毛细血管的梗死而出现小的白色棉绒斑,严重者可发生视盘水肿。由于视网膜动静脉交叉处静脉管壁受压,致使静脉血流速度改变,形成涡流,加之该处静脉管壁的内皮细胞受损,因而该处容易发生视网膜分支静脉阻塞(图11-10)。

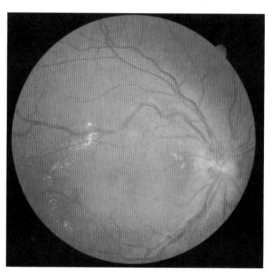

图 11-10　慢性高血压性视网膜病变眼底像

临床上根据病变的进展和严重程度,将高血压性视网膜病变分为四级:

Ⅰ级:主要为血管收缩和变窄。视网膜动脉普遍轻度变窄,特别是小分支,动脉反光带增宽,有静脉隐蔽现象,在动静脉交叉处透过动脉看不到其下的静脉血柱。

Ⅱ级:主要为动脉硬化。视网膜动脉普遍和局限性缩窄,反光增强,呈铜丝状或银丝状,动静脉交叉处静脉表现为偏移(Salus征)、远端膨胀(静脉斜坡)或被压呈梭形(Gunn征),并可呈直角偏离。

Ⅲ级:主要为渗出,可见硬性渗出、棉绒斑、出血及广泛微血管改变。

Ⅳ级:Ⅲ级改变加视盘水肿。

2. **急进性高血压性视网膜病变**　短期内突然发生急剧的血压升高,引起视网膜及脉络膜血管代偿失调,视网膜血管显著缩窄,视网膜普遍水肿,眼底可见多处片状出血、大片棉绒斑和视盘水肿。荧光素眼底血管造影可见多处毛细血管闭塞、毛细血管扩张和微血管瘤;视盘处毛细血管扩张,视网膜及视盘有强荧光素渗漏。急进性高血压不仅损害视网膜血管,而且常发生高血压性脉络膜病变,引起脉络膜毛细血管大量液体渗漏;同时影响到其前面的视

笔记

网膜色素上皮的屏障功能,因而产生浆液性视网膜脱离。荧光素眼底血管造影早期可见视网膜多数细小的荧光素渗漏点,造成后期大量液体积聚于视网膜深面而表现多湖状的荧光素积存。急进性高血压性视网膜病变常见于妊娠高血压综合征、恶性高血压以及嗜铬细胞瘤,其中以妊娠高血压综合征最为典型(图 11-11)。

　　降低血压是防治眼底病变最根本的措施。血压有效控制后,视盘水肿和视网膜水肿、出血和渗出均可吸收消退。

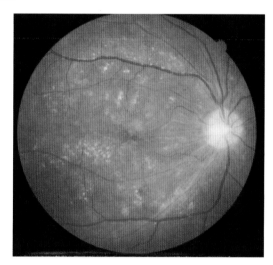

图 11-11　妊娠高血压眼底病变眼底像

八、其他视网膜血管病

(一)视网膜大动脉瘤

　　视网膜大动脉瘤(retinal macroaneurysm)又称获得性大动脉瘤,是一种获得性视网膜血管异常,视网膜动脉管壁呈纺锤状或梭形血管瘤样膨出。病人多为 60~70 岁老年人,常伴有高血压和动脉硬化等全身情况。多为单眼发病,少数双眼发病。瘤体多为单个,可有多个。发生部位多在颞侧动脉主干上,一般在二、三分支之前,常见于动脉分叉或动静脉交叉处。

　　早期多无症状,随病程进展,可有不等程度的视力下降。动脉瘤壁渗漏可引起黄斑水肿和渗出,影响视力;日久可继发黄斑变性,进一步损害视力;少数可发生瘤体破裂,出血可在视网膜内、下或视网膜前,也可进入玻璃体腔,视力显著下降。视网膜大动脉瘤发展至最后,机化萎缩,瘤腔闭塞。眼底检查动脉瘤多见于后极部。典型表现为动脉主干上局限性管壁扩张,呈囊样或梭形,若无出血遮挡,荧光素眼底血管造影检查在动脉期可清楚显示(图 11-12)。

　　本病有自愈倾向,若眼底仅有动脉瘤,渗出和出血很少或无,病变又远离黄斑,多主张保守观察。若动脉瘤反复出血并危及黄斑,或慢性渗出开始在黄斑沉积,则应做光凝治疗。

(二)母斑病

　　视网膜血管瘤(retinal hemangioma)属于眼底良性肿瘤,常合并皮肤、中枢神经系统以及内胚层的血管瘤,统称为系统性母斑瘤或母斑病(phakomatoses)。视网膜血管瘤主要有以下三种:

　　1. 视网膜毛细血管瘤(capillary hemangioma of the retina)　遗传性,或散发。多见于 10~30 岁青少年,无性别差异。可孤立或多发性,单眼或双眼。多发生于眼底周边部。早期病变较小,易被忽视。晚期瘤体增大呈橘红色球形,并有粗大的供养动脉和引流静脉。瘤体渗漏可引起黄斑渗出、水肿、出血以及渗出性视网膜脱离,影响视力。荧光素眼底血管造

笔记

二维码 11-3
扫一扫,获取
视网膜毛细血
管瘤更多精彩
图片

影检查对本病的诊断和治疗都有重要意义,可以显示瘤体的位置、大小和渗漏程度,帮助鉴别供养动脉和引流静脉(图 11-13)。

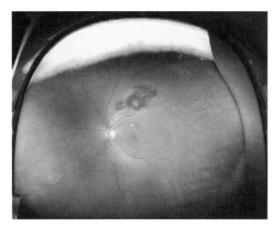

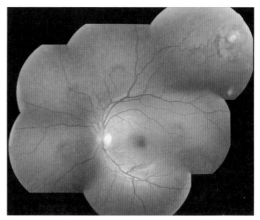

图 11-12　视网膜大动脉瘤超广角眼底像　　　　图 11-13　视网膜毛细血管瘤眼底拼图
超广角眼底照相显示颞上动脉第二
分支处动脉瘤,周围可见出血

　　本病若伴有中枢神经系统血管瘤,称为 Von Hippel-Lindau 综合征(Von Hippel-Lindau syndrome),为常染色体遗传病。治疗上主要是破坏血管瘤,控制其发展。近年来多采用光凝或冷凝治疗,促使供养血管闭塞、瘤体缩小和渗出吸收。

　　2. 视网膜海绵状血管瘤(cavernous hemangioma of the retina)　　是一种罕见的视网膜血管错构瘤。本病多见于青少年,少数病人可有家族史。多为单眼发病,偶有双眼发病。本病常伴有中枢神经系统及皮肤的海绵状血管瘤,因此属于母斑病。常无眼部自觉症状,偶有玻璃体积血引起视物模糊或视力下降。眼底检查可见视网膜内层成串的薄壁囊状血管瘤样病变,外观呈葡萄串状。无视网膜下积液或渗出,由此可与外层渗出性视网膜病变、视网膜毛细血管瘤和视网膜蔓状血管瘤相鉴别。荧光素眼底血管造影检查中可见血管瘤缓慢充盈,呈现典型帽状荧光,无渗漏。血管瘤常不发展,一般不需治疗,反复玻璃体积血可考虑光凝或冷凝治疗。视力预后一般较好。

　　3. 视网膜蔓状血管瘤(racemose hemangioma of the retina)　　为先天性视网膜动静脉吻合,属于先天性血管瘤样畸形。可伴有全身血管发育畸形,如中脑和眼眶也有相似的血管畸形,称为 Wyburn Mason 综合征(Wyburn Mason syndrome)。本病多见于青年,多为单眼发病,非遗传性,多数病人无症状。动静脉畸形可以是视网膜动静脉之间有异常毛细血管丛,也可以是视网膜动静脉直接交通,或是视网膜动静脉之间存在广泛及复杂的动静脉交通。病变位于视网膜或视盘,动静脉迂曲扩张。荧光素眼底血管造影检查无渗漏。一般病情较为稳定,密切观察,不必治疗。激光和冷凝治疗效果不确定。

第三节　黄　斑　疾　病

一、中心性浆液性脉络膜视网膜病变

　　中心性浆液性脉络膜视网膜病变(central serous chorioretinopathy,CSC),简称"中浆",是临床上常见的一种脉络膜视网膜病变,多见于 20~45 岁青壮年男性,男女发病率为 7∶1 以上。多为单眼发病,但双眼受累并不少见。常有诱发因素如睡眠不足、紧张、劳累、情绪波动等。通常表现为自限性疾病,但可复发,多次复发后视力不易恢复。

笔记

【病因与发病机制】 "中浆"病因至今仍不十分清楚,可能与多种因素有关,如年龄、性别、气候以及全身状况(病毒感染、精神紧张、妊娠、器官移植、肾衰竭、感冒、肝炎)等。"中浆"可能与血循环中儿茶酚胺和糖皮质激素水平高有关。"中浆"的发病机制目前也不十分清楚,原发病变在视网膜色素上皮层和(或)脉络膜毛细血管,视网膜盘状脱离则是继发病变。多种原因可导致视网膜色素上皮层和(或)脉络膜毛细血管病变,如缺血、炎症、外伤或不明原因等。

【临床表现】

1. **症状** ①视力轻度下降或视物模糊,常不低于0.5;②视物变形,如变小、变远;③伴有视物变暗或色调变黄等色觉改变。

2. **眼底检查** ①典型病例可见黄斑区1~3PD大小的盘状浆液性视网膜浅脱离,沿脱离边缘可见弧形光晕,中心凹光反射消失。②视网膜下可有灰黄色小点或玻璃膜疣样改变,病变后期更明显。③伴有色素上皮脱离及色素紊乱。④少数病例可有下方周边的渗出性视网膜脱离,甚至视网膜下液体随体位变动(图11-14)。

3. **辅助检查** ①荧光素眼底血管造影检查表现独特,静脉期黄斑部有一个或数个荧光素渗漏点,随时间延长而逐渐扩大,呈墨渍弥散型(inkbot diffusion)或呈蘑菇烟云状(smoke-stack leak)(图11-15)。②吲哚青绿脉络膜血管造影检查不仅有色素上皮渗漏性改变,还可见相应区域的脉络膜毛细血管充盈迟缓或高灌注,通透性增强现象。③OCT检查对该病的诊断、鉴别诊断及追踪观察等都有重要意义。"中浆"依据OCT检查可见到三种类型,一是视网膜神经上皮层脱离,约占94%;二是仅有色素上皮脱离,约占3%;三是视网膜神经上皮层和色素上皮均脱离,也占3%。④视野检查可有绝对或相对中心暗点。⑤部分病例验光检查有早期远视性改变,可用凸透镜片部分矫正。

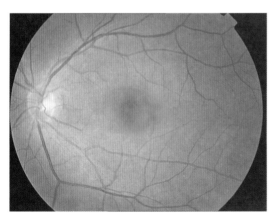

图11-14 中心性浆液性脉络膜视网膜病变眼底像

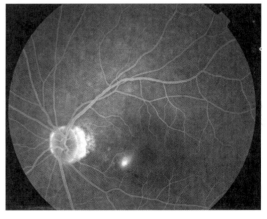

图11-15 中心性浆液性脉络膜视网膜病变
荧光素眼底血管造影图像
图中强荧光点为渗漏点

【诊断与鉴别诊断】 根据症状、眼底表现和荧光素眼底血管造影所见对"中浆"的诊断一般不难。只要充分散瞳后详细检查眼底,一般不易误诊。应注意与以下疾病鉴别:

1. **孔源性视网膜脱离** 下方周边部的视网膜浅脱离伴黄斑水肿者,裂孔位于下方远周边部,发病较缓慢,如果小瞳孔下检查眼底可误诊为"中浆"。只要充分散瞳后仔细检查眼底可予鉴别。

2. **脉络膜肿物** 无论是良性或恶性的脉络膜肿物,有时也会发生渗出性黄斑脱离。眼底检查一般足以鉴别肿瘤与"中浆"。少数眼底检查难以鉴别的病例,B超和荧光素眼底血管造影检查均有助于鉴别诊断。

3. **中心性渗出性脉络膜视网膜病变** 视力常明显减退。典型"中渗"黄斑区有灰黄色

笔记

渗出斑伴出血,容易鉴别。荧光素眼底血管造影也有助于鉴别,一般"中浆"渗漏点出现在静脉期后,而"中渗"新生血管膜渗漏点出现在动脉早期。

4. 黄斑囊样水肿　典型的黄斑囊样水肿不易误诊。黄斑弥漫性水肿尚未发生囊样改变时可能与"中浆"不易区分,黄斑囊样水肿在荧光素眼底血管造影中可见典型的花瓣样外观,可与"中浆"相鉴别。

【**治疗和预后**】　由于病因不明,"中浆"缺乏针对性的有效药物治疗。糖皮质激素可诱发大泡性视网膜脱离,加重病情,应禁用。"中浆"病人应去除全身诱发因素。"中浆"是自限性疾病,多数病例不做任何治疗 3～6 个月内亦可自愈,故初次发病者一般以观察为主。反复发作或长期迁延不愈的病例,如渗漏点距中心凹 200μm 以外可考虑激光光凝,可缩短病程,有利于视力恢复。但临床上对激光治疗的时机和适应证仍有争论。光凝时必须避免损伤中心凹。光凝后通过荧光素眼底血管造影检查才能判断治疗是否成功。一般情况下,"中浆"只需一次光凝即可成功。近年来,光动力疗法(photodynamic therapy,PDT)用来治疗"中浆"取得了不错的疗效。

经过观察自愈者,中心视力可完全恢复正常。反复发作或长期迁延不愈的病例,可有轻、中度视力减退,甚至视物变形不消退,视功能不能完全恢复正常。

> **知识拓展**
>
> ### 光动力疗法治疗"中浆"
>
> 　　光动力疗法主要适用于慢性、复发性和渗漏点位于中心凹 200μm 以内的"中浆"病人。部分病人也有积极采用 PDT 治疗中浆,以达到促进积液快速吸收,减轻病变对视功能损害的目的。

二、中心性渗出性脉络膜视网膜病变

中心性渗出性脉络膜视网膜病变(central exudative chorioretinopathy)简称"中渗",病人多为中青年,发病年龄平均 32～38 岁。以单眼发病居多。由于眼底表现类似于年龄相关性黄斑变性,曾被称为青年性黄斑变性,国外称为特发性脉络膜新生血管。不同原因的炎症引起视网膜下新生血管膜形成,发生浆液性或(和)出血性色素上皮或(和)神经上皮脱离。

【**病因和发病机制**】　"中渗"的病因仍不清楚,多考虑炎症为其主要病因,该病与结核、弓形虫病、组织胞浆菌病及 Lyme 病等感染关系密切。"中渗"的发病机制也不明确。可能是眼底脉络膜上存在肉芽肿性炎症病灶,其中新生血管穿过 Bruch 膜及 RPE 进入视网膜下,由于新生血管渗漏、出血和机化,最后形成瘢痕,使中心视力永久性受损。

【**临床表现**】　中心视力早期即明显减退,并有视物变小和变形等。视野检查可有绝对或相对中心暗点。眼底表现为视网膜下脉络膜新生血管膜所引起的视网膜水肿、出血与渗出,病灶周围可有出血,可有浆液性视网膜神经上皮与色素上皮脱离。荧光素眼底血管造影检查:病灶处可见脉络膜新生血管,染料很快从新生血管漏出,形成强荧光斑(图 11-16)

【**诊断与鉴别诊断**】　根据病人年龄和眼底表现可诊断该病。由于本病眼底表现与年龄相关性黄斑变性相类似,故应与湿性年龄相关性黄斑变性相鉴别。湿性年龄相关性黄斑变性者发病年龄较大,多为 45 岁以上,病变范围较广,双眼受累者多见,并有玻璃膜疣与色素改变,以上特点可资鉴别。此外,近视性黄斑变性也可有新生血管及出血,但尚有其他的高度近视眼底改变,不难鉴别。

【**治疗和预后**】　本病治疗应积极寻找病因并给予相应治疗。若查不出任何原因,可予非甾体类抗炎药,如吲哚美辛和布洛芬等。如荧光素眼底血管造影检查证实有脉络膜新生

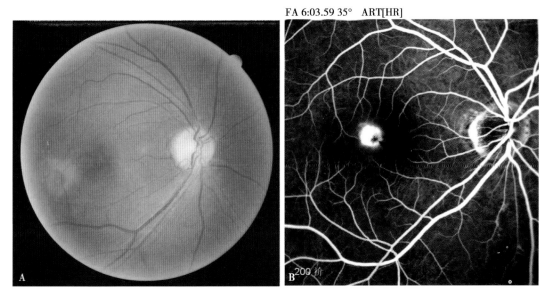

FA 6:03.59 35° ART[HR]

图 11-16 中心性渗出性脉络膜视网膜病变
A. 眼底像 B. 荧光素眼底血管造影图像,晚期可见荧光素渗漏

血管,并能清楚定位,且不在中心凹下,视野检查有绝对中心暗点,可谨慎予以激光光凝。如能除外结核或病毒感染,可慎用糖皮质激素。近年来,"中渗"可用 PDT 和玻璃体腔注射抗 VEGF 药物治疗,效果明显。

三、年龄相关性黄斑变性

年龄相关性黄斑变性(age-related macular degeneration,AMD),亦称老年性黄斑变性。该病在欧美等发达国家多见,是中老年人致盲的最主要原因。发病率随年龄而增加。由于我国人口日趋老龄化,AMD 病人也日益增多,已成为重要的致盲眼病之一。

【病因和发病机制】 年龄相关性黄斑变性的病因尚未确定。相关的危险因素包括年龄、性别、种族、遗传、吸烟、肥胖和高血脂、光损伤、代谢以及营养等。一般认为是多种因素综合作用的结果。

AMD 的确切发病机制不十分清楚。伴随着年龄增长,RPE、Bruch 膜以及脉络膜毛细血管都可观察到相应的改变:①RPE 细胞内脂褐质(lipofuscin)逐渐增多,代谢受到影响,引起相邻 Bruch 膜的多种形态学异常;②RPE 下嗜酸染色阳性的玻璃物质弥漫性或局限性堆积在 Bruch 膜上,引起 Bruch 膜增厚或玻璃膜疣(drusen),从而引起 Bruch 膜结构与通透性的改变及脉络膜新生血管形成;③脉络膜血管硬化和血管床减少,血管壁增厚,导致视网膜营养不良和色素上皮萎缩,这也是引起玻璃膜疣的可能原因之一。

关于玻璃膜疣及脉络膜新生血管形成的机制有几种假说:①RPE 功能失代偿;②氧化应激理论;③免疫和炎症学说。

【临床表现】 病人多在 45 岁以上,无明显性别差异,双眼病人远比单眼病人多,双眼同时或先后发病,并且进行性损害视力。依临床表现与病理的不同,AMD 分为两型,即萎缩型 AMD(atrophic type)(干性或非渗出性)与渗出性(exudative type)(湿性或新生血管性)。

1. **萎缩型 AMD** 其特点主要是进行性 RPE 萎缩,从而导致光感受器变性和减少,引起视力下降。早期通常无任何症状,视力下降缓慢,少数病人可有视物模糊、视物变形或阅读困难。随病程进展,自觉中心视力减退,甚至严重减退。视野检查可有绝对性中心暗点。眼底改变主要是玻璃膜疣和 RPE 异常改变:①可见 RPE 水平大小不一的黄白色类圆形的玻璃膜疣,有时可融合;②RPE 变性萎缩,表现为色素脱失、紊乱或呈地图状萎缩区,其下脉络膜

笔记

毛细血管萎缩显露;③荧光素眼底血管造影检查玻璃膜疣和色素脱失处显示为窗样缺损的强荧光,随背景荧光的变化而增强、减弱及消退(图 11-17)。

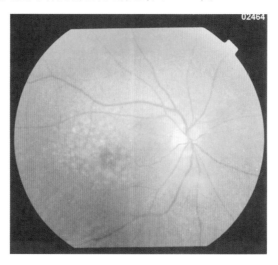

图 11-17　萎缩型年龄相关性黄斑变性眼底像

2. **渗出性 AMD**　除有干性 AMD 的病理改变外,还有 RPE 下新生血管长入的特征性改变,由此引起一系列渗出性变化,晚期黄斑下机化为结缔组织膜,中心视力几乎完全丧失。视力下降较急且显著,视物扭曲变形,可有中央暗点。眼底可见后极部视网膜下灰黄色的新生血管膜,并伴有暗红色视网膜下出血,出血甚至可达下方周边部,常掩盖新生血管(图 11-18)。荧光素眼底血管造影检查显示视网膜下新生血管呈花边状或绒球状,边界清楚,多在造影早期显影,后期有荧光素渗漏,出血区则显示遮蔽荧光。OCT 检查可清楚显示脉络膜新生血管的位置及其他改变,是对造影检查的很好补充。

【诊断和鉴别诊断】　45 岁以上病人渐进性视力减退,眼底散在玻璃膜疣或后极部视网膜脉络膜萎缩病灶,可诊断为萎缩型 AMD;如突然严重视力下降,后极部深、浅层出血并伴有视网膜下新生血管膜、玻璃膜疣或有黄斑区盘状瘢痕,可诊断渗出性 AMD。萎缩型 AMD 应与正常的老年黄斑改变相鉴别。深层大量出血致黄斑隆起者需与脉络膜恶性黑色素瘤相鉴别。渗出性 AMD 眼底出血及渗出吸收后可出现黄色类脂质沉着堆积,故需与外层渗出性视网膜病变相鉴别。

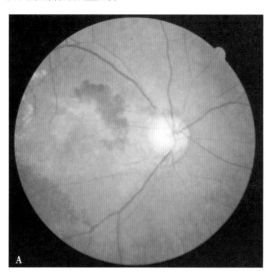
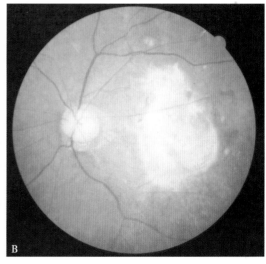

图 11-18　渗出性年龄相关性黄斑变性眼底像

A. 黄斑区下方可见黄白色病灶,周围可见片状出血灶　B. 晚期:黄斑区可见黄白色纤维膜

笔记

1. **其他疾病引起的视网膜下新生血管形成** 如"中渗"和近视性黄斑病变等都可有黄斑或后极部视网膜下新生血管膜,但尚有其他眼底改变,此外,患病年龄、病史及全身情况有助于诊断与鉴别诊断。

2. **脉络膜恶性黑色素瘤** 当渗出性 AMD 出血量大,范围广时,极易误诊为脉络膜恶性黑色素瘤。荧光素眼底血管造影及超声波检查都有助于鉴别诊断。

3. **外层渗出性视网膜病变** 当渗出性 AMD 视网膜下出血量多,且伴有浆液性视网膜脱离,特别是当范围广时,沿着血管弓甚至超出至血管弓外也可有类似外层渗出性视网膜病变的黄色类脂质沉着堆积。由于 AMD 无视网膜血管床异常,而有视网膜下新生血管膜的荧光素造影表现,故荧光素眼底血管造影检查有助于鉴别诊断。

【治疗】 由于 AMD 病因尚不明确,目前仍无特效的药物治疗和根本性的有效预防措施。

萎缩型 AMD 可使用抗氧化剂,如维生素 C、胡萝卜素和叶黄素等,这有利于消除自由基,从而延缓老年化病变的进程,但效果未得到证实。对玻璃膜疣行微脉冲激光照射,可能促使其吸收。对有萎缩性改变和视力下降明显者,可给予低视力矫治。

对渗出性 AMD 的视网膜下新生血管膜,任何药物均不能消除。黄斑区视网膜下出血可导致光感受器的不可逆损害,迅速行玻璃体切除术去除大面积的视网膜下黄斑区出血,可能阻止对光感受器的进一步损害,但已萎缩变性的视细胞无法复活,术后视力一般无明显改变。若新生血管膜位于中心凹外 200μm,可做光凝治疗,封闭新生血管以阻止其进一步发展,但 AMD 激光光凝后的复发率较高。近年,视网膜下手术切除脉络膜新生血管、PDT、810nm 激光经瞳孔温热疗法(transpupillary thermotherapy,TTT)、黄斑转位手术和放疗等均有报告,通过临床实践,这些治疗方法都显现了一定的治疗前景。RPE 移植和感光细胞移植后均可成活,但术后视力无改善,且存在排异反应,正在进一步研究中。

近年来,正在积极开展玻璃体腔注射抗 VEGF 药物(雷珠单抗和康柏西普),长效糖皮质激素(曲安奈德和阿奈可他)以及联合 PDT 的两联或三联疗法,取得了一定的疗效。

知识拓展

抗 VEGF 药物

目前,临床上可用的抗 VEGF 药物有四种,分别是 Lucentis(雷珠单抗)、Conbercept(康柏西普)、Aflibercept(阿柏西普)和 Avastin(阿瓦斯汀)。Lucentis 和 Avastin 属于单克隆抗体,Avastin 是全长的人源化单克隆抗体,而 Lucentis 是一个 Fab 片段。Aflibercept 和 Conbercept 都是受体结构域-Fc 融合蛋白,但是 Conbercept 含 3 个结构域、Aflibercept 含 2 个结构域,受体结构域选择不同。Avastin 是用来治疗结肠癌的抗肿瘤药物,在眼科应用为非适应证用药。

四、近视性黄斑病变

近视性黄斑病变(myopic maculopathy)是由于眼轴进行性增长,眼底出现退行性变化的一种眼底病变,多见于高度近视眼。因此,伴有黄斑病变的高度近视又称为病理性近视(pathologic myopia)。

眼底可见视盘颞侧缘脉络膜萎缩弧,称为近视性弧形斑。因眼轴变长及脉络膜视网膜萎缩,眼球后极部向后扩张,呈后巩膜葡萄肿(posterior scleral staphyloma),该区明显凹下。由于 RPE 和脉络膜毛细血管层萎缩,脉络膜大血管裸露,呈豹纹状眼底(tessellated fundus)。漆裂纹(lacquer crack)为粗细不规则的黄白色条纹,因 Bruch 膜线样破裂而形成。Fuchs 斑

笔记

为黑色近圆形微隆起斑,附近常有出血(图11-19)。视网膜下可有新生血管,荧光素眼底血管造影检查有助于证实其存在,部分病人可见片状视网膜下出血。由于上述的各种退行性变化,同时发生玻璃体液化、玻璃体后脱离和周边格子样变性,因此,高度近视眼易于发生黄斑裂孔、马蹄形裂孔及圆形萎缩孔,引起视网膜脱离。典型的病史和眼底表现即可诊断。

近视性黄斑病变无特殊治疗,主要在于预防。配镜或做角膜屈光手术可矫正屈光不正,但无法阻止黄斑病变的发展。黄斑区视网膜下新生血管可行玻璃体腔注射抗 VEGF 药物或PDT 治疗。

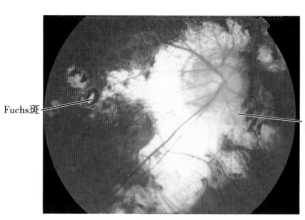

Fuchs斑

视盘
萎缩弧

图 11-19　高度近视性眼底病变眼底像

五、黄斑囊样水肿

黄斑囊样水肿是指黄斑中心凹部位的视网膜毛细血管发生微血管异常,以致细胞外液积存于黄斑区外丛状层 Henle 纤维间。CME 不是一个独立的眼病,但引起 CME 的疾病很多,是临床上较常见的致盲性黄斑病变之一。

【病因和发病机制】 许多疾病都可引起黄斑囊样水肿,如糖尿病视网膜病变、视网膜静脉阻塞、葡萄膜炎、外伤和各种内眼手术后等。总之,炎症、感染、免疫、变性、外伤和手术均为黄斑水肿的原因。

CME 的发病机制可能是因上述原因致黄斑区局部毛细血管内皮细胞屏障(视网膜内屏障)和(或)RPE 细胞屏障(视网膜外屏障)功能损害,和(或)RPE 离子泵功能损害导致液体渗漏的结果。白内障术后 6~10 周出现的 CME 称为 Irvine-Gass 综合征,大部分可在 6 个月左右消退。

【临床表现】 中心视力缓慢减退,视物变形,或症状不明显。视野检查有中心绝对或相对暗点。早期在检眼镜下基本正常,黄斑中心凹光反射弥散或消失,黄斑部视网膜反光增强,多不易分辨。仅典型病例可查见分叶状黄斑囊样水肿,囊壁视网膜厚薄不均匀,可见蜂窝状内部的分隔及血管暗影。荧光素眼底血管造影检查对 CME 的诊断最有价值。造影晚期(10~30 分钟)荧光素积存于黄斑区各小囊内,形成 CME 特有的花瓣形荧光素积存(图 11-20)。OCT 检查可见黄斑区隆起,有反向散射区,其中组织分割成数个囊腔,大的囊样水肿几乎延伸到视网膜内界膜。OCT 检查可对 CME 进行定量分析,动态观察病情的发展与消退,由于 OCT 检查分辨率极高,成为早期诊断和追踪观察 CME 的得力助手(图 11-21)。

笔记

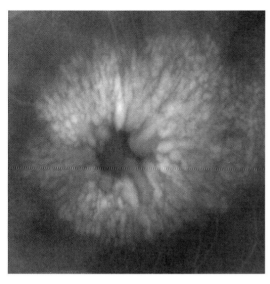

图 11-20　黄斑囊样水肿的荧光素眼底
血管造影图像,呈花瓣样外观

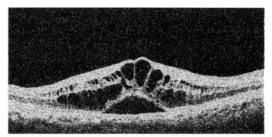

图 11-21　黄斑囊样水肿 OCT 图像,
显示多个液性暗腔

【诊断和鉴别诊断】　根据症状、眼底表现和荧光素眼底血管造影检查所见,确诊 CME 并不难,但应与下列疾病相鉴别:

1. **中心性浆液性脉络膜视网膜病变**　"中浆"多见于青壮年男性,黄斑部可有浆液性盘状视网膜浅脱离及浆液性 RPE 脱离,有自限性并有复发倾向。"中浆"的荧光素眼底血管造影表现与 CME 的独特改变截然不同,容易鉴别。

2. **眼内肿瘤**　无论良性或恶性肿瘤,尤其是脉络膜血管瘤常伴发黄斑区视网膜浅脱离与黄斑囊样水肿。但眼底除 CME 外尚有视网膜下隆起的脉络膜肿物。临床上遇到 CME 时,首先应寻找引起 CME 的原因,间接检眼镜及 B 超详细检查眼底,可避免误诊。

【治疗和预后】　黄斑囊样水肿重要的的治疗原则是查找病因,针对不同的病因治疗原发病。通过病因治疗,大部分 CME 可治愈。

1. **药物治疗**　糖皮质激素或非甾体类抗炎药适于因炎症所致的 CME,用以抑制炎症。随炎症的消失,CME 亦消退,这在葡萄膜炎和视网膜血管炎等病例中十分常见。对原发性视网膜色素变性的 CME 或其他一些不明原因的 CME,应试用乙酰唑胺控制或缓解病情。近年来曲安奈德玻璃体腔、球后、Tenon 囊下和结膜下注射可减轻黄斑水肿。抗 VEGF 药物治疗 CME 也有一定的效果。

2. **手术治疗**　对引起玻璃体视网膜牵引的 CME,如 Irvine-Gass 综合征或视网膜前膜等,可通过玻璃体切除术治疗,解除牵拉力,同时可撕除内界膜。

3. **激光治疗**　以下不同原因所引起的 CME 可选择不同的激光治疗方式。

(1)白内障术后玻璃体切口嵌塞引起的 CME:可用 Nd:YAG 激光切断牵引的玻璃体条索,使 CME 治愈。

(2)脉络膜血管瘤引起的 CME:激光治疗血管瘤,随血管瘤的治疗,CME 亦可消退。

(3)视网膜血管病变和糖尿病视网膜病变等引起的 CME:可通过全视网膜光凝或象限性视网膜光凝,治疗相应的视网膜病变,CME 可减轻或消退。

(4)黄斑区的激光治疗,可行黄斑区环形或"C"形格栅样光凝。

4. **联合治疗**　对于一些难治性 CME,可以考虑多种方法联合使用,如玻璃体腔注射抗 VEGF 药物或曲安奈德后再行黄斑区激光治疗。

笔记

六、脉络膜新生血管

脉络膜新生血管是指新生血管生长在视网膜神经上皮层下,可能位于视网膜神经上皮层与 RPE 之间,或位于 RPE 与脉络膜之间。

CNV 可见于多种视网膜疾病和疾病过程中,以 AMD 最为多见,其他包括高度近视、"中渗"、血管条纹症和拟眼组织胞浆菌病等。RPE 和 Bruch 膜的变化使脉络膜毛细血管经 Bruch 膜侵入 RPE 下,甚至到视网膜神经层下。

病人主诉视力下降、视物变形及中心或旁中心暗点。眼底黄斑部中心凹下或中心凹旁有一不规则的类圆形病灶,呈黄白色。因新生血管膜可有渗液和出血,致浆液性视网膜脱离或 RPE 脱离,出血可位于 RPE 下和视网膜神经上皮层下,成点状或片状。后期渗液吸收后可留有硬性渗出。新生血管膜逐渐机化,形成纤维瘢痕组织。

CNV 有多种分型方法。每种分型方法可有不同的临床意义。

1. 按 CNV 与 RPE 的解剖位置关系分型　分为Ⅰ型和Ⅱ型。Ⅰ型 CNV 是指 CNV 在 RPE 下生长,尚未突破 RPE 层;Ⅱ型是指 CNV 穿破 RPE 层,在视网膜神经上皮下生长。

2. 按 CNV 的位置分型　①中心凹下型,CNV 位于黄斑无血管区中心下;②中心凹旁型,CNV 位于距中心凹无血管区边缘 $1 \sim 199 \mu m$;③中心凹外型,CNV 位于距离中心凹边缘 $200 \mu m$ 以外。

3. 按荧光素眼底血管造影分型　分为典型性 CNV 和隐匿性 CNV。有些病例二者经常共存,被称之为混合型 CNV。

治疗主要集中于活动性 CNV,一旦 CNV 机化形成瘢痕组织,多数无治疗意义。活动性 CNV 的治疗原则是尽量减少 CNV 进一步形成,现有 CNV 尽快机化吸收,减轻渗出和出血,减轻对视功能的破坏。目前 CNV 的主要治疗方法包括传统激光、PDT、TTT、玻璃体腔注射激素和(或)抗 VEGF 药物,以及上述方法的二联、三联甚至四联的联合治疗。

七、黄斑裂孔

黄斑裂孔(macular hole,MH)是指发生于黄斑区的视网膜裂孔,各种原因导致黄斑区视网膜组织的缺损,从视网膜内界膜至感光细胞层发生组织缺损,形成裂孔。黄斑裂孔患病率不高,但是临床上却很常见,严重损害病人的中心视力。发病年龄多在 50 岁以上,女性多见,双眼发病的概率也很低,大约为 6%～28%。

如果黄斑区的视网膜组织完全缺损,称为全层黄斑裂孔。如果黄斑区的视网膜组织尚有部分保留,未完全缺损,则称为板层黄斑裂孔(lamellar macular hole)。

【病因和分类】　外伤、变性、长期 CME、炎症、病理性近视和黄斑前膜等原因都可以引起黄斑裂孔,但临床上较多见的为特发性黄斑裂孔。

1. 特发性黄斑裂孔　指无明显可查的病因,排除眼底本身疾患而发生的黄斑裂孔。特发性黄斑裂孔占黄斑裂孔的大部分(83%),多为全层裂孔。Gass 认为黄斑中心凹前的玻璃体切线方向的牵拉是引起特发性黄斑裂孔的主要原因。

2. 变性　病理性近视、老年性退行性病变、视网膜脉络膜病变和血管性疾病等都可引起黄斑部囊样变性,随病程延长,囊壁越来越薄,最终破裂形成裂孔。

3. 外伤　严重的眼球震荡或挫伤可使正常的黄斑破裂,产生裂孔。激光治疗时的误伤以及强烈的日光照射,均可导致黄斑裂孔的形成。

【临床表现】　病人视力好坏取决于视网膜组织的损伤和缺损程度。如仅为较早期的板层孔,视力可无明显减退;如已形成全层黄斑裂孔,则中心视力锐减,视力通常只在 0.1 左右,如裂孔偏离中心凹或位于中心凹边缘,视力可能稍好。多有视物变形和中央暗点。

笔记

眼底表现为黄斑部有一圆形或椭圆形的 1/4~1/2PD 大小的边界清晰的暗红色孔。孔底可有黄色颗粒,孔边缘处可有少量视网膜下积液(图 11-22A)。如视网膜下积液量多,裂孔边缘翘起,形成黄斑裂孔性视网膜脱离,则表现为以裂孔为中心的局部视网膜隆起,并可发展为全视网膜脱离。

视野检查有与黄斑裂孔对应的中心或旁中心暗点,周边视野正常。荧光素眼底血管造影的表现与 RPE 的受损程度以及视网膜中含叶黄素组织的损失程度等有关。全层裂孔多表现为裂孔处的"窗样缺损"。OCT 检查可清晰地反映出黄斑裂孔处视网膜组织缺损的量,并可见玻璃体与中心凹间的关系(图 11-22B)。

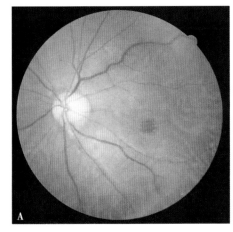
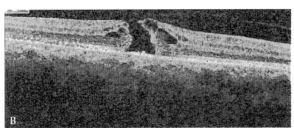

图 11-22 黄斑裂孔
A. 眼底像 B. 黄斑裂孔 OCT 图像

按 Gass 分期法,黄斑裂孔可分为四期:

Ⅰ期:起病初期,发生中心凹脱离,视物变形和视力轻度下降,眼底检查可见黄斑中心凹反光消失,无玻璃体后脱离,中心凹有淡黄色圆点或淡黄色环,有时可见放射状纤细条纹围绕黄斑。荧光素眼底血管造影可正常,或在中心凹见轻微的荧光,窗样缺损少见。约一半病例可自发缓解。此期应观察。

Ⅱ期:此期中,黄斑中央或其边缘已有一小的全层视网膜裂孔,常伴有盖膜。病人视力明显下降。荧光素眼底血管造影可表现为孔中央透见荧光。可长期不发展。

Ⅲ期:Ⅱ期黄斑裂孔扩大,扩大至 400~500μm,有或无盖膜,玻璃体后皮质仍与黄斑粘连。

Ⅳ期:在Ⅲ期的基础上一旦发生玻璃体与黄斑的分离,则称为Ⅳ期黄斑裂孔。

【诊断与鉴别诊断】 根据病人视力下降、视物变形以及黄斑部圆形裂孔的眼底表现不难诊断黄斑裂孔。OCT 是诊断黄斑裂孔的首要辅助检查。黄斑裂孔应与黄斑假孔和黄斑囊样水肿相鉴别。

1. **黄斑假孔** 多为黄斑前膜裂开后形成,其边缘锐利,但边界不规则。与特发性黄斑前膜、增生性糖尿病视网膜病变、孔源性视网膜脱离、眼内炎、外伤及静脉阻塞性疾病等疾病有关。荧光素眼底血管造影检查常无明显异常或与原发病有关。OCT 及自发荧光检查有助于鉴别诊断。

2. **黄斑囊样变性** 视网膜组织完整,但在视网膜层间有囊样积液。若一些小囊腔破裂融合为大囊腔,在检眼镜下可有与黄斑裂孔类似的表现,但荧光素眼底血管造影及 OCT 等检查可资鉴别。

【治疗】 黄斑裂孔可长期不发展,故可随访观察。近年来基于对黄斑裂孔发病机制的进一步认识,玻璃体切除术可切除中心凹前的玻璃体皮质,消除粘连于黄斑区的玻璃体对中心凹切线方向的牵引,目前已成为首选治疗方法。

笔记

1. 对明确诊断为Ⅱ~Ⅳ期特发性黄斑裂孔、视力显著下降和视物明显变形者可考虑玻璃体切除术。术中使用自体血清、β_2转化生长因子或血小板涂抹于黄斑裂孔内,可能增加裂孔区的脉络膜视网膜粘连,促使裂孔封闭愈合。

2. Ⅰ期黄斑裂孔预防性玻璃体切除术是否有效尚无定论。

3. 黄斑裂孔伴视网膜脱离者,如无明显玻璃体黄斑牵拉,可选择单纯眼内注气术。如合并 PVR、裂孔周围视网膜前膜、玻璃体黄斑牵拉及单纯眼内注气失败者,可行玻璃体切除联合玻璃体腔内填充术。

近年来,多数学者主张做黄斑区内界膜撕除术,可封闭裂孔并改善视力。黄斑裂孔手术多采用微创玻璃体切除术,如23G、25G 和27G 免缝合玻璃体切除系统。采用内界膜染色的方法增强可视性,易于内界膜撕除,如台盼蓝、亮蓝、吲哚青绿和曲安奈德等。

> **知识拓展**
>
> **空气填充治疗特发性黄斑裂孔**
>
> 目前特发性黄斑裂孔采用微创玻璃体切除术联合长效气体填充(C_3F_8、C_2F_6 和 SF_6),但是病人术后俯卧位时间较长,气体吸收时间长影响日常活动。近来,有学者采用消毒空气填充,术后仅俯卧位1天,短时间内就可吸收,减轻病人围手术期痛苦。

八、黄斑视网膜前膜

视网膜前膜是指在视网膜内表面生长的纤维化无血管的细胞性增殖膜,可发生在视网膜任何部位,如发生在黄斑及其附近,则称为黄斑视网膜前膜(epiretinal membrane of macula),简称黄斑前膜。

【病因和分类】　大多数黄斑前膜形成原因不明,发生在无任何眼病的老年人,称为特发性黄斑前膜(idiopathic macular epiretinal membrane)。常见于老年人,无性别差异,多为单侧,20%为双侧,大多已有玻璃体后脱离,但可能仍有少量后皮质与黄斑粘连。少数为继发性黄斑前膜,可发生于眼外伤、眼内炎症、RVO、慢性 CME、光凝或冷凝术后。

【临床表现】　轻者可无症状,重者可有中心视力下降和视物变形。眼底改变则因膜增殖程度、视网膜所受牵引及视网膜水肿程度的不同而有较大差异。如视网膜前膜对视网膜无明显牵引,则仅有视网膜和玻璃体交界面反光增强,称为单纯性黄斑视网膜前膜,或玻璃纸样视网膜病变(cellophane retinopathy)。膜继续增殖并进一步收缩,可使视网膜内表面皱褶,出现放射状条纹,血管扭曲,大血管弓向中央移位,引起黄斑水肿(图 11-23A)。严重者可致黄斑裂孔乃至视网膜脱离。继发性者眼底可有原发病变或手术史。

荧光素眼底血管造影检查,轻者仅见黄斑区视网膜小血管迂曲,重者可有荧光素渗漏。OCT 检查可准确地检查出黄斑前膜的厚度及与玻璃体的关系(图 11-23B)。

【诊断】　依据病人眼底黄斑区出现的玻璃纸样或明显的黄白色增生组织且对视网膜或血管牵拉造成的改变,可以做出诊断,辅助 OCT 检查更能进一步确诊该病。依据病史可进一步分为特发性、继发性黄斑前膜。

【治疗】　尚无有效的药物治疗。如仅轻度视力下降或视物变形,且比较稳定,无需处理。如视力进行性下降,且视物变形明显,可行玻璃体切除术剥除黄斑前膜,常可使视力得到明显改善,减轻或消除视网膜变形。视力恢复程度与手术时机选择有关。如无黄斑囊样水肿或视网膜脱离,术后视力恢复较好。一般在病人的视力下降到0.3 以下或有严重视物变形时才考虑手术。

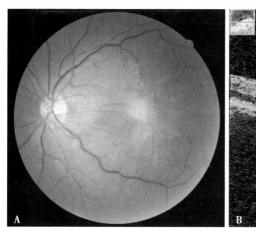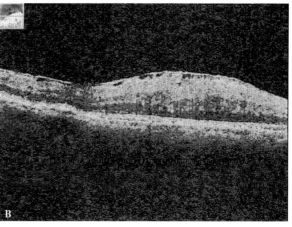

图 11-23 黄斑前膜
A. 眼底像示黄斑区小血管走行迂曲　B. 黄斑前膜 OCT 图像

第四节 视网膜脱离

视网膜脱离(retinal detachment,RD)是指视网膜神经上皮与视网膜色素上皮之间积聚液体而发生分离,常由视网膜裂孔、牵拉及渗出等因素引起。临床上分为孔源性视网膜脱离、牵拉性视网膜脱离和渗出性视网膜脱离。不同类型视网膜脱离其临床表现、治疗原则及转归不同。

一、孔源性视网膜脱离

孔源性视网膜脱离(rhegmatogenous retinal detachment,RRD)是由于视网膜裂孔形成,液化的玻璃体经裂孔进入到视网膜下,引起的视网膜脱离。

【病因和发病机制】 视网膜裂孔形成和玻璃体液化是形成视网膜脱离的关键因素。视网膜裂孔的形成常与玻璃体变性、玻璃体后脱离及视网膜变性有关,还可见于眼外伤或手术后。故孔源性视网膜脱离多见于老年人、高度近视眼和眼外伤后。某些情况下,虽有视网膜裂孔但无视网膜脱离,如视网膜下方萎缩孔或眼钝挫伤黄斑裂孔,称为干孔。无晶状体眼、人工晶状体眼、一眼有 RD 或有家族史也是高危因素。

视网膜脱离程度,裂孔大小、部位及数量,屈光间质情况,有无合并其他病症等因素都可使病情趋于复杂,给手术治疗带来种种困难。对那些常规视网膜脱离复位手术难以复位的视网膜脱离称为复杂性视网膜脱离,如后极部视网膜裂孔(包括黄斑裂孔)、巨大裂孔性视网膜脱离、视网膜脱离合并 PVR 和视网膜脱离合并角膜混浊等。

【临床表现】 多数病例突然发病,出现视力下降和视野改变。视力下降的程度因脱离部位和范围而不等,若累及黄斑,则视力显著下降,甚至仅存光感。视网膜脱离的对侧有相应的视野缺损,表现为幕样遮挡,但容易被忽视。部分病例可有飞蚊症和闪光感等前驱症状。飞蚊症常为玻璃体液化浓缩、变性及后脱离所致。闪光感则多为玻璃体视网膜牵引所致,某一方位持续闪光感可能是视网膜脱离的先兆。眼压多偏低。

眼底检查可见玻璃体、视网膜和裂孔的征象:①玻璃体液化、浓缩及后脱离,部分病例在裂孔形成时撕破视网膜血管,出现玻璃体积血,玻璃体腔内可有烟尘样棕色色素颗粒;②脱离的视网膜变为蓝灰色,不透明,视网膜隆起呈波浪状起伏,其上有暗红色视网膜血管;③充分散瞳后,用间接检眼镜配合巩膜压迫法或用三面镜仔细检查,多可找到视网膜裂孔。裂孔多数位于周边部,常见于颞上象限。常见的视网膜裂孔形态为圆形、半圆形和马蹄形等。圆形孔多为视网膜萎缩所致,可无视网膜脱离;马蹄形孔意味着玻璃体后界膜仍与裂孔缘视网膜瓣相连。大于90°圆周的裂孔称为巨大裂孔(giant break)。发生于锯齿缘的裂孔又称为锯齿缘离断(ora serrata dialyses),常与外伤有关(图11-24)。

【诊断】 依据病人闪光感和视物遮挡的病史以及眼底可见视网膜灰白色隆起可诊断视网膜脱离。对于屈光间质混浊的病人,B超检查可有助于明确病人是否存在视网膜脱离。

【治疗】 孔源性视网膜脱离的治疗原则是找出所有裂孔,并加以封闭。目前无有效药物治疗,只能通过手术封闭裂孔。仅有裂孔而无视网膜脱离时,可做光凝或冷凝封闭视网膜裂孔。若已发生视网膜脱离,则需通过手术封闭裂孔并使视网膜复位。单纯性RRD病例可选择巩膜外垫压术与巩膜环扎术(图11-25);复杂性RRD病例一般选择玻璃体切除术,光凝或冷冻封闭裂孔,气体或硅油玻璃体腔内充填,使视网膜复位。一眼发生视网膜脱离,应常规散瞳检查对侧眼,如有格子样变性,可做预防性光凝。

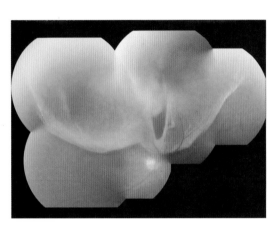

图 11-24 孔源性视网膜脱离眼底拼图

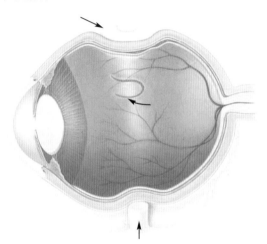

图 11-25 巩膜外环扎联合外垫压术示意图

【预后】 约有90%的单纯性RRD可通过常规视网膜复位手术封闭裂孔并成功复位视网膜。随着玻璃体切除术的广泛开展,也成功救治了许多复杂性视网膜脱离。视力恢复则取决于黄斑是否脱离以及脱离时间的长短,黄斑未脱离或脱离时间短暂者,视力预后通常较好;否则,即便视网膜完全复位,中心视力也多不能改善。因此,视网膜脱离应及早治疗。大约10%的RRD病例术后发生PVR,导致手术失败。有较大范围RPE暴露(巨大裂孔或大的马蹄孔)或有明显血-视网膜屏障损害者容易发生。

【手术引起的视光学改变】 常规的视网膜脱离复位手术后可出现眼外肌功能失调,但多为一过性。导致眼外肌功能失调的原因常为冷凝或术中缝线牵拉对眼外肌的损伤及眼外肌下垫压物所产生的影响。一般而言,6~12个月后病人多可适应并自行克服因眼外肌失调而引起的视觉症状,不需手术治疗。远周边部的巩膜外垫压可能会改变角膜的形状,引起散光。巩膜环扎手术可导致晶状体前移与眼轴长度改变,引起屈光改变。低度环扎常使眼轴长度增加,但高度环扎使眼轴长度减少。玻璃体切除术也可引起屈光学改变。

二、牵拉性视网膜脱离

牵拉性视网膜脱离(tractional retinal detachment,TRD)是指因增殖膜或机化组织收缩牵拉引起的视网膜脱离,多无视网膜裂孔,但少数病例可因牵拉撕破视网膜而形成继发性视网膜裂孔。TRD常见于PDR、RVO、视网膜静脉周围炎、反复玻璃体积血、眼内炎症、多次眼内手术或眼外伤后。TRD的部位、程度及范围与增殖膜或机化组织与视网膜的粘连部位及程度有密切关系。

笔记

【临床表现】 玻璃体视网膜有明显的增殖膜或机化组织,视网膜脱离表面可见增殖膜或机化组织与之粘连。因其粘连部位、范围及牵拉强度不同,可形成多种形态的TRD。小的局部粘连往往牵拉视网膜呈局部脱离,除粘连处外,脱离的视网膜表面较光滑;广泛粘连多见玻璃体视网膜前广泛增殖膜,牵拉视网膜广泛脱离甚至全脱离,且常伴有视网膜皱褶;如果增殖膜或机化组织与视网膜局部粘连,且有视网膜裂孔,往往牵拉和裂孔两种因素同时存在,视网膜脱离亦可广泛(图11-26)。

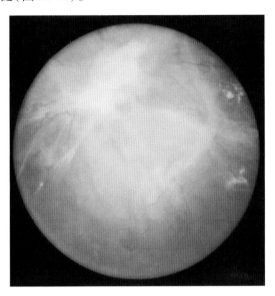

图11-26 牵拉性视网膜脱离眼底像

【治疗】 牵拉性视网膜脱离的治疗,主要是通过手术解除增殖膜或机化组织对视网膜的牵拉。玻璃体切除术可切除或切断玻璃体视网膜前增殖膜,解除增殖膜对视网膜的牵拉;巩膜外垫压或环扎手术可松解局部或周边部的增殖膜牵拉,并可封闭周边部视网膜裂孔。

三、渗出性视网膜脱离

渗出性视网膜脱离(exudative retinal detachment)常因全身病或眼局部循环障碍以及眼内炎症和肿瘤等引起,是一种继发性视网膜脱离。其发病机制主要是视网膜毛细血管和色素上皮的屏障功能受损,导致血浆和脉络膜液体大量渗出,并积聚在视网膜下,形成渗出性视网膜脱离。具有以下临床特征:

1. 视网膜脱离随体位改变,视网膜下液体总是流向最低处。
2. 脱离的视网膜表面较光滑,无牵拉皱褶。
3. 无视网膜裂孔。
4. 存在原发病。

渗出性视网膜脱离主要是针对原发病进行治疗。

第五节 视网膜脉络膜变性类疾病

变性(degeneration)是病理解剖学概念,含有某些能引起细胞死亡的条件或过程,但其机制是多样的,不一定具有遗传因素。营养不良(dystrophy)则专指因遗传性疾病造成的早期或早熟细胞的病变与死亡。此类疾病目前无有效的治疗方法。

一、视网膜色素变性

视网膜色素变性(retinitis pigmentosa,RP)是一组以进行性感光细胞与色素上皮功能丧失为共同表现的遗传性营养不良性退行病变。临床特征主要为夜盲、进行性视野缩小、色素性视网膜病变和视网膜电图异常。RP常起病于儿童或少年时期,青春期症状加重,至中、老年因视力严重受损而失明。通常为双眼受累,极少数可单眼发病。性连锁隐性遗传、常染色体隐性遗传或显性遗传均可见到,约1/3病例为散发(孤立型)。常染色体隐性遗传较多,发病较早且较重;显性遗传则较晚较轻;性连锁遗传较少,但发病早,损害重。RP常伴有高度近视、白内障和黄斑病变,或是全身综合征的表现之一。临床上个体间的表现差异较大。

【病因和发病机制】 本病的确切病因与发病机制尚不清楚,仍在进一步研究中。可能与基因异常或基因产物缺陷、体内某些物质如氨基乙磺酸及铜锌的代谢异常以及免疫紊乱等有关。已报道的突变基因位点有200多处。

【临床表现】 夜盲是最早出现的自觉症状,可早于眼底改变之前数年出现,多起始于儿童或少年时期。随着病程进展,夜盲逐渐加重,视野逐渐缩小,至晚期形成管状视野,但中心视力可长期保持。最后,中心视野亦累及,视力完全丧失。眼底主要改变为视盘呈蜡黄色萎缩、视网膜血管狭窄及骨细胞样色素沉着,称为RP的典型三联征(图11-27)。临床上,此三联征是逐渐发展加重的。晚期视盘呈蜡黄色表明视神经已有萎缩;视网膜血管狭窄以动脉明显,晚期视网膜动脉几乎为线状,甚至难以辨识;色素沉着最先出现于赤道部,逐渐扩大增多,并向后极部及锯齿缘发展。玻璃体可清晰或轻度混浊。后极性白内障是最常见的眼部并发症。

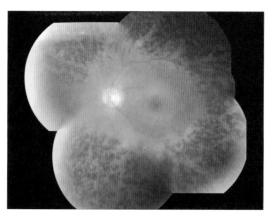

图 11-27　视网膜色素变性眼底拼图

临床上绝大多数为典型病例,也有少数病例表现不典型,如有些病例病变局限在眼底一部分;有些无骨细胞样色素沉着,但周边视网膜和色素上皮萎缩;有些视网膜深层出现明显的白点等。

【辅助检查】 荧光素眼底血管造影检查显示,早期可有多种异常荧光图像,如色素沉着处为遮挡荧光,色素缺失处为窗样缺损,屏障功能失代偿处为荧光素渗漏,未被色素遮挡处可出现透见荧光和渗漏;晚期因脉络膜毛细血管萎缩而呈大片弱荧光,并见脉络膜血管。

ERG的异常远早于自觉症状和眼底改变。早期多为波幅降低,晚期呈熄灭型。EOG常表现异常。视野检查可有中周部暗点或典型的环形暗点。

【诊断】 根据病人夜盲史、RP三联征可做出诊断,有困难者可辅助电生理检查。

【治疗】 本病目前无特殊有效治疗。对病人进行遗传咨询,告知本病的基本知识。病人应长期随访,每年随诊一次。可给予血管扩张剂、维生素B、维生素C和维生素E等,长期

笔记

服用者应注意药物副作用。患眼视力低于0.2或为管状视野时,可给予低视力治疗。若有黄斑囊样水肿,可做格栅样光凝治疗,或口服乙酰唑胺。并发白内障者可手术治疗。近年来,新兴的视网膜移植手术、人工视网膜以及基因治疗正在临床研究和完善中,将来可能使RP的治疗前景产生重大改观。

知识拓展

人工视觉进展

视网膜色素变性的治疗进展包括人工视觉、干细胞治疗和基因治疗。目前干细胞治疗和基因治疗处于实验阶段。人工视觉治疗处于Ⅲ期临床阶段,Argus Ⅱ是由美国加州"第二视觉医疗器材公司"研发的仿生设备,外观类似一副眼镜,并配备了一个数字摄像头和光学感应器。佩戴上这一设备后,经由光学感应器获取的视觉信息将被传递到眼球内部的人工视网膜中,并同时将其转化为电子脉冲向大脑传递信号。Argus Ⅱ可以明显改善退化性视网膜色素变性病人的"视力和生活质量"。Argus Ⅱ实际上并不能帮助病人完全恢复视觉,但它能够帮助他们检测到光明和黑暗,同时确定物体的运动轨迹和当前位置。

二、遗传性黄斑营养不良

遗传性黄斑营养不良(hereditary macular dystrophies)是一组病因不明、累及眼底后极部,以早发细胞变性和终至细胞死亡为特征的遗传性眼底病。遗传性黄斑营养不良通常包括Stargardt病、卵黄样黄斑营养不良、视锥细胞营养不良、X连锁青少年型视网膜劈裂症和视网膜血管样条纹等。此类疾病没有有效的治疗方法。

1. **Stargardt病(Stargardt's disease)** 常染色体隐性遗传,也可为显性遗传。主要表现为早期的视力减退和黄斑萎缩,伴有眼底黄色斑点。若黄色斑点仅出现在黄斑部,称为Stargardt病。若散布于整个眼底,称为眼底黄色斑点症(fundus flavimaculatus)。病理特征为RPE水平有弥漫性脂褐素沉着。

本病双眼发病,发病年龄多在20岁以前,视力进行性缓慢下降,可有不同程度的色觉障碍。早期眼底改变不明显,可有黄斑区色素紊乱呈颗粒状,中心凹反光消失。以后黄斑区可出现牛眼状或椭圆形的RPE变性区,呈金箔样反光。晚期RPE萎缩消失,见脉络膜血管。

二维码 11-6 扫一扫,获取 Stargardt 病眼底彩照和自发荧光精彩图片

荧光素眼底血管造影检查,早期黄斑区呈现椭圆形或斑驳形透见荧光,至晚期呈强荧光。ERG和EOG检查,晚期出现非特异性异常。

2. **卵黄样黄斑营养不良(vitelliform dystrophy)** 又称Best病,是一种常染色体显性遗传病。发病年龄3~15岁(平均6岁),常合并远视、内斜视和斜视性屈光不正。视力常为轻度下降,可多年稳定于0.4~0.6,可有不同程度的色觉障碍,多数病人可保留阅读视力。早期眼底基本正常,以后可出现黄斑区色素紊乱和典型的卵黄样病损,"卵黄"破裂、吸收、伴黄斑区纤维瘢痕和地图样萎缩,偶有CNV。

荧光素眼底血管造影检查可由于卵黄样物质遮蔽病灶区呈现弱荧光,若卵黄样物质部分或完全吸收后,由于RPE萎缩,呈现透见强荧光。若出现CNV,可有荧光素渗漏。ERG a、b波正常,c波下降或消失。EOG有诊断价值,光反应明显丧失。暗适应正常。

本病视力预后较好,尚无有效治疗方法。对于无症状的基因携带者,医生可给予遗传咨询。

笔记

第六节　视网膜母细胞瘤

视网膜母细胞瘤(retinoblastoma,RB)是儿童最常见的原发性眼内恶性肿瘤。病人绝大多数为儿童,尤以3岁以下多见(占75%左右);偶见于成年人。双眼发病约占30%~50%。发病率约为1:14 000至1:20 000,无种族、地域及性别的差异。约40%病例属于遗传型,另外的60%为非遗传型。有家族遗传史及双眼的病人,较散发或单眼的病人发病要早。遗传型和非遗传型的视网膜母细胞瘤都是由位于染色体13q14的等位基因控制。每个正常人都具有的视网膜母细胞瘤基因是抑癌基因。遗传型视网膜母细胞瘤的另一个等位基因发生自发性突变时,就产生了肿瘤。在非遗传型的视网膜母细胞瘤病人,发展中的视网膜母细胞瘤的两个正常的等位基因同时因自发性突变而沉默,从而发生。遗传型视网膜母细胞瘤病人的后代有50%患病的可能。

【临床表现】　按视网膜母细胞瘤的临床过程将其分为眼内期、青光眼期、眼外期和全身转移期4期。由于肿瘤发生于婴幼儿,早期不易发现。大约50%以上的病儿是因肿瘤发展出现白瞳症(leukocoria)而为家长发现,约20%的患眼因肿瘤位于黄斑部、视力障碍而表现为废用性斜视。少数患眼红痛及青光眼。检查可见视网膜上有圆形或椭圆形边界不清的黄白色隆起的肿块,以后极部偏下方为多见;肿块的表面可有视网膜血管扩张或出血,或伴有浆液性视网膜脱离。肿瘤团块可播散于玻璃体及前房中,造成玻璃体混浊、假性前房积脓、KP,或在虹膜表面形成灰白色肿瘤结节。肿瘤长大引起眼压增高,可见角膜上皮水肿、角膜变大及眼球膨大。晚期,肿瘤穿破眼球壁,表现为眼球表面肿块或眼球突出等。肿瘤细胞可经视神经或眼球壁上神经血管的孔道向颅内或眶内扩展,或经淋巴管向附近淋巴结、软组织转移,或经血循环向全身转移,导致死亡。B型超声检查对于临床诊断具有重要意义。B型超声可显示玻璃体内弱或中强回声光团,与眼底光带相连。60%~80%有强光斑回声(钙化灶)。彩色超声多普勒检查可见瘤体内出现红、蓝相伴行的血流情况,且与视网膜中央动脉、静脉相延续。CT、MRI均可显示肿瘤的位置、形状、大小及眼外蔓延情况。CT对钙化斑和眶骨受侵更为敏感。视网膜母细胞瘤存在偶然的特殊情况即:自行消退(spontaneous regression);三侧性视网膜母细胞瘤(trilateral retinoblastoma)以及第二恶性肿瘤(second malignant neoplasm)。

【诊断】　根据临床表现,B超或彩色多普勒超声一般即可明确诊断,CT及MRI等影像学检查有助确诊。同时,还应确定是否转移,以便正确处理。需与转移性眼内炎、Coats病、新生儿视网膜病变等所致的"白瞳症"相鉴别。

【治疗与预后】　首先应考虑控制肿瘤生长、转移,挽救患儿生命;其次考虑是否保留眼球及有用视力。可根据肿瘤发展的程度,选择激光或冷冻治疗、放射治疗、眼球摘除术等治疗措施。局限于视网膜的早期小肿瘤,可采用激光光凝治疗或冷冻治疗,以使肿瘤坏死、萎缩。中等大小但较局限、或体积较小但有局部玻璃体播散的肿瘤,可选用浅层巩膜贴敷放射疗法,如^{60}Co、^{125}I等;将敷片缝在与肿瘤相应的巩膜面,放置1~6天,以使肿瘤坏死、萎缩。若病变局限于眼内但超过一个象限者以眼球摘除为首选治疗。操作应轻柔,切断视神经应尽量长。若肿瘤已属眼外期,则应行眼眶内容剜除术并联合放射治疗或化学治疗,但预后较差。晚期肿瘤已经转移者,则无特殊治疗。

(李筱荣)

二维码 11-7
扫一扫,测
一测

参　考　文　献

1. 张承芬.眼底病学.第2版.北京:人民卫生出版社,2010
2. Naseripour M, Falavarjani KG, Sedaghat A, et al. Half-dose Photodynamic Therapy for Chronic Central Serous

笔记

Chorioretinopathy.J Ophthalmic Vis Res,2016,11(1):66-69

3. Hasegawa Y.Equivalent tamponade by room air as compared with SF(6)after macular hole surgery.Graefes Arch Clin Exp Ophthalmol,2009,247(11):1455-1459

4. Su L,Ren X,Wei H,et al.Intravitreal Conbercept(KH902)for surgical treatment of severe proliferative diabetic retinopathy.Retina,2016,36(5):938-943

5. Kim JH,Lee DW,Chang YS,et al.Twelve-month outcomes of treatment using ranibizumab or aflibercept for neo-vascular age-related macular degeneration:a comparative study.Graefes Arch Clin Exp Ophthalmol,2016,254(11):2101-2109

6. Recchia FM,Scott IU,Brown GC,et al.Small gauge pars plana vitrectomy:a report by the American Academy of Ophthalmology.Ophthalmology,2010,117(9):1851-1857

7. Khan MA,Shahlaee A,Toussaint B,et al.Outcomes of 27 gauge microincision vitrectomy surgery for posterior segment disease.Am J Ophthalmol,2016,161:36-43 e32

8. Brooks HL Jr.Macular hole surgery with and without internal limiting membrane peeling.Ophthalmology,2000,107(10):1939-1948;discussion 1948-1939

第十二章

视神经及视路病变

本章学习要点

- 掌握：视神经炎、前部缺血性视神经病变、视盘水肿、视神经萎缩、视盘血管炎的病因、临床表现、诊断及治疗。
- 熟悉：视路、瞳孔对光反射路径不同部位受累时典型视野改变。
- 了解：中毒性视神经病变的临床特点。

关键词 视神经 视路病变 视野改变

第一节 概述及应用解剖

视神经是指由视盘（也称视乳头）至视交叉的一段视觉神经。视路（visual pathway）包括从视网膜光感受器至大脑枕叶皮质视觉中枢的整个视觉传导通路。临床上通常指从视神经开始，经视交叉、视束、外侧膝状体和视放射到枕叶皮质视觉中枢的神经传导通路（图 12-1）。视神经由视网膜神经节细胞的轴突所构成，是中枢神经系统的一部分。视神经外包绕着由脑膜组织延续而来的同名鞘膜，视神经鞘膜组织所构成的腔隙与脑内相应腔隙相通。

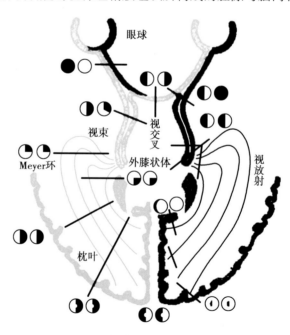

图 12-1 视路病变引起的视野缺损

笔记

1. 视网膜光感受器的神经冲动经双极细胞传至神经节细胞,由神经节细胞发出的神经纤维(轴突)向视盘会聚。

2. **视神经(optic nerve)**　是中枢神经系统的一部分。从视盘起至视交叉前脚的这段神经称为视神经,全长42~50mm,分为四段,即眼内段、眶内段、管内段和颅内段。

眼内段从视盘开始,神经纤维成束穿过巩膜筛板,长约1mm。眶内段长约30mm,呈S形弯曲,以利于眼球转动。管内段即视神经通过颅骨视神经管的部分,长6~10mm。颅内段为视神经出视神经骨管后进入颅内,到达视交叉前脚的部分,约为10mm。

3　**视交叉(optic chiasm)**　呈长方形,横径约12mm,前后径约8mm,厚2~5mm的神经组织,位于蝶鞍上方。此处的神经纤维分为两组,来自两眼视网膜的鼻侧纤维交叉至对侧,来自颞侧的纤维不交叉。由于黄斑部纤维居于视神经的中轴部,故亦分成交叉纤维和不交叉纤维加入两组之中。

视交叉与周围组织的解剖关系:下方为脑垂体,两侧为颈内动脉,上方为第三脑室,周围为海绵窦,前方为大脑前动脉、前交通动脉和鞍结节。这些部位的病变都可侵及视交叉而表现为不同形状的视野损害。

4. **视束(optic tract)**　为视神经纤维经视交叉后位置重新排列的一段神经束。自视交叉开始,绕大脑脚至外侧膝状体。同侧颞下象限和对侧鼻下象限纤维居于视束的腹外侧,同侧颞上象限和对侧鼻上象限纤维居于视束腹内侧,黄斑纤维居于背侧。

5. **外侧膝状体(lateral geniculate body)**　位于大脑脚外侧,由视网膜神经节细胞发出的神经纤维至此和外侧膝状体的神经节细胞形成突触,换神经元后再进入视放射。

6. **视放射(optic radiation)**　是联系外侧膝状体和枕叶皮质的神经纤维结构。来自视网膜上方的神经纤维居于背侧,下方纤维居于腹侧,黄斑纤维居于中部。

7. **视皮质(visual cortex)**　位于大脑枕叶皮质。每侧和双眼同侧一半的视网膜相关联,例如左侧视皮质和左眼颞侧及右眼鼻侧视网膜相关联。

由于视觉纤维在视路各段排列不同,所以在神经系统某部位发生病变或损害时对视觉纤维的损害各异,表现为特定的视野异常(图12-2)。因此,检出这些视野缺损的特征性改变,对中枢神经系统病变的定位诊断具有重要意义。

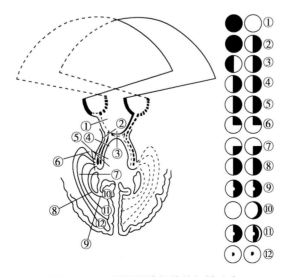

图 12-2　不同视野缺损的特征性改变

第二节　视神经疾病

视神经疾病包括视盘至视交叉以前的视神经段的疾病。除视盘的病变可以通过检眼镜检查外,其余的视神经部分均不能直视,因此,诊断视神经疾病必须依据病史、视力、视野、瞳孔、暗适应和色觉等检查,并借助视觉诱发电位(VEP)、荧光素眼底血管造影、头颅与眼眶的X线、CT、超声波和MRI等检测手段。其中尤以视野检查对诊断视神经及视路疾病最为重要,有定性或定位的意义。

常见的视神经疾病病因包括:炎症、水肿、缺血性疾病、萎缩和肿瘤。

一、视神经炎

视神经炎(optic neuritis),泛指视神经的炎症、退行性变和脱髓鞘等疾病。根据病变部位不同而分为眼内段的视盘炎和球后段的球后视神经炎。

(一) 视盘炎

视盘炎(papillitis)是视神经球内段或紧邻眼球的球后段视神经的急性炎症,其发病很急,视力障碍严重,常累及双眼。

【病因】　很多疾病均可引起视盘炎,如脑膜炎、肺炎、流行性感冒、败血症、眶蜂窝织炎、葡萄膜炎、结核、梅毒、贫血、维生素 B 缺乏、铅或其他药物中毒、代谢性疾病和哺乳等。然而约有近半数的病例,用目前的检查方法还不能查出病因。此外,视神经脊髓炎等脱髓鞘性疾病和 Leber 视神经病变也可表现为视神经乳头炎。

【临床表现】　多数病例表现为双眼突然发生的视力急剧下降,一两天内视力严重障碍,甚至黑矇。有时可伴有眼球转动时疼痛,少数人有头痛和头晕等感觉。

1. **眼部检查**　外眼正常。病人瞳孔常不同程度散大,单眼者直接光反射迟钝或消失,间接光反射存在;双眼失明者,双眼瞳孔散大,直接和间接光反射均消失。单眼病人患侧或双眼病人受累程度严重的一侧可有相对性瞳孔传入障碍(relative afferent papillary defect, RAPD)或称 Marcus Gunn 瞳孔。

2. **眼底检查**　视盘充血、水肿,但隆起高度通常不超过 2~3 个屈光度,视盘表面或其周围可有小出血。视网膜静脉增粗,而动脉一般无改变。有时除视盘的病变外,后极部视网膜也可出现水肿、出血和渗出,称为视神经视网膜炎(neuroretinitis)。

3. **视野检查**　可查见巨大而致密的中心暗点,周边视野向心性缩小,严重者患眼全盲。

4. **电生理检查**　VEP P-100 波(P1 波)潜伏期延长,振幅降低。

【治疗】　去除病因,如戒烟、戒酒、停止哺乳、停用某种药物和治疗原发疾病。及时给予大剂量糖皮质激素、维生素 B 族药物和血管扩张剂。使用糖皮质激素的目的是减少复发,缩短病程。

(二) 球后视神经炎

【病因】　急性和慢性球后视神经炎(retrobulbar neuritis)的病因同视盘炎。

根据炎症发病的缓急,分为急性和慢性球后视神经炎两种。

1. **急性球后视神经炎(acute retrobulbar neuritis)**　双眼或单眼视力迅速减退,可于数小时到数日内发生严重的视力障碍,重者全无光感。由于三叉神经支配的视神经鞘的炎症或肿胀,或因眶尖总腱环处眼外肌和视神经路的粘连,致使眼球转动时有眶内胀痛的感觉。

眼部检查:与视盘炎眼部检查相似。

眼底检查:除少数病人因炎症邻近眼球后不远处,可见视盘轻度充血外,通常眼底正常。

笔记

因此可以形象地描述球后视神经炎是两个看不见,即"病人看不见,医生查不见"。

视野检查:单眼横断性视神经炎患眼全盲,健眼视野正常;轴性视神经炎表现为巨大的中心暗点或哑铃状暗点;视神经束膜炎则表现为视野向心性缩小。

急性球后视神经炎病人多有色觉障碍。

2. **慢性球后视神经炎**（chronic retrobulbar neuritis）　常为双眼视力逐渐减退,视物不清,通常表现为中等程度视力障碍,一般无眼球转动时疼痛的感觉。

眼部检查:外眼检查正常。通常瞳孔无明显改变。

眼底检查:早期眼底正常。病程久者,视盘颞侧可显苍白,这是因为视盘黄斑束纤维排列于视盘颞侧的缘故。

视野检查:周边视野正常,但中心视野可查出相对性或绝对性中心暗点;有时也可表现为中心旁暗点或与生理盲点相连的哑铃状暗点。

【诊断与鉴别诊断】　诊断急性或慢性球后视神经炎均应依据:①远、近视力均有障碍,且不能用镜片矫正;②内、外眼检查均正常;③视野检查有中心暗点;④急性者可有眼球转动时胀痛;⑤急性者可有瞳孔改变;⑥VEPa-P100波（P1波）潜伏期延长,振幅降低。

应仔细和屈光不正、癔症、伪盲和眼底改变不很明显的黄斑疾病如黄斑囊样水肿等疾病相鉴别。首先,应验光以排除屈光不正。视野检查是诊断球后视神经炎的重要手段。视觉电生理中VEP的检查常可较客观地鉴别球后视神经炎和癔症、伪盲等功能性疾病。荧光素眼底血管造影可以区别黄斑部疾病。

【治疗】　积极寻找病因,并针对病因进行处理。如戒烟、戒酒、停止哺乳、停用某种药物和治疗原发疾病,同时大量补充B族维生素以及对急性病例使用糖皮质激素,多数病人治疗效果较好。

二、缺血性视神经病变

缺血性视神经病变（ischemic optic neuropathy）是由于营养视神经的小血管发生急性循环障碍,引起视神经局部供血不足,产生梗死所致。临床上根据发生部位可分为前部缺血性视神经病变（anterior ischemic optic neuropathy,AION）和后部缺血性视神经病变（posterior ischemic optic neuropathy,PION）。前者系由于供应筛板前区和筛板区的后睫状动脉循环障碍所致;后者系由于供应筛板后至视交叉的视神经血管发生急性循环障碍所致。临床上诊断后部缺血性视神经病变常不易,与球后视神经炎难以鉴别,多数系推测,因此,在此仅讨论前部缺血性视神经病变。

【病因】　凡能引起供血障碍的疾病均可引起缺血性视神经病变。视盘局部血管病变,如炎症、动脉硬化或栓子栓塞;血黏度增加,如红细胞增多症和白血病;眼或全身低血压,如颈动脉或眼动脉狭窄或闭塞以及急性大出血;眼压增高,如青光眼。

【临床表现】　本病多发生在中年以后,常伴有全身血管性疾病,如高血压、动脉硬化、糖尿病和颞动脉炎等。表现为突然发生的无痛性视力减退,视力一般轻度或中度下降。如颞动脉炎所致者则较重,甚至无光感。

1. **眼底检查**　视盘水肿,颜色稍淡,边界不清,隆起一般不超过3个屈光度。视盘水肿可呈扇形或节段状。视盘表面和其附近视网膜上有少量线状或火焰状出血。继发于巨细胞动脉炎或动脉硬化等,视网膜血管一般正常。有高血压或动脉硬化者,可相应呈视网膜动脉硬化改变。有糖尿病者,视网膜可有出血、渗出和微血管瘤等表现。如果双眼先后发病,即一眼视盘水肿后引起继发性视神经萎缩,另眼发生视盘水肿,呈Foster-Kennedy综合征表现。晚期视盘水肿消退,视神经局限性或弥漫性萎缩,视盘颜色苍白,边界清楚。

2. **视野检查**　视野改变是缺血性视神经病变的主要特征,也是确诊的重要依据。由于后睫状动脉分支供应视盘呈分区性,不同分支血管痉挛或阻塞,可引起不同区域的视神经缺血,从而造成相应的视野缺损。表现为特征性的与生理盲点相连的扇形缺损。但其改变不以水平和垂直为界,因此,不同于视路病变所产生的以正中线为界的象限盲或偏盲。除非累及视盘黄斑纤维束,本病视野缺损一般都绕过黄斑注视区,因此无中心暗点。缺血性视神经病变可累及双眼,两眼可先后发病,在一眼出现典型视野缺损的同时,另眼也可能出现轻度异常,因此,应对病人进行双眼视野检查。

3. 荧光素眼底血管造影　表现为视盘弱荧光或充盈延迟和充盈缺损。但是,同一视盘上梗阻区和未梗阻区荧光强弱可有不对称性,此种不对称性和视野缺损部位大体相当,视野缺损部位的视盘附近部位有局限性弱荧光,并且在该部位的脉络膜也表现荧光充盈迟缓。

【诊断与鉴别诊断】　凡年龄较大,视力突然下降,根据典型的视野缺损以及荧光素眼底血管造影可作出缺血性视神经病变的诊断。但视野改变不明显者尚需和其他疾病鉴别。

1. 视盘炎　发病很急,视力障碍严重,甚至黑矇。眼底检查视盘水肿,同时有明显的充血,视野检查可查见巨大而致密的中心暗点,周边视野向心性缩小,严重者患眼全盲。而缺血性视神经病变病人视力障碍多不严重,眼底检查视盘水肿,但充血不明显,视盘颜色稍淡,有较典型的视野改变。

2. Foster-Kennedy 综合征　前颅窝额叶底部的占位性病变可压迫同侧视神经引起视神经萎缩,而同时由于占位病变引起的颅内压升高引起对侧视盘水肿,称为 Foster-Kennedy 综合征,也称为额叶底部综合征。缺血性视神经病变病人,如果双眼先后发病,即一眼视盘水肿后引起继发性视神经萎缩,另眼发生视盘水肿,可呈 Foster-Kennedy 综合征表现。但前者常伴有颅内高压的其他症状,如头痛和呕吐等,以及相应的神经系统体征。眼部表现为视力逐渐下降,眼底检查视盘充血和水肿,明显隆起,视网膜静脉扩张迂曲,视野检查水肿侧生理盲点扩大,萎缩侧有中心暗点。CT 和 MRI 等辅助检查可发现颅内占位病变。

3. 正常眼压性青光眼　由于缺血性视神经病变常有视盘颜色淡,并有视野改变,而且眼压不高,易被误诊为正常眼压性青光眼。但是前者发病比较急,视盘生理凹陷不扩大,并有典型的视野改变。而正常眼压性青光眼发病较缓慢,视盘生理凹陷扩大,视野检查发现旁中心暗点、鼻侧阶梯和弓形暗点等,随着病情进展,视野缺损逐渐加重,且视野缺损的程度和视盘的改变相符合。尚有部分急性闭角性青光眼病人急性发作时,可并发缺血性视神经病变,应注意鉴别。

【治疗】　在积极治疗原发疾病的同时,给予大剂量糖皮质激素、维生素 B 族药物和血管扩张剂,并使用降眼压药物如乙酰唑胺,以相对增加眼内灌注压。

三、视盘血管炎

视盘血管炎是一种非特异性的炎症,炎症累及部位的不同,其临床表现也不同,因此,Hayreh 将视盘血管炎分为两型。当炎症累及视盘内的睫状动脉小分支,引起睫状动脉炎时,由于血管渗透性增加以及组织缺氧而水肿,临床上主要表现为视盘水肿,称为视盘睫状动脉炎型(Ⅰ型,也称水肿型);当炎症累及视网膜中央静脉,可导致静脉完全或不完全阻塞,临床上呈视网膜中央静脉阻塞的表现,称为视网膜中央静脉炎型(Ⅱ型,也称静脉阻塞型)。

【发病机制】　视盘血管炎发病机制尚不十分清楚。可能是由于眼内(如晶状体蛋白和葡萄膜色素)或眼外(细菌和病毒)的多种抗原引起的免疫反应导致睫状后血管的非特异性炎症。

【临床表现】　多为单眼发病,好发于健康青壮年人。常表现为眼前黑影或视物模糊,偶有眼球后的钝痛。眼部检查,视力轻度减退,瞳孔正常,对光反射存在。眼底检查,Ⅰ型表现为视盘充血和水肿,边界不清,视盘周围可见小片出血和渗出。Ⅱ型表现为视网膜静脉扩张

笔记

迂曲,动脉则无明显改变,视网膜上可见大片火焰状出血,可伴有少许渗出。视野检查,多表现为生理盲点扩大,有时可出现中心暗点或小片视野缺损。荧光素眼底血管造影显示视盘和视网膜静脉荧光渗漏,静脉充盈延迟。

【诊断与鉴别诊断】 根据典型的临床表现,可作出诊断。但是Ⅰ型视盘血管炎尚需和其他疾病引起的视盘水肿相鉴别,Ⅱ型视盘血管炎需和视网膜中央静脉阻塞鉴别。

1. **视盘水肿** 常由颅内高压引起,多累及双眼,伴有颅内高压的其他症状和相应的神经系统体征。

2. **视盘炎** 视盘炎病人视力障碍常较重,瞳孔常不同程度散大,对光反射可迟钝或消失。视野检查可查见巨大而致密的中心暗点,周边视野向心性缩小,严重者患眼全盲。

3. **视网膜中央静脉阻塞** 多见于中老年人,常合并有高血压、动脉硬化和糖尿病等全身病变。临床表现为突然明显的视力下降,眼底表现和Ⅱ型视盘血管炎类似,但病变更广泛更严重,黄斑常易累及,并可见到动静脉交叉压迫症,动脉细。对糖皮质激素治疗反应不明显。

【治疗与预后】 本病有自愈倾向,但是早期给予大剂量糖皮质激素,既可缩短病程,又可减少并发症的发生。同时可给予大剂量维生素 B 族药物和血管扩张剂等。本病预后良好,经适当治疗,视力多可恢复正常。如病程迁延或治疗不当,可由于视神经萎缩和黄斑部病变导致视力障碍。

四、视盘水肿

视盘水肿(optic disc edema)是指视盘非炎症性的阻塞性水肿,通常没有明显的视功能障碍。视盘水肿是多种病变的共同眼底表现,在确诊视盘水肿后,尚需进一步查找病因,其中最常见的原因仍为颅内压增高,因此,视盘水肿对于临床诊断有无颅内压增高有一定价值。但眼压过低也可引起视盘水肿的发生。

【病因】

1. **颅内病变** 是引起视盘水肿最常见的原因,如颅内肿瘤、脑脓肿、脑出血、脑膜炎、颅内动脉瘤和海绵窦血栓等。

2. **眶内病变** 任何原因的病变压迫视神经均可产生视盘水肿,如眶内肿瘤、脓肿、眶内炎症以及内分泌性突眼等。

3. **低眼压** 如眼外伤导致睫状体脱离和抗青光眼术后的低眼压。

4. **全身疾病** 如糖尿病、白血病、恶性高血压和慢性肾炎等。

【发病机制】 多因颅内压升高引起。视神经外面的三层鞘膜分别和颅内的三层鞘膜相连续。因此,颅内的蛛网膜下腔和视神经的蛛网膜下腔相通,颅内的压力可通过脑脊液传至视盘。通常情况下,眼压高于颅内压。当在某些情况下,颅内压高于眼压,从而妨碍视网膜中央静脉的回流(静脉回流受阻学说);同时视神经纤维因颅内压的增高,其轴浆运输发生阻滞,从而导致轴浆、水分和蛋白质积存于视盘的细胞外间隙(轴浆流学说),引起视盘水肿。

【临床表现】 病人一般无明显的视功能障碍,除非因渗出或出血累及黄斑而影响视力。有时可有一过性视物模糊甚至黑矇,常由于姿势改变而突然诱发。病人同时可伴有颅内压增高的症状,如头痛和呕吐等。

典型的视盘水肿可分为四期(图 12-3~图 12-5):

1. **早期** 视盘轻度充血,颜色略红,视盘边界模糊,生理凹陷消失,视盘隆起不明显,视盘周围可见线状小出血。

2. **进展期** 视盘充血明显,直径变大,明显隆起,甚至呈蕈样突出于玻璃体内,视盘周围常有火焰状出血、硬性渗出和棉绒斑,视网膜静脉迂曲扩张。

笔记

3. **慢性期**   视盘呈圆形隆起,视杯消失,出现黄白色硬性渗出,表明水肿已数月。

4. **萎缩期**   视盘色苍白,边界模糊,隆起度逐渐降低,视盘动静脉均变细,此时视力高度减退,甚至丧失。

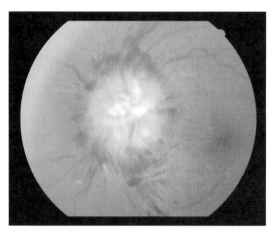

图 12-3   视盘水肿早期眼底像

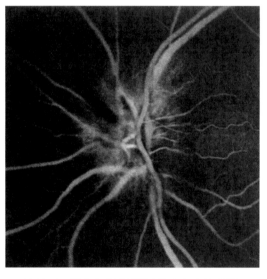

图 12-4   视盘水肿进展期(荧光素血管造影)

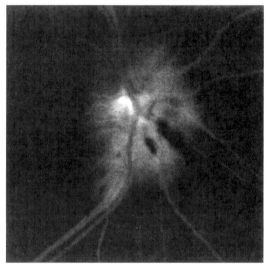

图 12-5   视盘水肿慢性期(荧光素血管造影)

视野检查表现为早期生理盲点扩大,慢性期发展至视神经萎缩时,视野逐渐向心性缩小,最后仅留一中央视岛。

荧光素眼底血管造影表现为动脉期视盘表面扩张的毛细血管,即显示强荧光,并且很快渗漏,造成晚期整个视盘呈强荧光。

【诊断与鉴别诊断】   典型的视盘水肿诊断并不困难,但应注意和假性视盘水肿、视神经乳头炎和视盘玻璃疣等鉴别。

1. **假性视盘水肿**   属于先天异常。由于巩膜管小,视神经纤维通过时拥挤而隆起,眼底改变类似视盘水肿。多见于高度远视眼,视野检查和荧光素眼底血管造影均正常。

2. **视神经炎**   早期视盘水肿和视神经炎的眼底表现完全相同,主要通过视力和视野来鉴别。视神经炎有明显的视力障碍,视野出现中心暗点。

3. **视盘玻璃疣**   视盘玻璃疣是由于视神经纤维轴浆流受阻,神经纤维变性所致。常见于家族遗传。视野检查可有生理盲点、弓形暗点或向心性缩小等。荧光素眼底血管造影可有特征性改变,造影前无赤光检查可见自发荧光,造影早期可见小结节状强荧光,随着时间

笔记

延长,荧光增强,但无渗漏,至背景荧光消退后还呈现小结节状强荧光。

【治疗】　针对病因治疗。

五、视神经萎缩

视神经萎缩(optic atrophy)是由于视网膜神经节细胞轴突受损变性,神经胶质增生致使视盘颜色变淡或苍白,视功能严重障碍。分为原发性与继发性两类。

【病因】

1. 颅内高压或颅内炎症,如脑膜炎和颅内肿瘤。

2. 视网膜病变,包括血管性(视网膜中央动脉和静脉阻塞)、炎症(视网膜脉络膜炎)和变性(视网膜色素变性)。

3. 视神经病变,包括血管性(缺血性视神经病变)、炎症(视神经炎)、药物或金属类中毒。

4. 压迫性病变,如眶内或颅内肿瘤以及血肿。

5. 外伤性病变,如颅脑或眶部外伤。

6. 营养和代谢性疾病,如维生素 B 缺乏和糖尿病。

7. 遗传性疾病,如 Leber 遗传性视神经病变。

8. 眼压增高,如青光眼。

【临床表现】　视神经萎缩主要表现为视力减退和视盘颜色呈灰白色或苍白。正常视盘色调是由多种因素决定的。正常情况下,视盘颞侧颜色大多数较其鼻侧为淡,而颞侧色淡的程度与视杯的大小有关。婴儿视盘色较淡,或检查时压迫眼球也引起视盘缺血而导致视盘色淡,因此不能仅凭视盘的结构和颜色是否正常诊断视神经萎缩,必须观察视网膜血管和视盘周围神经纤维层有无改变,结合视力、视野和色觉等检查综合分析,才能明确诊断。视盘周围神经纤维层病损时可出现裂隙状或楔形缺损。如果损害发生于视盘上下缘区,则更易识别,因该区神经纤维层特别增厚;如果损害距视盘区大于2PD,由于这些区域神经纤维层薄,则不易发现。视盘小血管通常为9~10根,如果视神经萎缩,这些小血管数目将减少。除了上述这些眼底改变外,根据原发疾病的不同,可出现相应的眼底改变(图 12-6)。临床上,视神经萎缩分为原发性和继发性两大类。

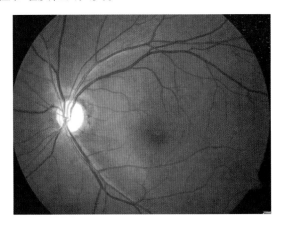

图 12-6　视神经萎缩眼底像

1. **原发性视神经萎缩**　为筛板以后的视神经、视交叉、视束以及外侧膝状体的视路损害,其萎缩过程是下行性的。眼底表现为视盘色淡或苍白,边界清楚,生理凹陷较大较深,可见筛板,视网膜血管和视网膜均正常。

2. **继发性视神经萎缩**　原发病变在视盘、视网膜或脉络膜,萎缩过程是上行性的。眼

笔记

底表现为视盘色灰白晦暗,边界模糊不清,生理凹陷不见,被胶质组织或炎性渗出物所替代,视网膜动脉细,静脉正常,血管伴白鞘,后极部视网膜可残留少许未吸收的出血和硬性渗出。

视野检查不仅有助于视神经萎缩的诊断,而且还有助于查找病因和定位诊断,特别是视路损伤引起的视神经萎缩。色觉障碍多为后天获得性,红绿色障碍多见,常见于视神经和视网膜脉络膜疾病引起的视神经萎缩,而颅内肿瘤所致的视神经萎缩少见。视觉电生理检测包括视网膜电图(ERG)、眼电图(EOG)和视觉诱发电位(VEP)等,对诊断病情和预后等均有一定的辅助意义。

【诊断】　根据眼底表现,结合视力、视野和色觉等检查,多可做出诊断,但病因诊断需做多项辅助检查,如电生理、视野、头颅 X 线检查、CT 和 MRI 等,必要时请神经科会诊,以寻找病因。

【治疗】　针对病因治疗。在病因治疗的同时,可给予其他辅助治疗,如大剂量维生素 B 族药物和血管扩张剂、高压氧、体外反搏以及中医治疗等。

六、Leber 遗传性视神经病变

Leber 遗传性视神经病变(Leber's hereditary optic neuropathy,LHON)在 1858 年由 von Graefe 等首先报道,Leber 在 1871 年在 16 个家庭中收集了 55 例,明确了本病的遗传性。本病是由于线粒体 DNA 基因(mitochondrial DNA,mt DNA)突变所致,男性发病率高于女性,平均发病年龄在 20~30 岁之间,呈急性或亚急性发病,表现为突发的视力减退,早期呈视神经炎的表现,晚期表现为视神经萎缩。

【遗传与发病机制】　本病属于线粒体疾病,是由于 mt DNA 基因突变所致。本病遵循母系遗传的规律,即病人都和母亲有关。男性病人的后代中尚未见有直接传代者。但并非女性病人的后代全部发病,而且发病年龄也不一致;甚至一些女性病人本身表型正常,但可将本病传给下一代。

本病发病机制仍不清楚。90%~97% 的 LHON 由 mt DNA 的 3 个原发致病突变之一所致,即 G3460A、G11778A 和 T14484C。不同种族各种原发致病突变位点分布情况不同,亚洲人群以 G11778A 位点突变率最高,占 90% 以上。以上这些突变使组织和器官的线粒体呼吸链功能异常,因而对需能量多的视神经组织损害最大,久之导致视神经细胞退行性变,直至萎缩。

【临床表现】　多为双眼先后发病,间隔数周,极少数病人两眼发病间隔可长达一年甚至更久。表现为突然的视力减退,常降至 0.1 以下,并可伴有色觉障碍。部分病人可伴有痉挛性截瘫、痴呆、耳聋和共济失调等神经系统或全身其他疾病。绝大多数病人除视力障碍外,一般无其他不适。

1. **眼底检查**　早期视盘正常或轻度充血和隆起,视盘周围小动脉和毛细血管扩张,神经纤维层水肿增厚呈灰白色,症状出现数周后,视盘颞侧小动脉和毛细血管变细、减少,视盘黄斑纤维束模糊不清,视盘颞侧颜色随之变白,进而鼻侧视盘也逐渐变白,鼻侧血管也随之变细和减少,最后全视盘苍白,边界清晰,视盘周围的血管数量减少,小动脉变细,管壁不透明(图 12-7,图 12-8)。

2. **视野检查**　可查见中心圆形、椭圆形或不规则形暗点,伴周边视野不同程度的缩小。

【治疗】　无有效治疗。通常使用维生素 B 族药物、血管扩张剂和糖皮质激素等,但均不能影响病程。有些病人在病程中可以自然恢复,因此,对任何治疗效果的评价均应慎重。

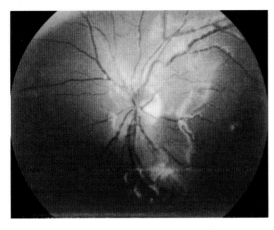
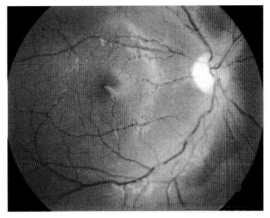

图 12-7　视盘周围小动脉和毛细血管扩张，　　　　　图 12-8　视盘周围的血管数量减少，
神经纤维层水肿增厚呈灰白色　　　　　　　　　　小动脉变细，管壁不透明

七、中毒性视神经病变

中毒性视神经病变是由于化学物质（包括药物）中毒引起的视神经损害，并导致视力障碍，因此也称为中毒性弱视。这些化学物质可以通过皮肤、呼吸道和消化道进入人体，分布于全身各个组织器官，引起全身各系统的中毒症状，而眼部表现往往是全身中毒症状的一部分。视神经和神经节细胞是眼部最常受累的部位，导致视力障碍，常为双眼受累，最后可发展为视神经萎缩。其治疗原则首先必须查明毒物，并立即终止与毒物的接触，然后清除体内已被吸收或尚未被吸收的毒物，如有可能，使用特效的解毒药物，同时积极采取各项对症治疗。

（一）烟中毒性视神经病变

本病多见于老年男性，有长期吸烟史。临床上表现为双眼视力进行性下降，甚至完全失明。部分病人有色觉异常，表现为红、绿色弱和色盲。眼底检查早期可正常，进而视盘颞侧略淡或苍白。对于本病的诊断主要依靠典型的视野改变，结合长期吸烟史，双眼慢性进行性视力下降和其他症状、体征、饮食情况、全身情况和一系列的检查加以鉴别。本病的治疗首先必须戒烟和戒酒，戒酒可减少肠胃对维生素 B_{12} 的吸收不良，促进疾病的好转。同时给予大剂量维生素 B 族药物和血管扩张剂，维生素 B_{12} 可参与氰化物的解毒。

（二）酒精中毒性视神经病变

酒精中毒性视神经病变分为急性和慢性两种。急性中毒发生在一次大量饮酒之后，出现双眼视力突然急剧下降，瞳孔散大，视盘充血和水肿，部分病人可出现眼球震颤、眼肌麻痹或多发性神经炎等。慢性中毒发生于长期饮酒者，主要是由于长期饮酒导致维生素如维生素 B_1、维生素 B_{12} 和叶酸等吸收障碍，从而导致双眼视力进行性下降，晚期视神经萎缩。视野改变多为中心暗点或旁中心暗点，少数也有从注视点至生理盲点的暗点，并有"核"，但"核"常在暗点的正中。本病的治疗首先必须戒烟和戒酒，同时可给予大剂量维生素 B 族药物和血管扩张剂，改变不良的饮食习惯，给予高蛋白和高维生素饮食。急性中毒者可使用糖皮质激素。

（三）甲醇中毒性视神经病变

甲醇为重要的工业原料，俗称工业酒精，主要经呼吸道和消化道吸收，皮肤也可部分吸收。由于甲醇及其代谢物甲醛和甲酸在眼房水和眼组织内含量较高，致视网膜代谢障碍，易引起视网膜细胞和视神经损害以及视神经脱髓鞘。

急性中毒潜伏期为 8~36 小时。中毒早期呈酒醉状态，严重时谵妄、意识模糊和昏迷等，甚至死亡。眼部表现为双眼视力突然减退伴眼球痛，瞳孔散大，对光反射迟钝或消失，其程

笔记

度和视力下降程度成正比。眼底早期呈视神经炎表现,晚期视神经萎缩,视盘颜色苍白。视野检查以中心暗点或旁中心暗点多见,也可出现周边视野改变。慢性中毒可出现视力减退、视野缺损和视神经萎缩,以及伴有神经衰弱综合征和自主神经功能紊乱等。

急性中毒应立即洗胃,严重者作血液透析或腹膜透析,以清除体内甲醇。并纠正酸中毒,同时积极采取各项对症治疗,如防治脑水肿,给予大剂量维生素 B 族药物和血管扩张剂,必要时予以糖皮质激素,以保护视神经,促进其恢复。

(四)铅中毒性视神经病变

眼部主要引起中毒性视神经炎,以球后视神经炎多见,表现为视力减退,视野缩小或中心暗点,晚期视神经萎缩。部分病人可出现视网膜动脉痉挛和硬化,视网膜出血和渗出。治疗可用驱铅疗法,同时积极采取各项对症治疗。

(五)有机磷中毒性视神经病变

眼部急性中毒症状可表现为瞳孔缩小,中毒早期可不出现,晚期瞳孔散大。严重者视盘充血和水肿,视网膜出血和渗出,动脉狭窄,静脉扩展充盈,并可导致视力下降。治疗时,首先应清除毒物,防止继续吸收,然后予以解毒药物,如胆碱能神经抑制剂(如阿托品和山莨菪碱)和胆碱酯酶复活药物(如碘解磷定和氯解磷定),同时积极采取各项对症治疗。

(六)一氧化碳中毒性视神经病变

眼部的急性中毒表现为:视力下降或一过性黑矇,严重者可出现昏迷,瞳孔对光反射和角膜反射迟钝,如伴有脑水肿,可出现视盘水肿。慢性中毒表现为:视盘水肿,或呈球后视神经炎表现,视野缩小或中心暗点。治疗首先应转移病人至空气畅通场所,给予吸入高浓度的氧气或高压氧舱治疗,同时积极采取各项对症治疗。

(七)药物引起的神经病变

见第十七章第九节。

八、视神经先天异常

1. **先天性视盘弧形斑(congenital crescent of optic disc)** 多系胚裂闭合不全所致,由于胚裂在下方,所以视盘下方弧形斑多见。眼底表现为视盘下方有一白色新月形弧形斑,有时可见脉络膜大血管或色素。先天性视盘弧形斑不同于近视弧形斑。前者是静止性病变,先天存在,可出现在视盘周围任何部位,不合并眼底其他改变。而后者多位于颞侧,或环绕视盘全周,为进行性病变,随着近视加深而扩大,常合并有近视性退行性眼底改变。

2. **视神经发育不良(optic nerve hypoplasia)** 系胚胎发育至 13~17mm 时视网膜神经节细胞层分化障碍所致。妊娠期应用苯妥英钠和奎宁等可引起。眼底表现为视盘小,呈灰色,可有黄色外晕包绕,形成双环征。有视力及视野的异常。可伴有小眼球、眼球震颤和葡萄膜缺损等。全身可有内分泌和中枢神经系统异常。

3. **视盘小凹(optic pit)** 为视神经外胚叶发育缺陷所致。多单眼发病,视力正常,合并黄斑部视网膜脱离时则视力下降。眼底表现:视盘小凹呈圆形或多角形,小凹常被灰白色纤维胶质膜覆盖,多见于视盘颞侧或颞下方。小凹可与黄斑部视网膜下腔相通,形成局限性视网膜脱离,对此可用激光光凝治疗。

4. **视盘玻璃疣(optic disc drusen)** 可能由于视盘上未成熟的神经胶质增生变性所致,或视神经纤维轴浆钙化而成。视盘玻璃疣大小不等,浅层易见,形如蛙卵,色淡黄或白色,闪烁发亮,透明或半透明。深层者表面有胶质组织覆盖,使局部隆起,边缘不整齐,B 超可协助诊断。视野检查,可见生理盲点扩大、束状缺损或向心性缩小等。

5. **视神经缺损(coloboma of optic nerve)** 为胚胎时眼泡胚裂闭合不全所致,常伴有脉络膜缺损,仅有视盘缺损则少见。常单眼发病,病人视力明显低下,视野检查生理盲点

笔记

扩大。视盘大,可为正常的数倍。缺损区为淡青色,边缘清,凹陷大而深,多位于鼻侧,血管仅在缺损边线处穿出,呈钩状弯曲。可伴有葡萄膜缺损和其他先天性眼部异常。

6. **牛牛花综合征**(morning glory syndrome)　可能和胚裂上端闭合不全以及中胚层的异常有关。眼底表现酷似一朵盛开的牵牛花,视盘比正常的扩大3~5倍,呈漏斗状,周边呈粉红色,底部由白色绒样组织填充。血管呈放射状,动静脉分不清。视盘周围有色素环和萎缩区。可伴有其他眼部先天性异常。

九、视神经肿瘤

视神经肿瘤少见,其临床表现为眼球突出和视力逐渐减退。主要有视神经胶质瘤(glioma of optic nerve)和视神经脑膜瘤(meningioma of optic nerve)两种。前者多见于10岁以下儿童,为一种良性肿瘤;成人少见,发生于成人者可能为恶性。后者则多发生于30岁以上成人,女性多于男性,虽然它也是一种良性肿瘤,但易复发;发生于儿童者有可能为恶性。不论是视神经胶质瘤或视神经脑膜瘤,二者均可能是斑痣性错构瘤(phakomatosis,或译成母斑病)中的神经纤维瘤病(neurofibromatosis)的一部分,诊断时应注意,以免漏诊。

视神经肿瘤可行手术切除。

发生于视盘上的肿瘤少见,偶可见视盘血管瘤和黑色素细胞瘤。前者可能为 von Hippel-Lindau 病的眼部表现;后者表现为视盘上的一块黑色肿块,发展极为缓慢,为一良性肿瘤,对视功能没有多大影响。治疗上,前者可采用激光光凝,但视力预后不良;后者无须特殊处理,只需定期随访。

第三节　视交叉和视交叉以上的视路病变

一、视交叉病变

视交叉位于蝶鞍上方,其下方为脑垂体,两侧为颈内动脉,上方为第三脑室,周围为海绵窦,前方为大脑前动脉、前交通动脉以及鞍结节。这些部位的病变都可引起视交叉的损害。

【**病因**】　引起视交叉损害最常见的病变为脑垂体肿瘤,其次为鞍结节脑膜瘤、颅咽管瘤和前交通动脉瘤;有时偶可因第三脑室肿瘤或脑积水、视交叉蛛网膜炎或视交叉神经胶质瘤,引起视交叉损害。

【**临床表现**】　绝大多数脑垂体肿瘤病人系因视力减退而首诊于眼科,眼科医生对于早期发现和早期诊断脑垂体肿瘤有着极为重大的责任。病人早期多仅有视力减退但无眼底改变,因此常被误诊为球后视神经炎而延误治疗;晚期则因视盘苍白,而常被简单地诊断为原发性视神经萎缩,以致放弃治疗。

视交叉病变的主要表现为视野的改变,典型者为双眼颞侧偏盲。然而事实上视交叉病变并非一开始就表现为双眼颞侧偏盲,其视野改变是逐渐发展的。脑垂体肿瘤由下向上压迫视交叉,首先压迫鼻下纤维,引起双眼颞上象限视野缺损;进而压迫并损害鼻上纤维,引起双眼颞下象限视野缺损,而形成典型的双眼颞侧偏盲。如此时仍未进行治疗,随着肿瘤的扩大,将进一步压迫位于视交叉内侧的颞上纤维,使双眼鼻下象限视野也受损。最终颞下纤维也受损,致使双眼全盲。因此,脑垂体肿瘤损害视野是按照颞上、颞下、鼻下及鼻上的顺序。对右眼来说,其损害顺序是顺时针方向;而对左眼来说,则是逆时针方向。

来自视交叉上方的肿瘤,如鞍结节脑膜瘤、颅咽管瘤和第三脑室肿瘤等,则因肿瘤是自上而下压迫视交叉,其视野损害的顺序就不像脑垂体肿瘤那样规则。因此,病程早期仔细的视野分析常有助于区别鞍上或鞍下的病变。

笔记

脑垂体肿瘤引起的视交叉综合征除有视力障碍、视野损害和原发性视神经萎缩外,还可伴有肥胖、性功能减退、男子无须、阳痿和女性月经失调等内分泌障碍的症状和体征。第三脑室肿瘤所引起的视交叉损害,多伴有头痛、呕吐和视盘水肿等颅内高压的表现。颅咽管瘤不论来自鞍上或鞍下,均可有颅内压增高的体征,X线检查可见肿瘤部位有钙化斑。极少数病人视交叉损害是由于颈内动脉硬化压迫视交叉外侧缘所致,其视野表现则为双眼鼻侧偏盲。

【治疗】 视交叉病变的治疗,在于积极治疗其原发病。脑垂体肿瘤压迫视交叉引起的视力和视野损害,在手术切除肿瘤后,视功能常可有惊人的恢复。然而第三脑室等肿瘤伴有颅内压增高者,如已有视盘水肿以后发生的继发性视神经萎缩,其视力预后多不佳。

二、视交叉以上的视路病变

(一)视束病变

视束本身的病变较为少见,常系邻近组织的肿瘤、血管病变或脱髓鞘性疾病所引起。视束受损时,表现为病变对侧的双眼同侧偏盲。视束病变除引起视野改变外,晚期也可能引发原发性视神经萎缩。

(二)外侧膝状体病变

外侧膝状体病变极为少见。其视野缺损表现也为病灶对侧同侧偏盲,但双眼损害多较对称,且由于和视觉纤维伴行的瞳孔纤维在视觉纤维进入外侧膝状体之前已经离开视束,因而不伴有 Wernicke 偏盲性瞳孔强直。外侧膝状体病变后期也可引起原发性视神经萎缩。

(三)视放射病变

视放射病变引起病灶对侧的双眼同侧偏盲。其损害部位如位于内囊,则引起病灶对侧双眼对称的一致性同侧偏盲。如为颞叶受损,则表现为病灶对侧双眼上象限同侧偏盲;优势半球受损者,有时可伴有成形的视幻觉。如为顶叶病变,则为双眼下象限同侧偏盲;优势半球受损者,如病变损害了角回和缘上回,则可有失读和视觉性认识不能。

(四)枕叶病变

枕叶病变以血管和脑外伤为多见,而脑脓肿和肿瘤较少见。其视野表现为病灶对侧双眼一致性同侧偏盲,并伴有黄斑回避,即黄斑中心视野有 1°~2° 的不受损害的区域。

枕叶病变除有视野改变外,瞳孔光反射正常,没有视神经萎缩,但常伴有不成形的视幻觉。双侧枕叶皮质广泛受损,则表现双眼全盲,但瞳孔光反射完好无损,称为皮质盲(cortical blindness)。应该仔细与伪盲和癔症相鉴别,视觉电生理检查中的视觉诱发电位(VEP)有重要的诊断价值。

三、视路疾病的一些其他临床特征

视路疾病除上述特征性临床表现外,随着疾病的发展变化,临床上也会出现不同的改变。例如,视交叉疾病随着原发病病灶的变化,视野也会出现相应的改变。当病变影响到鼻下纤维时,会导致双眼颞上象限性视野缺损;当影响到鼻上纤维时,会导致双眼颞下象限性视野缺损。鉴于视放射呈放射状分布,如伤害出现在内囊区,则出现双眼同侧偏盲;出现在颞叶部,则会出现双眼上方象限同侧偏盲;累及顶叶部,表现为双眼下方象限同侧偏盲;枕叶病变如累及后极部,则表现为盲性中央区暗点;累及角回及缘上回病变,出现失读及视觉认知障碍;损及优势半球,则伴有视幻觉;双侧皮质受到损害时,则表现为皮质盲,瞳孔对光反射存在,有安通现象。从视盘至外侧膝状体疾病均可导致视神经萎缩;视束病变可出现 Wernicke 偏盲性瞳孔强直。从外侧膝状体至皮质病变不出现 Wernicke 偏盲性瞳孔强直。

笔记

二维码 12-1
扫一扫，测
一测

知识拓展

视神经再生

　　视神经属于中枢神经系统，以往观点认为神经损伤后不能再生。近年来研究者们通过动物实验证明视神经损伤后在一定条件下可以再生。研究表明一些生长因子如脑源性生长因子可延长神经损伤后视网膜神经节细胞的存活时间，对其具有保护作用。此外，近年来研究认为胚胎干细胞、骨髓间充质干细胞及神经干细胞均对视神经再生具有积极的作用，对于再生后神经细胞是否具有生理功能及是否能与原损伤部位细胞间建立联系从而实现视神经的功能修复等问题仍有待于进一步探索。

（徐国兴　许　迅）

参 考 文 献

1. 葛坚，王宁利.眼科学.第3版.北京：人民卫生出版社，2015

2. 赵堪兴，杨培增.眼科学.第8版.北京：人民卫生出版社，2013

3. 崔浩，王宁利.徐国兴.眼科学.第3版.北京：北京大学医学出版社，2014

4. 徐国兴.激光眼科学.北京：高等教育出版社，2011

5. 崔浩，王宁利.眼科学.第2版.北京：人民卫生出版社，2014

6. 徐国兴.眼科学基础.台北：台湾新文京开发出版股份有限公司，2008

7. Jack J Kanski.临床眼科学.徐国兴，主译.福州：福建科学技术出版社，2006

8. World Health Organization. Prevention of blindness and deafness. Global initiative for the elimination of avoidable blindness. Change the definition of blindness.ICD 10th revision 1st and 2nd ed. Geneva：WHO，2010

9. Jack J Kanski.Clinical Ophthalmology.7th ed.New York：Elsevier Saunders limited，2011

10. Xu W，Wang XT，Xu GX，et al. Light-induced retinal injury enhanced neurotrophins secretion and neurotrophic effect of mesenchymal stem cells in vitro.Arq Bras Oftalmol，2013，76（2）：105-110

11. Huang LB，Xu W，and Xu GX.Transplantation of CX3CL1-expressing mesenchymal stem cells provides neuroprotective and immunomodulatory effects in a rat model of retinal degeneration.Ocular Immunology & Inflammation，2013，21（4）：276-285

12. Xu W，Wang XT，Xu GX，et al.Stromal cell-derived factor 1α-stimulated mesenchymal stem cells confer enhanced protection against light-induced retinal degeneration in rats. Current Eye Research，2014，39（1）：69-78

笔记

第十三章

屈光和调节

外界的平行光线（一般认为来自 5m 以外）进入调节静止的眼球，经眼的屈光系统聚焦后，焦点恰好落在视网膜的黄斑中心凹，这种屈光状态称为正视（emmetropia），这种眼球称为正视眼。经调节麻痹验光，屈光度在 ±0.50D 内，为正视眼。正视眼的远点为无限远。若不能聚焦在视网膜的黄斑中心凹上，将不能产生清晰的物像，称为非正视（ametropia）或屈光不正（refractive error），其包括近视、远视和散光。而老视（老花眼）不属屈光不正，实为调节不良。

视觉是由光觉、形觉和色觉所组成的，判断其质量的标准和内容可因不同的时代和科技的发展有所不同。目前，评价光觉质量常用对比敏感度；评价形觉质量则通常采用像差仪测量低阶像差和高阶像差，其中，低阶像差包含光离焦和散光，是目前验光的主要内容，高阶像差包含慧差和三叶草差等诸多项；色觉质量的评价可通过色像差来描述。此外，还应检查维持正常视觉的辅助功能情况，主要有调节、双眼单视功能和视野。

临床常见的视觉质量诉求除视物模糊和视野缩小外，还有：①夜间视力下降；②对比敏感度下降；③分辨颜色能力下降；④眩光：在强照明下有不适感和分辨率下降的情况；⑤光晕：在光源周围出现明亮的感光过渡带；⑥星芒：在点光源的附近，出现细丝状的辐射线；⑦鬼影或叠影：实质是单眼复视。

通过屈光手段的矫正，可使屈光不正病人的视力得到提高，但当今的临床眼科并不仅限于此，而是更重视视觉质量的改善，这对视光学提出了更多的要求和挑战。详细内容请参见《眼视光学理论和方法》。

笔记

第十四章

斜视和弱视

　　正位视(orthophoria)是指当眼球的运动系统处于完全平衡状态时,即便融合功能受到干扰,而受检者的双眼仍能维持正常位置关系,不发生偏斜,这种状态称为正位视。两眼仅有偏斜倾向而又能被融合功能所控制,使斜视不显,并保持双眼单视,这种潜在性眼位偏斜,即为隐斜视(heterophoria,phoria)。如果融合功能失去控制作用,使两眼处于经常性偏斜状态则称显性斜视(strabismus)。

　　斜视的产生可能是因为支配眼球运动的神经肌肉的异常或者是双眼单视功能异常所致。

　　双眼视觉(binocular vision)指外界的物像分别落在双眼视网膜对应点上,引起神经兴奋沿视觉知觉系统传入大脑,枕叶皮质视觉中枢把来自双眼的视觉信号经分析,综合成一个完整的具有立体感知觉印象的过程。双眼视觉必须具备双眼视觉系统正常、两眼有恒定注视同一目标的能力、双眼具有正常视网膜对应点、看远时双眼具有协调的分开功能、双眼前方视野的重叠部分要有足够大的范围和大脑视觉中枢功能正常。双眼视觉在临床上应用1901年由Worth提出的分级方法,即同时知觉、融合及立体知觉。

　　如果双眼视觉功能失调可能会发生视觉抑制、弱视、异常视网膜对应、旁中心注视、肌肉挛缩和融合及立体视障碍。详细内容请参见《斜视弱视学》。

笔记

第十五章

眼眶疾病

本章学习要点

- 掌握：眼眶解剖要点；眼眶病的基本临床表现及眼部检查；眼眶蜂窝织炎的临床表现及治疗原则；眼眶炎性假瘤的分类；甲状腺相关眼病的临床表现。
- 熟悉：眼眶病的主要影像学检查方法；眼眶海绵状血管瘤、视神经脑膜瘤和横纹肌肉瘤的临床表现及治疗原则。
- 了解：先天性小眼球合并囊肿、脑膜脑膨出、眼眶皮样囊肿的临床表现。

关键词 眼眶 眶蜂窝织炎 甲状腺相关眼病 眼眶肿瘤

第一节 概述及应用解剖

眼眶分别由骨性眼眶和眼眶内容物所构成。

（一）**骨性眼眶** 骨性眼眶（bony orbit）是由额骨、蝶骨、颧骨、上颌骨、腭骨、泪骨和筛骨七块骨骼组成，位于颅顶骨和颅面骨之间的骨性空腔，左右两个，两侧眼眶的眶腔基本对称（图15-1）。骨性眼眶的形状大致呈锥形，底向前，尖朝后，前后最大径线约为40~50mm；眼眶开口大致呈四边形，眶缘稍圆钝，水平径约40mm，垂直径约35mm。眼眶由上壁、内壁、下壁和外壁四个骨壁构成，分别与前颅窝、中颅窝、额窦、筛窦、上颌窦、颞窝等结构相邻；眼眶骨壁有多个骨孔、裂，内有重要的血管和神经通过，同时也形成了眼眶与相邻结构病变相互沟通的解剖基础。

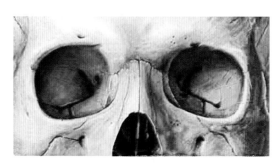

图 15-1 骨性眼眶解剖图（正面观）

眶尖是指眼眶后部视神经孔与眶上裂之间的骨性部位，空间狭小且重要结构集中。视神经管（optic canal）位于眶尖稍内上侧，由蝶骨小翼和蝶骨体外侧组成，长约10mm，内有视神经、眼动脉和交感神经通过，管的前端为视神经孔（optic foramen），直径约4~6mm。视神经孔直径大于6mm或一侧明显增大，多提示病理性改变，是眶内病变沿视神经管向颅内蔓

笔记

延的证据。眶上裂(superior orbital fissure)是蝶骨大小翼之间的骨裂,呈三角形,长约22mm,位于眼眶后部上壁与外壁交界处。眶上裂内通过第Ⅲ、Ⅳ、Ⅴ(眼支)、Ⅵ对颅神经、眼静脉及交感、副交感神经。眶下裂(inferior orbital fissure)是蝶骨大翼下缘与上颌骨、腭骨形成的骨裂,位于眼眶外壁与下壁之间,第Ⅴ对颅神经的上颌支、颧神经以及眼下静脉至翼丛的交通支由此通过。

（二）眼眶内容物　眼眶内容物由眼球、视神经、眼外肌、血管、神经、筋膜、韧带、骨膜、腺体和脂肪体等组织结构组成(图15-2)。掌握其解剖结构,相互位置和比邻关系,以及生理特征具有重要的临床意义。

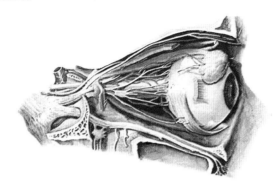

图 15-2　眼眶内容物示意图(矢状位):眼球、视神经、眼外肌、血管、神经等

视神经分为球内段、眶内段、管内段和颅内段四部分。眶内段长约30mm,呈S形弯曲,以利于眼球转动。管内段即视神经通过颅骨视神经管的部分,长6～10mm,由于管内段的视神经相对固定于骨管内,周围的间隙狭小,当出现病变时极易影响视神经的组织代谢和生理功能,如外伤所致的视神经挫伤,视神经及其周围组织发生水肿,受限于狭窄的视神经管内,造成局部压力增高,视神经不可逆损害,最终导致视神经萎缩。另外,视神经表面的鞘膜与同名脑膜及其间隙相延续,颅内压的变化可直接影响视神经,高颅压时通过检眼镜可观察到视盘水肿。

眼动脉(ophthalmic artery)是眶内主要供血动脉,入眶后依次分出视网膜中央动脉、泪腺动脉、睫状后动脉、肌支、眶上动脉、筛后动脉、筛前动脉、终鼻背动脉、滑车上动脉、以及睑内侧动脉等。视网膜中央动脉(central retinal artery)一般是眼动脉进入眼眶内发出的第一支血管,也有发自睫状后动脉者。该血管在视神经下方迂曲前行,在距眼球后极部约10mm处进入视神经,因视网膜中央动脉缺乏侧支循环,一旦发生断裂、痉挛和栓塞均将导致视网膜缺血,甚至造成视力丧失。因此,眶尖部手术特别是位于视神经下方的病变,容易损伤视网膜中央动脉,应引起临床的高度重视。

眼眶的静脉回流途径有三条:①向后经眼上静脉及(或)眼下静脉至海绵窦;②向前由眼静脉与内眦静脉吻合入颜面血管系统;③向下经眶下裂至翼状静脉丛。

眼外肌(extraocular muscle)包括上直肌、下直肌、内直肌、外直肌、上斜肌和下斜肌,司眼球自主运动,由动眼、滑车、展神经支配,是甲状腺相关眼病、肥大性肌炎等的好发部位。

上睑提肌是上眼睑主要的收缩肌,由动眼神经上支支配。上睑提肌下面分出平滑肌纤维,即 Müller 肌,止于睑板上缘,由交感神经纤维支配。甲状腺相关眼病上睑回缩被认为是该肌纤维以及上睑提肌的水肿、挛缩或纤维化所致。

泪腺(lacrimal gland)分为主泪腺和副泪腺。主泪腺是分泌反射性泪液的腺体,位于眶上壁前外端的泪腺窝内,是眶内仅有的上皮组织结构,泪腺区是眼眶病的好发部位,多见于炎症和肿瘤。

此外,眼眶内各种软组织之间的间隙均被松软的脂肪所填充,起到维持眶内组织相对位置,维持眼球突出度和眶压,缓冲外力打击的生理作用。

眶腔容积与内容物体积之匹配关系是影响眼球位置的主要因素。当眼眶内容增加或眶腔容积缩小时,可出现眼球突出,如眶内肿瘤、眼外肌肥大、眼眶内出血、炎症、水肿所致的眼眶内容物增多,骨性肿瘤等原因所致的眶腔缩小等。当眼眶内容物减少或眶腔容积扩大时,可出现眼球内陷,如眼眶脂肪吸收或萎缩使眼眶内容物减少,外伤所致的眼眶爆裂性骨折使眶腔扩大等。眼球突出或眼球内陷均为眼眶疾病的常见体征。

第二节 眼眶病的检查

目前可将眼眶病分为:眼眶先天性发育异常、眼眶肿瘤、眼眶炎症性病变、眼眶外伤及骨折、眼眶血管性病变及全身疾病的眼眶表现等。眼眶疾病种类繁多,需要医生全面了解病史,详细查体,应用医学影像和实验室技术等多种手段进行辅助检查,然后综合分析,才能做出正确诊断。

(一)病史及一般情况

应详细询问现病史和既往史,注意发现有价值的病史材料,一般应考虑以下几个方面:

1. **发病年龄** 某些眼眶病有较明确的年龄倾向,如毛细血管瘤多发生在婴儿期;横纹肌肉瘤、视神经胶质瘤、黄色瘤病等多发于儿童或青少年时期;眼眶良性肿瘤、各种囊肿、甲状腺相关眼病、炎性假瘤等多发生于青年或中年病人;眼眶的恶性病变多发生于老年病人。

2. **性别** 眼眶疾病的性别倾向不甚明显,甲状腺相关眼病伴有甲状腺功能亢进者多发生于女性、视神经脑膜瘤中年女性略多见。

3. **眶别与发病** 眼眶肿瘤多发生于一侧眼眶;甲状腺相关眼病多为双侧病变,但可先后发病;炎性假瘤可单侧或双侧;转移性肿瘤多单侧。

4. **病变的发生发展** 发病急剧者多提示急性炎症、出血、血栓形成、眶内气肿等;发病较快者常见于婴幼儿的毛细血管瘤、恶性肿瘤等;眶内良性肿瘤病史相对较长。

5. **症状和体征** 分析临床症状对诊断有较大的帮助,眼球突出多提示眶内占位性病变,眼球突出方向可提示病变位置。例如,轴性眼球突出提示病变位于肌肉圆锥内;泪腺肿瘤多表现为眼球突出伴眼球内下方移位;视力下降提示视神经病变或眶尖病变;眼球突出伴有复视者提示病变累及眼外肌;表现为眼睑征者多提示甲状腺相关眼病的可能。

(二)眼部检查

1. **眼睑及结膜** 眼睑及结膜水肿、充血提示炎症;伴有眼睑回缩、上睑迟落征者可能为甲状腺相关眼病;眼睑肥厚、皮下赘生物、色素沉着及咖啡斑提示神经纤维瘤病;单纯上睑下垂提示上睑提肌病变,伴上直肌麻痹者,多提示动眼神经上支的损伤;眼眶恶性肿瘤、脑膜瘤可致眼睑水肿;结膜的血管扩张呈螺旋状多预示眼眶静脉压增高,提示颈动脉海绵窦漏的可能。

2. **眼球突出度** 一般使用 Hertel 眼球突出计测量,国人正常眼球突出度值为 12～14mm,但由于种族遗传因素和个体发育可以有所差异,更重要的是关注双眼突出度的对称性,正常人两眼突出度相差应小于 2mm,否则视为异常,需要进一步检查。除记录确切的眼球突出度,还应注意是否有体位性眼球突出、眼球搏动感或眼球移位。

3. **眼眶触诊** 眼眶触诊是眼眶重要的检查手段,可发现眶周及眶前部的病变。应注意肿块的位置、大小、质地、边界、活动度、表面情况、是否压痛、波动感或搏动等。触诊时还要注意眼眶内压力情况,方法是用两拇指对称向眶内按压两侧眼球,检查眶内压力即眼球后面的阻力大小。眶内压尚无数字正常值,常以医生的临床经验作为判断标准。正常的眶内压表现球后组织松软,压迫眼球可致眼球向眶内移位,双侧的眶内压对称;当眶压增高时,球后

笔记

阻力加大。

4. 视力和视野 眼眶疾病常常影响视力和视野。不同的眼眶疾病可能产生不同的影响,视神经本身病变或对其的压迫、侵犯,均可直接造成视力下降和(或)视野缺损。

5. 眼球运动 眼外肌病变或对眼外肌的压迫、侵及均可致眼球运动障碍;眼眶爆裂性骨折所致的眼外肌嵌塞,除表现该肌肉运动异常外,还表现眼球向拮抗肌运动的方向转动受限。

6. 眼底 视神经的病变可致视盘充血、水肿或萎缩;肿瘤压迫可致视网膜水肿,静脉扩张、迂曲,视盘萎缩;视神经脑膜瘤、视神经周围的炎性假瘤由于侧支循环的建立,可出现视神经睫状静脉。

(三)全身及实验室检查

眼眶疾病与全身疾病关系密切,应重视全身检查。如眼眶周围组织的炎性病灶可引起眶蜂窝织炎;甲状腺功能亢进病人可发生眼部病变;眼眶神经纤维瘤病多伴有全身皮肤的咖啡色斑及软性肿物;儿童眼眶恶性肿瘤应排除血液系统疾病;眼眶的转移性肿瘤应寻找原发病灶。

实验室检查方法很多,除了细胞学、血清及生化检查外,还包括细菌培养、病毒分离、免疫组织化学、放射免疫组织化学、特殊染色、电子显微镜、基因诊断等。与眼眶疾病关系密切的实验室检查还有甲状腺功能检查,包括:甲状腺吸碘率、甲状腺抗体、促甲状腺受体抗体、血清三碘甲状腺原氨酸(T3)、甲状腺素(T4)、T3 抑制实验、促甲状腺素释放因子等。

(四)眼眶影像检查

影像检查是诊断眼眶疾病的重要方法。包括如下:

1. X 线检查 X 线(X-ray)主要显示骨骼,可显示眼眶容积、眼眶壁、泪腺窝、视神经孔、眶上裂、蝶骨嵴和鼻旁窦等结构的改变。儿童眼眶肿瘤可在数月内使眼眶扩大;成人的眼眶扩大多提示病变时间较长;钙化征象多提示视网膜母细胞瘤、脑膜瘤、静脉曲张、血管瘤、脉络膜骨瘤、眼球退行性改变等疾病的存在;眼眶壁破坏多提示恶性病变;视神经孔扩大提示病变向颅内蔓延。

2. 超声检查 超声(ultrasound)显像是以不同组织或组织界面的回声差异为基础的,因此具有较好的软组织分辨力。通过显示病变的回声强度、内回声性质、回声边界、声穿透性及可压缩性等进行诊断。目前眼科超声检查的种类分为 A 型、B 型、彩色多普勒超声及三维超声。A 型超声显示一维像,以波峰的高低表示回声强度,多用于眼部生物测量;B 型超声(包括超声生物显微镜)显示二维像,以回声光点的亮度及多少表示回声强度,多用于显示病变和诊断;彩色多普勒超声是在 B 型超声图像的基础上,叠加血流信号,提示病变的血流方向和供血情况,可提示病变性质;三维超声是立体回声图像,可较真实、形象地显示病变。此外,超声造影技术也正在逐步应用于临床。

3. 计算机体层成像(computerized tomography,CT) CT 是以 X 线为能源经多次扫描,通过计算机处理而形成多层面的灰阶二维影像。由于其对密度的高分辨率,不仅能显示骨骼,也能显示软组织,从而揭示微小的病变。扫描平面分为水平轴位和冠状位,通过计算机技术还可显示矢状位和三维的重建像。CT 在揭示微小病变、病变的立体定位方面明显优于超声,此外 CT 可显示眶周围结构,利于观察病变的范围和蔓延情况。

4. 磁共振成像(magnetic resonance imaging,MRI) MRI 是以射频脉冲激发强磁场中的原子核,引起共振并释放脉冲信号,经过接收信号并经计算机处理后,所形成的二维灰阶体层图像。由于成像的分析参数多,软组织分辨力优于 CT。因检查时产生强大的磁场,体内有心脏起搏器及磁性异物者严禁进行 MRI 检查。

5. 其他影像技术 包括 DSA(选择性数字减影血管造影术)、E-CT(放射性核素计算机

笔记

断层摄影)、MRA(磁共振血管造影)、PET-CT、PET-MR 等,这些检查方法利用不同原理及影像技术,对眼眶疾病的诊断提供了有价值的信息。

眼眶病的影像检查方法较多,目前临床上较为常用的影像检查方法包括超声、CT和 MRI。

(五)病理检查

病理检查包括术前的病变组织活检,术中的病变组织快速冰冻检查,以及术后的病理组织切片检查。前二者是确定病变性质,制订治疗方案的有效方法;术前的活体组织检查又分为针吸细胞学检查、活体组织穿刺检查、组织切开活检等方法,手术前的活检相对重要,既要保证取材准确,又要尽可能降低肿瘤扩散的机会。术后病理标本的组织学检查是获得眼眶疾病最后诊断的必要手段,对于诊断不清者尚需要免疫组织化学染色等方法进行诊断。

第三节　眼眶炎症

眼眶炎症性病变分为特异性炎症和非特异性炎症。特异性炎症是指由明确的病原微生物引起的炎症,如细菌、真菌等引起的眶蜂窝织炎;非特异性炎症是指病因不明的眼眶炎症性改变或其综合征,如甲状腺相关眼病、眼眶炎性假瘤、痛性眼肌麻痹、肉样瘤、中线性坏死性肉芽肿、Kimura 病、结节性动脉炎、颞浅动脉炎等,眼眶非特异性炎症多与全身免疫异常有关。本节仅叙述临床较常见的眼眶蜂窝织炎、眼眶炎性假瘤及甲状腺相关眼病。

一、眼眶蜂窝织炎

眼眶蜂窝织炎(orbital cellulitis)是眶内软组织的急性炎症,属于眼眶特异性炎症的范畴,发病急剧,严重者可因波及海绵窦而危及生命。

【病因】　多见于眶周围结构感染灶的眶内蔓延,常来源于鼻旁窦、面部的感染。成年人病原体多为金黄色葡萄球菌,其次为溶血性链球菌,儿童病人以流感嗜血杆菌多见;眼眶外伤的异物滞留、眶内囊肿破裂也可诱发眼眶蜂窝织炎;全身远端的感染灶经血行播散也可发病。

【临床表现】　分为眶隔前蜂窝织炎(preseptal cellulitis)和眶隔后蜂窝织炎,后者又称为眶深部蜂窝织炎(deep orbital cellulitis)。临床上二者不易严格区分,也可相互迁延。

眶隔前蜂窝织炎主要表现眼睑充血、水肿,疼痛感不甚严重,瞳孔及视力多不受影响,眼球转动多正常。

眶深部蜂窝织炎临床症状严重,病变初期由于眶内炎性细胞浸润、组织水肿,表现为眼球突出,眼睑高度水肿,球结膜充血,严重者球结膜突出于睑裂之外,眼球运动障碍甚至眼球固定,睑裂闭合不全,出现暴露性角膜炎或角膜溃疡;如炎症进一步发展,由于高眶压和毒素的刺激作用,瞳孔对光反射减弱,视力下降,甚至完全丧失;眼底可见视网膜静脉扩张,视网膜水肿、渗出;病人有明显的疼痛,同时伴有发热、恶心、呕吐、头痛等全身中毒症状,如感染经眼上静脉蔓延至海绵窦可引起海绵窦血栓(cavernous sinus thrombosis),病人出现烦躁不安、谵妄、昏迷、惊厥和脉搏减慢,可危及生命。

炎症控制后病变可逐步局限,出现眶内化脓灶,由于眶内组织间隔较多,化脓腔可表现为多腔隙,也可融合成一个较大的脓腔;如脓腔经皮肤或结膜破溃,脓液排出,症状可暂时得到缓解。

【治疗】　眶隔前蜂窝织炎可适当应用抗生素及眼部对症治疗。眼眶深部蜂窝织炎应立即给予全身足量抗生素控制炎症。可首先使用广谱抗生素控制感染,同时进行结膜囊细菌培养及药物敏感实验,及时应用敏感抗生素。同时积极寻找感染源,应用脱水剂降低眶内

笔记

压;抗生素滴眼液点眼、眼膏保护角膜;眼睑闭合不全者可试用湿房。炎症局限化脓后,可在超声引导下抽吸脓液或切开引流。对于并发海绵窦炎症的病例,应在相关专业医生的配合下积极抢救。

二、眼眶炎性假瘤

眼眶炎性假瘤(orbital inflammatory pseudotumor)属于眼眶非特异性炎症的范畴,因病变外观类似肿瘤,故称之为炎性假瘤。临床比较常见,多发于成年人,无明显性别和种族差异。基本的病理学改变是炎细胞浸润,纤维组织增生、变性等。由于病变的类型、累及部位以及病程的不同,故临床表现各异。

【病因】 发病的确切原因尚不明确,普遍认为属于免疫反应性病变。

【临床表现】 炎性假瘤按病理组织学分型,分为淋巴细胞浸润型、纤维组织增生型和混合型三种类型,不同类型的炎性假瘤其临床表现各有差异;按病变主要侵犯的部位来划分,又可分为肌炎(myositis)、泪腺炎(dacryoadenitis)、视神经周围炎(optic perineuritis)、弥漫性眼眶炎症(diffuse orbital inflammation)、眼眶炎性肿块(orbital inflammatory mass)等类型;病变累及的部位不同,临床表现也不尽相同。因此,眼眶炎性假瘤的临床表现多样,但它们共同的特征为具有炎症和占位的特点。

1. **肌炎** 单条或多条眼外肌病变,外直肌受累多见,其特征性改变是肌肉止点明显充血、肥厚,可透过结膜发现充血呈暗红色的肥厚肌肉。病人出现不同程度的眼球突出、眼球运动障碍、复视,眶区疼痛,部分病人上睑下垂;病变后期肌肉纤维化,眼球可固定在不同眼位。CT 扫描可见眼外肌条状增粗,肌肉止点受侵,此特征可与甲状腺相关眼病相鉴别。

2. **泪腺炎** 病变累及泪腺,临床症状较轻,病人可有流泪或眼干涩感。上眼睑水肿,外侧明显,上睑缘呈"S"形,泪腺区结膜充血。泪腺区可触及类圆形肿块,中等硬度,活动度差,轻度压痛。CT 扫描发现泪腺增大。

3. **视神经周围炎** 病变累及视神经鞘膜、眼球筋膜及其周围组织,以疼痛和视力减退为主要表现;眼底可见视盘充血、静脉迂曲扩张等表现;CT 扫描显示视神经增粗。

4. **弥漫性炎症** 该种类型较为少见。病变呈弥漫性,累及眼眶软组织结构,表现为眼球突出、眼眶水肿、眶压增高、泪腺增大、眼外肌肥厚、甚至视神经增粗。

5. **眼眶炎性肿块** 是较常见的一种类型,眶内单发或多发,肿块位于眶前部可致眼球移位,位于眶深部致眼球突出;CT 显示软组织密度肿块,肿块压迫所产生的继发性改变。

上述不同类型的炎性假瘤产生相应的临床症状。此外,临床表现与病变的组织类型密切相关,淋巴细胞浸润型炎性假瘤早期炎症表现突出,经治疗或病情自行控制后,部分病例预后较好,甚至有些病人虽经数次病情反复,眼部仍可保持一定程度的生理功能。而纤维增生型炎性假瘤的病人,发病初期炎症表现不明显,眼球突出及软组织水肿轻微,但眶内纤维组织增生逐渐加重,病程进展快,软组织纤维化,眶压增高呈实体感,有明显的眼球运动障碍、复视,眼部生理功能严重受损,对药物和放射治疗均不甚敏感。混合型炎性假瘤的临床表现介于二者之间。

【诊断】 典型的临床表现诊断不困难,CT 显示眶内占位性病变或正常结构的改变,眼外肌肥厚的典型特征可与甲状腺相关眼病相鉴别。超声检查淋巴细胞浸润型病变表现为低回声,有些为无回声;纤维组织增生型的声衰减明显。此外,对于诊断不确定或疗效不显著者,应注意鉴别恶性病变如淋巴瘤的可能,必要时需活检确定。

【治疗】 病变的组织类型与疗效关系密切。淋巴细胞浸润型对糖皮质激素敏感,根据病情可静脉注射或口服,原则是足量冲击,病情控制后小量维持。眶内注射也有效,可采用甲泼尼龙或曲安奈德 40mg(儿童除外)病变周围注射,每周一次,可连续 3~4 次。对药物不敏感、有禁忌证或多次复发的病例,可选用小剂量 γ 射线放射治疗,总量约 20Gy。其他免疫抑制剂及抗肿瘤药也可使用。纤维组织增生型炎性假瘤对药物和放射均不敏感,可行眼眶物理疗法软化瘢痕,延缓纤维化。根据病情各型均可采取手术切除肿块,缓解眼球突出,或调整眼外肌位置,纠正复视。但应充分考虑手术可能发生的并发症,病变部位严重纤维化的病人,因病变与眼眶正常的结构比邻间杂,手术操作困难,常不能完整切除病变,造成正常结构的损伤而出现手术并发症。

三、甲状腺相关眼病

甲状腺相关眼病(thyroid associated ophthalmopathy,TAO)是一种与内分泌相关的器官免疫性疾病。过去有多种命名,如"内分泌性突眼"、"甲状腺突眼"、"Graves 眼病"、"眼型 Graves 病"等。1969 年将该病命名为甲状腺相关眼病,旨在明确甲状腺与眼部病变共同存在的特征。近年来,有的学者提出由于本病主要累及眼眶组织,因此,建议称为甲状腺相关免疫眼眶病变(thyroid related immune orbitopathy,TRIO)。但目前临床上仍习惯称之为甲状腺相关眼病。

【病因】 发病机制至今尚未完全阐明。但已得到公认属于自身免疫或器官免疫性疾病。临床的共同特征是:在不同个体或病变的不同时期,可或早或晚表现出甲状腺内分泌轴(甲状腺、垂体及丘脑下部所分泌的内分泌素或其相互作用)的功能异常,但眼部的临床表现和病理特征相似。该病发病机制可能与体液免疫、细胞免疫、球后促甲状腺素受体的异常表达、成纤维细胞的异常增生、眼眶干细胞向脂肪细胞的异常分化等因素关系密切,也与种族、遗传及生活方式相关,比如吸烟已经明确是发病的危险因素。

【临床表现】 研究证实病变主要累及眼眶的横纹肌、平滑肌、脂肪组织、泪腺及结缔组织。由于病变累及广泛,加之病变所致的继发改变,使临床表现复杂和多样。病理组织学的共同特征早为炎细胞浸润、水肿所致明显的炎症反应;后期出现组织变性、纤维化所致的功能障碍。自主症状有:眼部不适感觉,可表现为干涩或流泪充血,眼球突出,眼球运动障碍、复视,眼位偏斜,严重眼球突出所造成的眼睑不能闭合,出现暴露性角膜炎、角膜溃疡甚至穿孔,视神经受压可致视神经病变,视功能严重受损。

临床上主要表现为两种类型,一是伴随眼部症状的出现,实验室检查发现甲状腺功能亢进,这类病人多为成年女性,眼部炎症表现突出,影像显示以眼眶脂肪水肿为主,眼外肌肿大不明显,糖皮质激素治疗效果明显,但病情也易反复,发生眼眶软组织纤维化较晚(图 15-3);二是眼部发病时无甲亢,甲状腺内分泌轴的功能正常或轻度异常,成年男性多见,眼部炎症表现不突出,影像显示眼外肌肿大为特征,眼眶脂肪水肿增生不明显(图 15-4),对糖皮质激素治疗反应较差,早期即可出现眶内软组织纤维化。

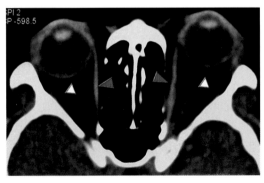

图 15-3　甲状腺相关眼病,CT 显示双眼眶脂肪增生(白色箭头),眼外肌未增粗(红色箭头)

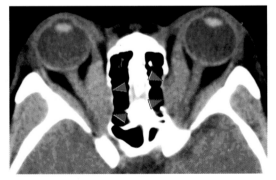

图 15-4　甲状腺相关眼病,CT 显示双眼内直肌增厚(红色箭头)

笔记

眼部主要临床表现:

1. **眼睑征** 由于病变累及上睑提肌和 Müller 肌,出现特征性的眼睑征,是 TAO 的重要体征。主要包括眼睑回缩和上睑迟落,前者表现为睑裂开大,暴露上方部分巩膜(图 15-5);后者表现为眼球下转时上睑不能随之下落,暴露上方巩膜(图 15-6)。

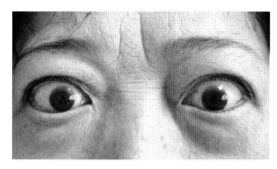
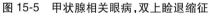
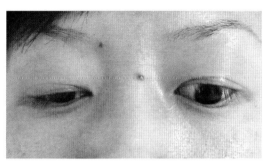

图 15-5 甲状腺相关眼病,双上睑退缩征　　　图 15-6 甲状腺相关眼病,左上睑迟落征

2. **眼球突出** 多为双眼征象但可先后发病或程度不同,早期多表现眼球的轴性突出,后期由于眼外肌的纤维化、挛缩,使眼球突出且固定在某一眼位,呈现眼球突出且斜视的外观。伴有甲状腺功能亢进者,眼球突出症状发展较快。有的病人甲亢控制后,眼球突出更加明显,临床上称为恶性眼球突出。

3. **眼球运动障碍** TAO 多不可避免地出现眼外肌病变,病变总的进程是早期水肿,炎细胞浸润;后期纤维化。多条肌肉受累,可先后发病且程度不同。根据统计,肌肉受累频度依次为下直肌、上直肌和内直肌,外直肌受累少见。CT 显示肌腹肥厚,肌肉止点多属正常,此点可与肥大性肌炎相鉴别。当眼外肌纤维化时,复视更加明显,表现为眼球向该肌肉运动相反的方向转动障碍,如下直肌病变,眼球向上转动受限。这是由于下直肌挛缩所致,而非上直肌麻痹,称为限制性眼外肌病变。

4. **角膜病变** 眶内软组织水肿,眶内压增高,致眼睑闭合不全发生暴露性角膜炎、角膜溃疡,严重者出现角膜穿孔,病变眼疼痛、畏光、流泪症状(图 15-7)。

5. **视神经病变** 视神经病变是本病的继发性改变,由于眶内水肿、眶内压增高或肿大的眼外肌对视神经压迫所致。病人视力减退不能矫正,严重者仅存光感,眼底可见视盘水肿或苍白,视网膜水肿,静脉迂曲扩张。

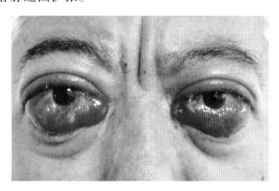

图 15-7 甲状腺相关眼病,眼球突出,暴露性角膜炎

伴有甲状腺功能亢进的病人尚有全身症状,如急躁、基础代谢率增高、脉搏加快、消瘦、食欲增加、手震颤等。

【诊断】 典型的临床症状和体征以及影像学特征诊断不困难。甲状腺功能亢进者,实验室检查可发现血清 T3、T4 水平高于正常。血清 TSH 水平数值多不稳定,T3 抑制实验及

笔记

TRH 兴奋实验结果也可异常。

【治疗】　包括全身及眼部治疗。

1. 全身治疗　由于机体内分泌素的水平及变化对眼部病变有明显的影响,应在内分泌医生指导下进行系统治疗。主要原则是力求血清甲状腺素水平正常,促甲状腺素水平趋于稳定,各种抗体水平正常。

2. 眼部治疗　包括药物治疗、放射治疗、物理治疗和手术治疗。

病变早期以抑制炎症反应为主,应用糖皮质激素,采取静脉、口服或眶内注射均可,静脉给药以大剂量短期冲击方法为原则,然后逐渐减量维持;眶内注射多选择病变较为严重的眼外肌周围浸润注射;使用糖皮质激素应充分考虑药物的副作用并充分告知病人,有禁忌证不能使用者可应用其他免疫抑制剂;配合使用脱水剂减轻眶内水肿;肉毒杆菌素 A 注射于上睑提肌可用于治疗眼睑回缩,也可用于稳定期的限制性眼外肌病病人,减轻复视症状;因 Müller 肌痉挛所致的眼睑回缩闭合不全,可使用呱乙啶滴眼液;因高度眼球突出,眼睑闭合不全引起角膜病变者,可使用眼膏对症处理,严重者使用湿房眼镜,必要时可实施睑裂缝合术。

药物治疗无效或有禁忌证的病人,可采用放射治疗,为避免晶状体损伤,可遮挡晶状体或采用双侧颞部投照,总量约 20Gy。

对于眼外肌纤维化,眶压增高,眼球运动明显受限的病人,可试用物理疗法,促使组织软化,如采用碘离子透入,临床上常应用碘化钾,在直流电的导入下使碘离子透入,起到软化瘢痕的目的。

手术治疗适用于病情静止期的病人。如眼睑、眼外肌的病变;高眶压经药物治疗无效,而出现视神经病变或严重的角膜病变;因严重的外观改变而要求手术的病人。手术种类包括:眼睑 Müller 肌切除术、上睑提肌延长术、眼外肌后徙术、眼眶减压术等。

知识拓展

眼眶减压术

眼眶减压术(orbital decompression)可分为眶脂肪脱出减压和眶壁减压,后者按手术作用分为一壁、二壁、三壁、四壁减压;按手术入路可分为前路眶壁减压,经颅入路眶壁减压,经鼻内镜入路眶壁减压。

第四节　眼眶先天性异常

一、先天性小眼球合并囊肿

先天性小眼球合并囊肿(congenital microphthalmos with cyst)是一种胚胎时期的眼眶异常。胚胎发育阶段因胚裂未闭合,神经上皮增殖在眼眶形成囊肿,囊的内层为发育不良,结构不清的视网膜组织。

【临床表现】　病人常存在无功能的小眼球,囊肿多位于小眼球的下方,并与之相连,下睑多隆起,囊性感,大小不一,眼球转动时囊肿可随之活动。

【治疗】　手术摘除。

二、眼眶脑膜脑膨出

先天性眼眶骨质缺失,致使颅腔内容物(包括脑组织、脑膜及脑脊液)因颅压的原因突入

笔记

眼眶,称为脑膜膨出(meningocele)或脑膜脑膨出(meningoencephalocele)。

【临床表现】 患儿出生后即可出现临床症状和体征。病变于眶前部的多在内眦或鼻根部,可触及软性肿物,表面光滑,搏动感并与脉搏一致,压迫肿物可向颅内移位,有时引起脉搏减弱、恶心等脑部症状。病变位于眶后部者不易触及肿物,可致眼球突出,伴搏动,但无血管杂音。CT可显示眶骨壁缺失。患儿可伴有其他的畸形。

【治疗】 应在神经外科配合下手术治疗。

三、眼眶皮样囊肿

眼眶皮样囊肿(orbital dermoid cyst)是胚胎时期表面外胚层植入或粘连于中胚层所形成的囊肿,属于迷芽瘤。囊肿由囊壁和囊内容物组成,囊壁为复层鳞状上皮,含有毛囊和皮脂腺,囊腔含有脱落的上皮、毛发、皮脂腺及汗腺的分泌物。囊壁外多环绕纤维结缔组织。

【临床表现】 皮样囊肿生长缓慢,虽为胚胎发育疾病,但部分病人至成年以后才发病。临床表现为渐进性眼球突出,由于囊肿多发于眼眶的上方及外上方,使眼球突出并向下或内下移位。于眶缘可触及者,肿物为中等硬度,表面光滑,囊肿位于骨膜下间隙者,触诊时不活动;也可见囊肿经由囊蒂与骨壁相连,扪诊时囊肿可活动;偶见肌锥内囊肿,病人眼球突出,影像显示肌锥内病变。皮样囊肿无并发炎症反应时无疼痛等炎症表现,如囊肿破裂内容物溢出,由于内容物的炎性刺激可致炎症反应,这种反应有自愈倾向但可再发,表现为时好时坏。囊肿破溃也可形成与结膜或皮肤之间的窦道。

位于眶深部的囊肿,眼眶扪诊为阴性,可有不同程度的眼球突出以及压迫移位症状,影像学检查具有明显特征。B型超声显示病变边界清楚,形状可不规则,声穿透性好,视囊内容物的性质可表现为无回声、中度回声、强回声或块状回声,均有可压缩性。X线可显示眶壁的骨压迫性改变,即压迫性骨吸收,密度减低和周围的骨密度增高,这种环状高密度的改变称为骨硬化环。CT扫描可显示骨骼改变及软组织占位效应,囊肿的边界清楚,囊内容物密度多不均匀,因囊肿内多为脂类物质,病变大部分表现为负CT值;病变与眶骨壁相邻,可见多种形状的骨压迫痕迹。由于囊内成分以脂质为主,MR成像在T_1和T_2加权像病变均多为高信号,但因囊内容的成分差异,有些病变信号显示为高低间杂。

【治疗】 手术为主要治疗方法。手术时注意囊壁切除彻底,特别注意骨凹陷处囊壁黏附紧密不易剔除,可使用刮匙搔刮,骨缝隙可疑残留的囊壁可采用腐蚀剂如碘酊等烧灼,然后用75%的酒精中和、盐水冲洗,但使用腐蚀剂时应注意避免眶内正常结构的损伤。

第五节 眼 眶 肿 瘤

一、眼眶海绵状血管瘤

眼眶海绵状血管瘤(orbital cavernous hemangioma)是原发于眶内最常见的良性肿瘤,该肿瘤在病理组织学上非真正的肿瘤,为错构瘤,属于低血流速度的动静脉血管畸形。

【临床表现】 眼眶海绵状血管瘤多在青年以后发病,无性别差异;最常见的临床表现是缓慢眼球突出,多无自觉症状,偶有眶区轻度疼痛。根据肿瘤原发部位的不同,产生不同的首发症状。因肿瘤多发于肌肉圆锥内,故病人表现为轴性眼球突出;肿瘤压迫眼球后极部引起视网膜水肿,静脉迂曲扩张,也可因屈光状态变化,导致视力下降;原发于眶尖部的肿瘤早期即可压迫视神经引起视力下降,由于肿瘤较小没有造成眼球突出,故此临床上有误诊为屈光不正、视神经炎的报告,当出现原发性视神经萎缩才引起注意;肿瘤较大压迫眼外肌可致眼球运动障碍。

临床检查眼球突出的程度各异,多数病人为轻中度突出,也可见到就诊相对较晚、眼球突出严重甚至突出至眶缘外的病人,此时的眶压较高,眼球不能还纳,但由于病史较长,眶压高已经有了适应过程,眶压和血液循环之间已经建立了相对平衡状态,眼部的淤血水肿多不严重。

B 型超声检查有典型的回声图像,肿瘤表现为呈类圆形,边界清楚,内回声强而均匀,声透性中等,具有可压缩性,具有定性诊断意义(图 15-8)。彩色多普勒检查瘤体内无血流信号或较少。CT 显示具有良性占位性病变的特征,边界清楚,内密度均匀,可显示视神经的受压、移位及眶腔扩大;CT 对于肿瘤具有定位诊断价值。此外,CT 尚可判断肿瘤的粘连情况。由于肿瘤具有完整的包膜且多位于肌锥内,当肿瘤周围有眶脂肪围绕时,特别是肿瘤后端与眶尖有脂肪相衬隔时,肿瘤与眼眶发生粘连较少;反之,粘连较著。在 CT 上可以显示肿瘤的生长情况,从而判断肿瘤的粘连程度。当肿瘤后端有脂肪存在时,CT 显示眶尖的三角形透明区,表明无明显粘连(图 15-9);反之,粘连较著(图 15-10)。MRI 也可以显示肿瘤的形态、大小、位置和边界,T$_1$加权像肿瘤为中等偏低信号;T$_2$加权像为中等偏高信号。对于局限于眼眶内的海绵状血管瘤,MRI 与 CT 相比并无明显优势,对于颅眶交界的肿瘤,MRI 检查有较大的意义。

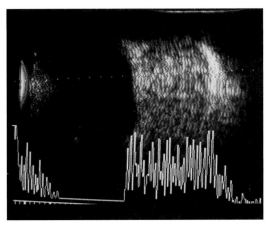

图 15-8　眼眶海绵状血管瘤超声显像

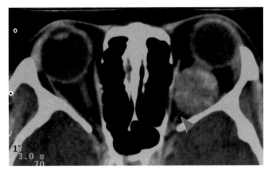 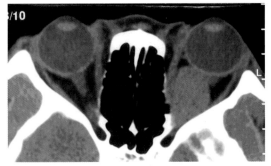

图 15-9　眼眶海绵状血管瘤 CT 显像,
左眶尖可见三角形脂肪透明区(红色箭头)

图 15-10　眼眶海绵状血管瘤 CT 显像,
左眶尖无三角形脂肪透明区

二维码 15-1
扫一扫,获取更多眼眶海绵状血管瘤精彩图片

笔记

【治疗】　肿瘤生长缓慢,且未见恶性变的报道,因此,如果肿瘤较小尚未引起临床症状,可临床密切观察;有明显的临床症状和体征或病人要求治疗,可选择手术切除。术前根据 CT 进行肿瘤定位,实施相应的开眶手术切除肿瘤,对于眶颅交界处的肿瘤也可采用经颅手术入路。此外,眼眶内侧深部近眶内壁的肿瘤,可经鼻内镜手术切除,取得较好效果;较小的眶尖肿瘤,手术风险较大者可采用 γ 刀放射治疗;肿瘤的介入性治疗目前已经逐步开始

应用。

15-2

二维码 15-2
视频　眼眶海
绵状血管瘤切
除手术（与二
维码 15-1 同
一病人）

> **知识拓展**
>
> ### γ刀
>
> γ刀又称立体定向γ射线放射治疗系统，是一种融合现代计算机技术、立体定向技术和外科技术于一体的治疗性设备。头部γ刀是将多个钴源安装在一个半球型头盔内，头盔内能射出 201 条钴 60 高剂量的离子射线——γ射线，使之聚焦于病变，形成一窄束边缘锐利的γ射线摧毁病灶。适用于眶尖部粘连较重的微小肿瘤。

二、眼眶横纹肌肉瘤

眼眶横纹肌肉瘤（orbital rhabdomyosarcoma）是儿童时期最常见的眶内恶性肿瘤，发病年龄多在 8 岁以下，少见于青年，偶见于成年人。肿瘤生长快，恶性程度高。近年来采取综合治疗方法，虽提高了治疗效果，但死亡率仍较高。

【临床表现】　肿瘤好发于眼眶上部，使眼球向前下方突出，眼睑水肿，球结膜水肿并突出于睑裂之外，需要与眶蜂窝织炎相鉴别（图 15-11）。肿瘤生长极快，往往数天内病变即有明显的进展。眶缘即可触及软性肿物，肿瘤快速生长可自穹隆结膜破溃，眼球固定，视力丧失。如果没有及时治疗，肿瘤可累及全眼眶甚至肿瘤全部突出于眼眶以外。

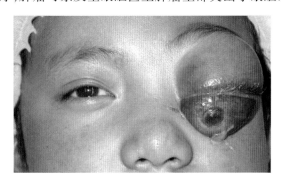

图 15-11　左眼眶横纹肌肉瘤外观像

超声显示形状不规则异常回声病变，内回声较少或呈液性暗区，声穿透性较好，肿瘤的后部显示清楚。CT 显示肿瘤为高密度软组织影像，因肿瘤生长快，瘤体内出现坏死，表现为内密度不均匀；肿瘤的形状不规则，边界不清楚，可见骨破坏，肿瘤呈侵袭性生长向周围结构蔓延。MRI T_1 加权像肿瘤显示为中低信号，T_2 加权像为中高信号，当肿瘤内有坏死液化时 MRI 表现为间杂信号。

【治疗】　目前多采用综合治疗，即手术前化疗使肿瘤体积缩小，然后行肿瘤扩大范围的切除（包括肿瘤周围部分正常组织），术后再行化疗及放疗，化疗应持续 1~2 年，放射总量不少于 60Gy。

三、视神经脑膜

眼眶脑膜瘤（orbital meningioma）可原发于眶内也可继发于颅内，前者是来源于视神经外表面的蛛网膜或眶内的异位脑膜细胞；后者多由颅内蝶骨嵴脑膜瘤经视神经管或眶上裂蔓延而来。临床上以视神经脑膜瘤多见，中年女性居多。本部分内容重点讲解视神经脑膜瘤。

【临床表现】　慢性眼球突出，眼睑水肿，视力下降是主要的临床表现。视神经脑膜瘤病人所表现的视力减退，眼球突出，慢性视盘水肿或萎缩，视神经睫状静脉称为视神经脑膜瘤

笔记

的四联征。来源于蝶骨嵴的脑膜瘤经视神经管或眶上裂入眶,肿瘤压迫视神经引起同侧原发性视神经萎缩,当肿瘤继续生长,体积增大,又可压迫引起对侧视盘水肿,因而表现一侧视神经萎缩,另一侧视神经水肿,称为 Foster-Kennedy 综合征。蝶骨嵴脑膜瘤眶内蔓延还往往引起眶骨壁增生,因此,眶尖部软组织肿块同时有骨质增生,应高度怀疑本病。蝶骨嵴来源的脑膜瘤蔓延至眼眶者,早期视力受损较轻微。

视神经脑膜瘤的超声检查显示视神经增粗,回声少且声阻较大,病变后界显示不清;也可出现眶内块状低回声病变,声衰减明显。CT 影像多样,根据肿瘤的原发部位、蔓延途径,可显示视神经的管状增粗、车轨征(即沿视神经鞘膜密度增高,而视神经纤维密度偏低的影像特征,类似车轨状)及钙化征。蝶骨嵴脑膜瘤蔓延至眼眶者,影像显示软组织占位和骨质增生同时存在的特征,可见边界不清的块影,眶骨壁增厚,有的表现为眶壁半球状隆起。MRI 在显示视神经管内及颅眶交界病变优于 CT。

【治疗】　治疗以手术为主。多采取外侧开眶或经颅开眶,对于视神经脑膜瘤,手术切除病变的视神经,术后视力丧失;颅内来源的脑膜瘤往往完整切除困难,术后极易复发;必要时可实施眼眶内容切除术,同时切除颅内病变,但术后严重影响外观。近年有报告,放射治疗有一定作用。目前,对于局限于眶内较小的视神经脑膜瘤,可以在影像检查严密监测下,随诊观察;也可实施小剂量放射或 γ 刀治疗,保存一定的有用视力。一旦发现肿瘤生长快速或有向颅内蔓延倾向时,应采取手术切除。

(孙丰源　徐国兴)

15-3

二维码 15-3
扫一扫,测
一测

参 考 文 献

1. 赵堪兴,杨培增.眼科学.第 8 版.北京:人民卫生出版社,2013
2. 宋国祥.眼眶病学.第 2 版.北京:人民卫生出版社,2010
3. 李凤鸣.中华眼科学.第 2 版.北京:人民卫生出版社,2005
4. 孙丰源,宋国祥.眼与眼眶疾病超声诊断.北京:人民卫生出版社,2010
5. 吴中耀.现代眼肿瘤眼眶病学.北京:人民军医出版社,2002
6. Jack Rootman.Diseases of the orbit. 2th ed. Philadelphia:Lippinctt Williams & Wilkins,2003

笔记

第十六章

眼外伤

本章学习要点

● 掌握:眼外伤的特点;机械性眼外伤分类和分区;眼外伤急诊处理要点;

● 熟悉:眼球不同组织的钝挫伤特点;眼内异物伤和穿通伤

● 了解:眼外伤相关的屈光改变;物理性和化学性眼外伤的预防和处理

关键词 眼外伤 钝挫伤 穿通伤 眼异物伤

第一节 概 述

机械性、物理性和化学性等因素直接作用于眼部,引起眼球或附属器的结构和功能损害,统称为眼外伤(ocular trauma)。眼是人体的视觉器官,其组织结构精细、复杂且脆弱,受伤后往往发生一眼或双眼不同程度的视力障碍,甚至失明。眼外伤是单眼失明的主要原因之一。预防以及正确处理眼外伤,对保护和挽救视力具有重要的临床和社会意义。

一、眼外伤的特点

1. **眼球壁的脆弱性** 眼球各部的组织性质差异很大。巩膜、结膜、角膜、晶状体、玻璃体等各有其解剖和生理特点,对外力的耐受与敏感程度也各有差别。外力作用下容易发生角巩膜裂伤,这是因为该部位相对较为薄弱。

2. **眼球具有角膜、晶状体、玻璃体等无血管的透明组织** 在外伤康复过程中会出现象征痊愈的纤维增殖改变。瘢痕若发生在其他部位或许无关紧要,但在眼球却可造成视觉功能障碍,如角膜白斑、外伤性白内障和玻璃体机化等。此外,这些无血管组织由于新陈代谢很低,缺少对细菌感染的抵抗力,所以开放性眼外伤容易继发感染。

3. **交感性眼炎的威胁** 单眼外伤后,不仅伤眼本身遭受严重损害,且可能发生交感性眼炎,威胁另一眼的安全,甚至可致双眼失明。

4. **眼外伤的并发症多** 如眼内炎症、出血、感染、眼内增殖性病变,可加重对视功能的威胁和延迟恢复。

二、眼外伤的临床分类和分区

对眼外伤进行严格而标准的分类,有助于统一认识、统一学术用语,可使眼外伤的临床研究和学术交流更为规范、科学。

1. **按眼外伤的致伤原因** 可分为机械性眼外伤(mechanical ocular trauma)和非机械性眼外伤(non-mechanical ocular trauma)。机械性眼外伤进一步可分为开放性和闭合性两大类;非机械性眼外伤包括热烧伤、化学伤、辐射伤和毒气伤等。

笔记

2. 按伤情轻重 可分为轻、中、重度伤三个等级。重度伤包括眼睑广泛撕脱和缺损、眼睑Ⅲ度烧伤、眼球穿通伤、眼内异物、眼球钝挫伤合并眼内出血、眼球Ⅱ度以上化学伤、辐射伤和眼眶骨折(orbital fracture)等。

3. 机械性眼外伤的国际分类(图 16-1) 在该分类中,以眼球作为参照体系,开放与闭合、穿通与贯通都是针对眼球而言的,而非受损组织。眼球壁仅指巩膜和角膜。凡眼球壁无全层伤口者为闭合性眼外伤(closed globe injury),若存在贯通全层的伤口则为开放性眼外伤(open globe injury)。钝挫伤(blunt trauma)和破裂伤(rupture)均因钝性物体打击所致,但钝挫伤无眼球壁全层伤口,为闭合性眼外伤,而破裂伤存在全层伤口,为开放性眼外伤。穿通伤(penetrating injury)和贯通伤(perforating injury)被严格区分,两者均系锐器刺穿眼球壁所致,但穿通伤仅有入口,即便有多个伤口也是因多个致伤物造成的,而贯通伤既有入口也有出口,是由同一个致伤物造成的。

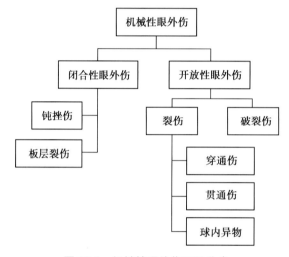

图 16-1 机械性眼外伤国际分类

4. 眼外伤的分区 开放性眼外伤的分区,从前往后依次分为:Ⅰ区损伤仅限于角膜和角巩膜缘,Ⅱ区损伤可达角巩膜缘后 5mm 的巩膜范围,Ⅲ区损伤为超过角巩膜缘后 5mm 的范围(图 16-2)。多个伤口者,以最靠后的伤口为准,眼内异物以入口为准,贯通伤以出口为准。

闭合性眼外伤的分区:Ⅰ区损伤范围是指眼表组织的损伤,包括球结膜、角膜和巩膜的表层;Ⅱ区波及眼前节,从角膜内皮到晶状体后囊,包括睫状突;Ⅲ区深达眼后节,包括晶状体后囊及睫状体平坦部之后的内部结构(图 16-3)。

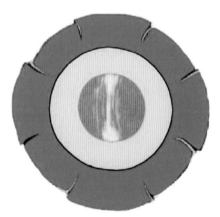

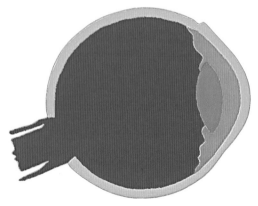

图 16-2 开放性眼外伤分区示意图(1997)
红色为Ⅰ区,橘黄色为Ⅱ区,蓝色为Ⅲ区

图 16-3 闭合性眼外伤分区示意图(1997)
粉红色为Ⅰ区,橘红色为Ⅱ区,蓝色为Ⅲ区

三、眼外伤的诊治要点及处理原则

1. 眼外伤的检查 在注意全身情况、不贻误急救、不增加损伤和痛苦的前提下,根据眼外伤的轻重缓急和病人就诊时的条件,有重点地进行,尤其应避免遗漏重要伤情如眼球穿孔和眼内异物,以免贻误初期处理和挽回视力的时机。儿童不合作时可给予镇静剂或在麻醉下进行检查。

(1)病史采集:详细询问受伤时间、部位、致伤原因、地点和周围环境,致伤物性质,是否经过处理,既往视力状况以及全身病和眼病史等。

(2)全身情况:首先注意生命体征,其次检查全身各部位,尤其在车祸、爆炸伤、战伤等情况下,要注意头颅、神经系统、重要脏器的损伤,有无休克及出血。

(3)视力检查:尽可能及时准确记录双眼视力情况。

(4)外眼检查:在灯光照明下,记录眼睑、结膜、泪器、眼肌等损伤部位、范围、程度,有无出血、感染、异物,应绘图并描述,涉及整形时应照相记录。

(5)眼球检查:注意位置、突出度,有无破裂、穿孔,角膜和前部巩膜情况,前房深度,瞳孔,有无眼内出血及眼内结构损伤等。瞳孔检查非常重要,可根据有无相对性瞳孔传导障碍初步判断伤眼的视网膜和视神经功能。若屈光间质清楚,则尽可能详细查眼底,包括玻璃体、视网膜、脉络膜及视神经情况。若屈光间质混浊,无法观察眼内情况,则通过必要的辅助检查判断病情。

(6)辅助检查:根据受伤情况,选择进行 X 线摄片、超声、CT 或 MRI 检查,以确定有无异物存留、骨折或后部巩膜破裂等;屈光间质清楚者,还可以通过 OCT、FFA 及 ICGA 判断眼底情况。UBM 和 B 超检查中探头需接触眼睑或眼球,可造成污染及对眼球的挤压,在新近的开放性眼外伤中不宜使用。MRI 不能用于磁性异物检查。必要时可进行视野、眼电生理等检查判断视功能情况。

2. 处理原则及注意事项

(1)如合并有休克和重要器官损伤,应由相关科室首先抢救生命。待生命体征平稳后,再行眼科检查处理。

(2)化学伤,应立即用大量清水反复冲洗伤眼。

(3)开放性眼外伤应肌肉注射破伤风抗毒素。

(4)疑有开放性眼外伤时,检查中切忌挤压,以免导致眼内容物脱出。可在表面麻醉下用眼睑拉钩检查。眼球表面可见的异物和血痂,不应随便清除,应由眼科医师在手术室检查并处理。如合并眼睑裂伤,应先修复眼球再缝合眼睑。

(5)眼球破裂伤,不提倡做初期眼球摘除术。伤后无光感不是眼球摘除的主要适应证,有条件的单位在眼球的解剖和功能修复无望时,方可由眼科医师慎行眼球摘除。

(6)眼睑血液循环丰富,组织修复能力强,一旦缺损或畸形修复会引起严重并发症,因此不可随意将组织剪除或丢弃,应尽量分层对位缝合。

(7)合理应用抗生素:眼内感染时,可采取玻璃体腔给药。因存在血眼屏障,抗生素全身用药效果常不佳。

(8)合理应用糖皮质激素:眼内炎性反应重或视网膜、视神经钝挫伤时可使用糖皮质激素,减轻炎性反应和神经组织水肿引起的损害。

四、眼外伤的预防

大多数眼外伤是可以预防的。加强卫生宣传教育,对工农业生产、体育运动等应制定规章制度,完善防护措施,可有效地减少眼外伤。对于儿童的眼外伤要特别引起重视。教育儿

笔记

童远离危险玩具以及放鞭炮、射弹弓、投掷石子等危险游戏。

第二节　眼球及眼附属器钝挫伤

遭受钝性物体打击时,机械性钝力引起的眼球或附属器损伤称为眼球钝挫伤(ocular blunt trauma)。包括眼表面组织的直接损伤及通过眼内液压传导所致的其他部位间接损伤,引起眼内多种结构的病变,如眼内组织的震荡伤、钝挫伤甚至破裂伤,故应做全面的眼科检查。致伤原因常见者为拳击伤、球击伤、跌伤与撞伤,爆炸冲击波,或子弹、弹片等穿入眼眶时,由于剧烈震动也能造成眼球钝挫伤。

一、眼睑钝挫伤

眼睑皮肤菲薄,皮下组织疏松,血管丰富,钝挫伤后常引起眼睑水肿、出血或血肿。严重者可引起睑组织撕裂,伤及泪小管时可引起泪小管断裂,损伤上睑提肌时可引起上睑下垂。眼睑皮下出血也可能因眶骨骨折或颅底骨折所致,不应只顾眼部情况而忽略全身情况。

【治疗】 眼睑出血一般可自行吸收,预后较好。早期宜用冷敷,1~2天后可改为热敷,以促进吸收。眼睑的破裂伤口较深或较大时,应细心分层缝合,尽量保存尚可存活的组织,将其缝合在原来位置,减少瘢痕形成和睑畸形,上睑提肌断裂时应修复,以免上睑下垂。伴有泪小管断裂时,应争取做泪小管吻合术,然后缝合眼睑。有伤口的眼睑裂伤应注射破伤风抗毒素,术后酌情应用抗生素预防感染。

二、角膜钝挫伤

钝力可引起角膜表层组织擦伤;也可因角膜急剧内陷导致内皮层和后弹力层破裂,引起角膜基质水肿、混浊,严重时可致角膜破裂。

【临床表现】

1. 角膜上皮擦伤 伤者视力减退,因三叉神经末梢暴露而有明显的疼痛、畏光和流泪等症状,擦伤区荧光素着色,若发生感染,可并发角膜溃疡。

2. 角膜基质层损伤 疼痛、畏光和流泪等症状都较轻。角膜基质层水肿、增厚及混浊,后弹力层出现皱褶,可产生白色条状或网状混浊。

3. 角膜破裂 角膜缘附近较易发生,可有虹膜嵌顿或脱出,前房变浅或消失,瞳孔呈梨形。

【治疗】 角膜上皮擦伤,可涂抗生素眼膏后包扎,促进上皮愈合。角膜基质层损伤,可局部滴用糖皮质激素眼药水,必要时用散瞳剂。角膜裂伤应行手术缝合,按角膜穿通伤处理。

三、虹膜睫状体钝挫伤

(一)外伤性虹膜睫状体炎

【临床表现】 伤眼视力减退,畏光,睫状充血,角膜后沉着物,虹膜水肿、纹理不清,瞳孔缩小,虹膜色素脱失,房水混浊或纤维蛋白性渗出。

【治疗】 眼部滴用糖皮质激素眼药水或非甾体类抗炎剂,1%阿托品眼药水散瞳。

(二)虹膜损伤与瞳孔异常

【临床表现】 虹膜瞳孔缘及瞳孔括约肌断裂可造成不规则裂口,瞳孔缘出现三角形切迹。严重时有虹膜根部离断(iridodialysis),可见瞳孔区不圆及虹膜周边部的裂隙。虹膜根部离断范围很小时,仅能在前房角镜检查时发现;较大时,瞳孔呈"D"形;很大时,瞳孔呈新

笔记

月形。如离断范围较少或在上方,对视力影响不大;离断较多时,可出现单眼复视。有时整个虹膜从根部完全离断,形成外伤性无虹膜。瞳孔括约肌受损可造成外伤性瞳孔散大,一般表现为中度散大,瞳孔不圆,光反射迟钝或消失。睫状肌或支配神经受损时,常伴有调节麻痹,近视力出现障碍。

【治疗】 瞳孔缘或基质裂口无特殊处理。严重的虹膜根部离断伴有复视症状时,可考虑行虹膜根部缝合术,将离断的虹膜缝合于角巩膜缘内侧。外伤性瞳孔散大时,轻者可能恢复或部分恢复,重者不能恢复。伴有调节麻痹时,可配戴眼镜矫正近视力。

(三)睫状体分离与脱离

眼外伤可引起睫状体分离与脱离。睫状体分离(cyclodialysis)指睫状体纵形肌与巩膜突的分离,导致睫状体上腔与前房直接沟通(图16-4A)。睫状体脱离(ciliary body detachment)指睫状体与巩膜之间的分离,睫状体纵形肌与巩膜突并未分离(图16-4B)。两者均可因睫状体上皮水肿使房水生成减少,同时引流增加,出现持续的低眼压,导致视功能受损。前房变浅,眼底可见视网膜血管充盈扭曲,视盘水肿,以及后极部视网膜水肿。房角镜检查可见瘘口。UBM或前节OCT检查可明确诊断。

【治疗】 睫状体脱离可用1%阿托品散瞳,局部应用糖皮质激素。睫状体分离有持续低眼压时可激光光凝瘘口或手术治疗。

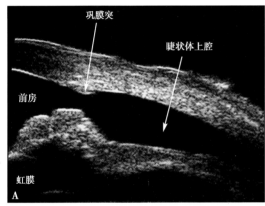
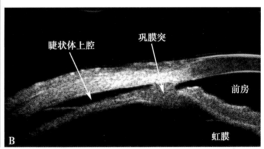

图 16-4 睫状体分离与脱离(前节 OCT 像)

A.睫状体分离 B. 睫状体脱离

(四)前房角后退(angle recession)

【发生机制及临床表现】 眼球钝挫伤时,外力将房水压向前房角,使睫状体撕裂;其环形肌纤维与纵行肌分离,因虹膜和内侧睫状体向后移位而使前房角加宽变形,称为前房角后退。小梁网受钝挫伤影响常发生迟发性纤维化、萎缩或透明变性,使其导流房水的功能受到严重破坏,引起继发性青光眼。

【治疗】 针对青光眼可采用药物或手术治疗。

(五)前房积血

【临床表现】 主要因虹膜和睫状体血管破裂所致。微量出血仅可见房水中出现红细胞。出血较多时,血液积于前房的下部呈一水平面。严重时前房完全充满血液,呈黑色。前房积血,根据积血量占前房容量的比例,分为3级:少于1/3为Ⅰ级,1/3~2/3为Ⅱ级,多于2/3为Ⅲ级。前房积血多能自行吸收,本身并不引起严重后果,但可引起许多并发症,如继发性青光眼和角膜血染,后者在前房充满血液、高眼压及角膜内皮损害时更易发生,角膜基质呈棕黄色,中央呈盘状混浊,以后渐变为黄白色,长期不消退。

【治疗】 主要措施包括:①半卧位卧床休息,使积血沉于前房下部;②全身应用止血剂,如酚磺乙胺、云南白药等,可联合应用糖皮质激素;③可不散瞳,不缩瞳。出现虹膜刺激症状

笔记

时,可及时散瞳;④注意观察眼压,眼压升高时,应用降眼压药物;⑤积血多、吸收慢,尤其是有暗黑色血块且伴眼压升高,经药物治疗眼压仍不能控制,应作前房穿刺术放出积血。有较大凝血块时,可切开清除血块,以免发生角膜血染。

四、外伤性青光眼

参照第八章继发性青光眼章节。

五、晶状体钝挫伤

晶状体钝挫伤(contusion of lens)表现为晶状体位置或透明度的改变。

1. **晶状体脱位或不全脱位** 不全脱位是指晶状体因悬韧带部分断裂而偏离正常的生理位置。玻璃体可自悬韧带断裂区经瞳孔疝入前房。部分虹膜失去晶状体的支撑可出现震颤。视轴倾斜可致晶状体源性散光。有时在瞳孔区可见晶状体的赤道部,此时眼底检查可见两个视盘,病人出现单眼复视。悬韧带全部断裂时将发生晶状体全脱位,可向前脱入前房或嵌顿于瞳孔区(图 16-5),导致眼压急剧上升,引起急性继发性青光眼和角膜内皮损伤;若脱入玻璃体腔,前房加深,虹膜震颤,出现高度远视。如果角巩膜处破裂,晶状体也可脱位于球结膜下。

治疗:晶状体不全脱位未引起视力障碍时,可观察。脱入前房者必须立即手术摘出。对脱入玻璃体腔者,通常主张及时手术清除。

2. **钝挫伤性晶状体混浊** 可有多种形态。晶状体受到钝力冲击震荡,因其渗透性改变可出现一过性混浊;前方的冲击力可将瞳孔缘色素上皮细胞印记在晶状体前囊表面,形成 Vossius 环状混浊(图 16-6);钝挫伤严重时晶状体囊膜可能破裂,导致房水进入,皮质水解,形成白内障。

治疗:若晶状体混浊影响视力可手术治疗。

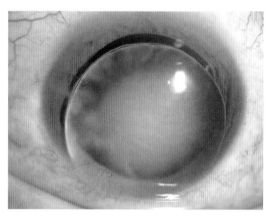

图 16-5 晶状体脱入前房

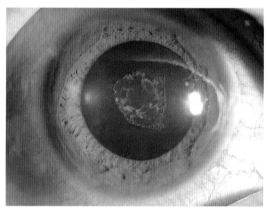

图 16-6 Vossius 环

六、玻璃体积血

睫状体、脉络膜及视网膜血管受伤破裂所致。出血量多时眼底窥不见,可通过 B 超检查了解眼后段外伤情况。参见第十三章玻璃体病。

七、脉络膜钝挫伤

外力经玻璃体传导到后极部,外侧又有坚硬的巩膜抵挡,导致脉络膜破裂和出血。单一或多发,多见于后极部及视盘周围,呈弧形,凹面朝向视盘。伤后早期常为暗黑色出血掩盖,

笔记

出血吸收后才显露出黄白色新月形裂痕。对视力的影响程度取决于破裂的位置,若位于黄斑部则对中心视力有显著的影响。破裂处远期可发生脉络膜新生血管。

【治疗】 无特殊治疗。如继发脉络膜新生血管,可采取玻璃体腔内注射抗 VEGF 药物或激光治疗。

八、视网膜震荡与钝挫伤

视网膜震荡(commotio retinae)是指后极部视网膜在钝挫伤后出现的一过性水肿,呈白色混浊,视力下降,一般不伴视网膜出血。数日内水肿即可消退,眼底恢复正常,视力甚未恢复。视网膜钝挫伤时水肿严重且范围较大,黄斑部可出现类似"樱桃红样"改变,有时伴有视网膜出血,视力明显下降。1~2 周内水肿消退后,眼底可见黄斑部色素紊乱。中心视力明显减退,不能恢复至伤前水平,这是因为发生了光感受器损伤和视网膜外层变性坏死等不可逆病变。钝挫伤可引起黄斑或其他部位的视网膜裂孔,如锯齿缘离断,但以黄斑裂孔最常见,有时可发展为视网膜脱离。同时,外伤还可能导致黄斑水肿、出血和组织变性等。

【治疗】早期可使用糖皮质激素、血管扩张剂、维生素类及低分子右旋糖酐等。如有周边部视网膜裂孔,可做激光治疗;外伤性视网膜脱离应及时手术治疗。外伤性黄斑裂孔应密切观察眼底结合 OCT 随访,少部分病例可自愈,如裂孔不能自愈或继续扩大,可考虑玻璃体手术治疗。

九、外伤性视神经病变

外伤性视神经病变(traumatic optic neuropathy,TON)因颅面部闭合性损伤所致或为其一部分。包括外力经骨质或眼球传导对视神经的损伤和出血水肿压迫造成的继发性损伤。临床不少见。致伤原因常见为交通事故和高处坠落。伤眼视力严重下降或丧失,因多伴昏迷早期不易发现,常有相对性瞳孔传导阻滞,典型病例早期眼底正常,后期出现视盘苍白萎缩。视觉诱发电位(VEP)检查可评估视力丧失和视路损伤的情况。螺旋 CT 视神经管骨折检出率较高。MRI 在视神经出血水肿等软组织损伤成像方面优于 CT。部分病人经过治疗或自然康复后视力可有改善。对外伤性视神经病变的治疗存在争议,包括大剂量糖皮质激素治疗和视神经管减压手术。

十、眼球破裂

严重钝挫伤时,眼球被压向眼眶一侧,使眼球壁的横径极度扩张,导致眼球破裂。常见的破裂部位在角巩缘,其次是直肌止点处和巩膜筛板。临床表现为眼压降低,前房及玻璃体积血,球结膜下出血及血肿,角膜可变形,眼球运动在破裂方向受限,视力多降至无光感。少数病人的眼球破裂部位在直肌下或后部巩膜,外部检查不易发现,称隐匿性巩膜破裂。B超或 CT 可显示眼环的连续性中断、眼球变形、眼球体积缩小或眼轴径变短及眼内结构受损的征象。

【治疗】 应仔细检查裂口,尽可能缝合伤口保留眼球。然后根据条件进一步处理,包括玻璃体手术。若眼球结构确已遭彻底破坏,无法修补,可在上级医生会诊后慎行眼球摘除术。对可疑病例,应做探查手术确诊。

十一、眼眶外伤

眼眶外伤(orbital trauma)指外力作用下导致眶内组织和眶壁结构损伤的疾病,不同程度的外伤可导致不同程度的损伤,轻者可仅有眶内组织水肿,重者可导致视力丧失,临近眼眶的面部及颅脑损伤等。近年来,由于交通事故、体育运动、高空坠落、拳击等病因导致的眼眶

笔记

外伤并不少见。根据损伤的临床特征,常见的眼眶外伤可分为眶软组织钝挫伤、眶内出血和眶内血肿、眶穿通伤和眶内异物、眶挤压伤、眶颅联合损伤、眶壁骨折等。结合外伤史、临床表现及 X 片、CT、MRI 等可基本诊断。

【治疗】

1. 眶软组织钝挫伤可应用止血药、脱水剂及糖皮质激素等,能减轻组织肿胀,促进功能恢复。

2. 轻度的眶内出血及眶内血肿可采取保守药物治疗,予止血药、脱水剂及糖皮质激素治疗,同时轻度出血病人可予冷敷或加压包扎以减轻出血。重度眶内出血导致视力下降或丧失者应紧急开眶引流积血、降低眶内压以试图保留部分视功能。

3. 一般提倡在不威胁视力的情况下尽量取出眶内异物以减轻异物带来的损伤。

4. 眼眶骨折病人通常合并外伤,特别是车祸伤等严重外伤者,眼科首诊的病人应邀请神经科、内外科医生会诊,明确神经系统、呼吸系统、循环系统等是否存在损伤,待病人全身病情稳定后方考虑眼眶骨折的手术治疗。

第三节 眼球穿通伤

眼球穿通伤(penetrating injury)是指眼球被锐器刺入、切割造成眼球壁全层穿透,以飞溅的金属碎片或刀、针、剪等锐利工具刺穿眼球最为常见。

【临床表现】 按伤口部位,可分为角膜穿通伤、角巩膜穿通伤和巩膜穿通伤三类,以角膜穿通伤最为常见。

1. **角膜穿通伤(penetrating corneal trauma)** 伤口位于角膜。伤口较小且规则时,常可自行闭合,仅见点状或线状混浊。伤口较大时常伴有虹膜脱出或嵌顿,瞳孔变形,前房变浅。若致伤物刺入较深可伤及晶状体及眼后段组织。可有明显疼痛、流泪等刺激症状。

2. **角巩膜穿通伤(penetrating corneoscleral trauma)** 伤口累及角膜和巩膜,可引起虹膜睫状体、晶状体、玻璃体的损伤及脱出和眼内出血。伤眼可有明显的眼痛和刺激症状。视力明显下降。

3. **巩膜穿通伤(scleral perforating trauma)** 较少见。小的伤口易忽略,穿孔处可能仅见结膜下出血。大的伤口可伴有脉络膜、玻璃体和视网膜损伤及玻璃体积血。常见症状有伤眼疼痛、红肿、畏光、流泪和视力下降。如果伤及黄斑部可造成永久性中心视力丧失。

【治疗】 眼球穿通伤是眼科急症。治疗原则是一期清创水密缝合伤口;防治感染和并发症;必要时行二期手术。

1. **伤口处理** 小于 3mm 的整齐角膜伤口,无眼内组织嵌顿,前房存在,可不缝合。大于 3mm 或不规则伤口时,应在显微手术条件下仔细缝合。角巩膜伤口应首先将角膜缘对位缝合,然后依次缝合角膜和巩膜。巩膜伤口应自前向后缝合,边暴露边缝合。在伤口修复过程中,对经伤口脱出或嵌顿的组织也应一并处理。无明显污染、脱出时间在 24 小时之内的虹膜,用抗生素溶液冲洗后送还眼内;污染严重、坏死时可予剪除。脱出的晶状体和玻璃体予以切除。

2. **二期手术** 对于外伤性白内障、玻璃体积血、异物或视网膜脱离等并发症,视病情缓急在伤后 1~2 周内再行手术处理。

3. **防治感染** 常规注射破伤风抗毒素,全身应用抗生素和糖皮质激素。术后球结膜下注射抗生素和糖皮质激素。抗生素眼药水频繁点眼,并用散瞳药。

【并发症及处理】

1. **感染性眼内炎(infectious endophthalmitis)** 锐器或异物穿破眼球时可将致病菌

笔记

带入眼内,引起前房及玻璃体的感染,称为感染性眼内炎。常发生于伤后 1~3 天。伤眼疼痛和刺激症状明显,并可有剧烈头痛。视力严重下降,直至无光感,球结膜明显水肿、充血,角膜混浊,房水混浊或前房积脓(图 16-7),玻璃体内有雪球样混浊或有脓肿形成,呈黄色或灰黄色反光,如炎症不能控制,侵犯整个眼球壁及眼球周围组织,即称为全眼球炎。

治疗:应充分散瞳。致病菌未明时,怀疑细菌感染者可给予广谱抗生素,怀疑真菌感染者可用二性霉素 B。由于血眼屏障的存在,给药方式以玻璃体内注药为主,注药同时应抽取房水和玻璃体标本进行致病菌培养和药敏试验。用药后密切观察,如炎症不能控制应尽早行玻璃体切除术。

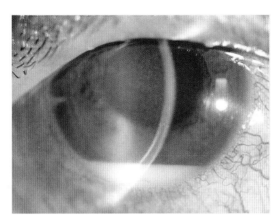

图 16-7 感染性眼内炎时前房积脓

2. **交感性眼炎(sympathetic ophthalmia)** 是指开放性眼外伤或内眼手术后的双眼肉芽肿性葡萄膜炎。受伤眼称为诱发眼,未受伤眼称为交感眼。病因尚不明,多认为与自身免疫及感染因素有关。伤后 2~8 周为高发危险期,90% 发生于伤后 1 年内。伤口位于巩膜睫状体区者发病率较高,合并伤口葡萄膜嵌顿或眼内异物时更易发生。

诱发眼葡萄膜炎症状持续不退或加重,出现羊脂状 KP,经过一段潜伏期后,交感眼出现类似症状,视力下降。检查可见 KP 及前部玻璃体有浮游物和闪辉;眼底可见黄白色点状渗出(Dalen-Fuchs 结节)。反复发作者,由于视网膜色素上皮层的广泛破坏,色素脱失,整个眼底呈晚霞样。荧光素眼底血管造影可见多发性细小斑点状强荧光,与眼底所见的 Dalen-Fuchs 结节部位相一致。

治疗:开放性眼外伤后尽早缝合伤口、处理好嵌顿的葡萄膜组织、尽早取出眼内异物、积极抗感染等措施可能有助于预防交感性眼炎的发生。一经诊断即按葡萄膜炎治疗。糖皮质激素治疗效果不著者可选用免疫抑制剂。诱发眼摘除多不能终止病程,诱发眼经积极治疗仍完全丧失视力且眼球外形无恢复可能者,可考虑尽早摘除。

3. **外伤性增生性玻璃体视网膜病变** 系玻璃体纤维组织增生牵拉视网膜所致,可适时进行玻璃体切除术,以便挽救视力。

4. **角膜瘢痕和散光** 角膜伤口愈合形成的瘢痕若位于视轴上将严重影响视力。此外,瘢痕还可引起散光。角膜伤口的大小、位置和形状,伤口缝合时对位的好坏,伤口的愈合过程等对散光的程度都有影响。

治疗:角膜伤口缝合时应尽量对位准确,缝线间距、跨距和张力恰当,以上措施有助于减少散光。散光明显时可配戴硬性透气性角膜接触镜矫正,或行角膜地形图引导的准分子激光切削术。中央区瘢痕严重影响视力可考虑行穿透性角膜移植手术。

二维码 16-1
PPT 角膜伤口的缝合要点

知识拓展

角膜穿通伤后的 RGP 验配

角膜穿通伤后,易出现散光,通过主觉验光加普通的框架眼镜,部分病人无法达到最佳矫正视力。而有研究表明,通过硬性角膜接触镜(rigid gas permeable contact lens,RCP)矫正,可以达到患眼可能获得的最佳矫正视力。这与 RCP 的成型性好、角膜表面与 RPG 间的泪膜能很好地矫正角膜散光有关。

第四节 眼 异 物 伤

眼异物伤比较常见。按异物存留部位可分为眼球外异物和眼内异物(图 16-8);按异物性质可分为金属和非金属异物。大多数异物为铁、钢等磁性金属异物,也有非磁性金属异物如铜和铅。异物可为非金属异物,如玻璃、碎石、植物的刺或动物的毛等。不同性质的异物所引起的损伤及其处理各有不同。

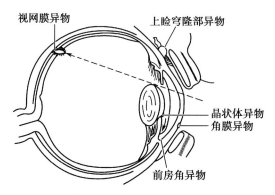

图 16-8 各种位置的眼球内外异物(示意图)

一、眼球外异物

1. **眼睑异物** 多见于爆炸伤时。上下睑可布满细小的火药渣、沙石。对于较大的异物可以手术取出。

2. **结膜异物** 灰尘、煤屑等多见,异物常隐藏在睑板下沟、穹隆部及半月皱襞,摩擦角膜会引起刺激症状。治疗时在表面麻醉剂点眼后,用无菌湿棉签拭出异物,然后点抗生素眼药水。

3. **角膜异物** 以煤屑、铁屑、谷粒或植物刺茎以及黄沙等细小异物较为多见,异物可黏附或嵌顿入角膜。伤眼有不同程度的刺激症状,如疼痛、流泪、眼睑痉挛等。检查角膜表面有无异物残留,最好是在充分表面麻醉下进行。较大的异物诊断可无困难,较小的异物则常不易发现。在较高倍率裂隙灯下检查,可发现并确定异物在角膜内的深度。由于氧化反应,数小时内即可在铁质异物周围的角膜组织内形成锈斑。为了明确角膜表面受损范围,可用荧光素染色。

治疗:角膜异物的剔除,应在表面麻醉下进行。附着于角膜表面的异物,用蘸湿生理盐水之棉花签即可擦去。已嵌入角膜上皮组织内的异物,可用消毒的注射器针头将其剔除。如有锈斑,尽量一次刮除。异物去除后,结膜囊内应滴抗生素眼药水,涂入抗生素眼膏,然后包扎患眼。

4. 眼眶异物 以金属弹片、木头碎片等为多见。可有局部肿胀、疼痛。可合并化脓性感染,引起眶蜂窝织炎或瘘管。金属异物多被软组织包囊,取出时容易伤及神经、血管和肌肉,故不必勉强取出。植物性异物可引起慢性化脓性炎症,应尽早完全取出。

二、眼内异物

眼内异物(intraocular foreign body, IOFB)是严重威胁视力的眼外伤。异物的损伤作用包括异物对眼内结构的机械性破坏、化学及毒性反应、诱发感染以及由此造成的后遗症:例如,异物穿过角膜、晶状体可引起角膜穿孔、混浊及白内障;穿过葡萄膜或视网膜可造成眼内出血。铁质异物在眼内溶解氧化,对视网膜有明显的毒性作用,氧化铁与组织蛋白结合形成不溶性含铁蛋白,可沉着于眼内各组织,表现为棕褐色沉着物,称为铁质沉着症(siderosis),可致视力丧失和眼球萎缩。铜质异物可引起无菌性化脓和铜质沉着症(chalcosis),后者表现为角膜后弹力层棕黄色色素沉着,向日葵样白内障等。异物带入致病微生物,可引起眼内感染。

眼内异物的诊断有时并不容易,主要根据以下几项:

1. 高速的固体碎片飞溅入眼的病史,如敲击金属,爆炸伤等。临床上少数病人可无自觉的外伤史。

2. 直接发现伤口及异物。发现穿通伤口是眼内异物诊断的重要证据。如角膜有线状伤口或全层瘢痕,相应的虹膜部位有小孔,晶状体局限性混浊,表明有异物进入眼内。前房、晶状体、玻璃体以及眼底的异物,若屈光间质尚透明,可在裂隙灯或检眼镜下直接看到。位于房角的较小异物不易发现,可做前房角镜检查。

3. 影像学检查。可采用 X 线摄片、超声、前节 OCT、CT 或 MRI 等手段检查出不同部位和性质的异物。

【治疗】 眼内异物一般应及早摘出。但应强调的是,手术摘出必须以重建和恢复视功能为目的,因此不仅要考虑异物取出,还要考虑伤眼功能、手术难度、病人双眼和全身情况。应权衡利弊,并非每例的异物都必须摘出。对于前房和虹膜的异物,可经角巩膜缘切口以电磁铁或镊子将异物取出。晶状体内异物已使晶状体混浊影响视力,可一起摘除晶状体和异物。对于玻璃体或球壁异物,应根据异物大小、位置、有无磁性、有无玻璃体和视网膜并发症,选择巩膜外磁吸法或玻璃体手术方法取出。

第五节 眼酸碱化学伤

化学物质引起的眼部损伤称为眼化学伤(ocular chemical burn),主要发生在化工厂、实验室或施工场所,最多见的有酸性和碱性烧伤。眼部化学伤常伴有身体其他部位的化学伤。

【致伤原因和特点】

1. **酸性烧伤** 酸性物质对蛋白质有凝固作用。当其浓度较低时,对眼部仅有刺激作用;当其浓度高时可使组织蛋白凝固坏死,由于凝固的蛋白不溶于水,形成一凝固层,可阻止酸性物质继续向深层渗透,因此组织损伤相对较轻。

2. **碱性烧伤** 常见的碱性烧伤多由强碱如氢氧化钠、生石灰、氨水等引起。碱性物质与组织细胞中的脂类发生皂化反应,能溶解脂肪和蛋白质,与组织接触后能很快渗透到组织深层和眼内,使细胞分解坏死。因此,后果比酸性眼烧伤要严重得多。

【临床表现与并发症】 根据酸碱烧伤后的组织反应,可分为轻、中、重三种不同程度的烧伤,不同组织的临床表现也不一致。

1. **轻度** 多由弱酸或稀释的弱碱引起。眼睑与结膜轻度充血水肿,角膜上皮有点状脱落或水肿。数日后水肿消退,上皮修复,不留瘢痕,无明显并发症,视力多不受影响。

2. 中度　可由强酸或较稀的碱性物质引起。眼睑皮肤可起水疱或糜烂;结膜水肿,出现小片缺血坏死;角膜有明显混浊水肿,上皮层完全脱落,或形成白色凝固层。治愈后可遗留角膜斑翳,影响视力。

3. 重度　大多为强碱引起。结膜出现广泛的缺血性坏死,呈灰白色混浊膜样;角膜毛玻璃样全层混浊甚至呈瓷白色。由于坏死组织释放趋化因子,病损区有大量嗜中性粒白细胞浸润,后者可释放大量的胶原酶,造成角膜基质层溶解,出现角膜溃疡或穿孔。碱可立即渗入前房,引起葡萄膜炎、继发性青光眼和白内障等。角膜穿孔可造成葡萄膜脱出、感染性眼内炎。伤后2周,新生血管可侵入角膜,角膜组织逐渐修复。角膜溃疡愈合后会形成角膜白斑;角膜穿孔愈合后可有粘连性角膜白斑、角膜葡萄肿或眼球萎缩。由于结膜上皮的缺损,在愈合时可造成睑球粘连、假性翼状胬肉等。总之,重度碱烧伤可带来各种严重后果,导致视功能或眼球的丧失。此外,眼睑、泪道的烧伤还可引起眼睑畸形,眼睑闭合不全、溢泪等并发症。

【急救和治疗】

1. 急救　①现场急救。争分夺秒地在现场彻底冲洗眼部,是处理酸碱烧伤的最重要一步。发生化学性眼外伤时切勿包扎伤眼送医院,应就近取水,用大量清洁水反复冲洗,冲洗时应翻转眼睑,转动眼球,暴露穹隆部,将结膜囊内的化学物质彻底洗出;②送至医疗单位后,根据时间早晚也可再次冲洗并检查结膜囊内是否还有异物存留。如化学物为固态物质,表面麻醉后应尽量清除之(包括穹隆部)。也可进行前房穿刺术。

2. 酸碱中和　治疗碱烧伤可局部和全身应用大量维生素C。维生素C可抑制胶原酶,促进角膜胶原合成,可在伤后做结膜下注射,全身可大量口服及静脉输入。酸烧伤可用弱碱性溶液如2%碳酸氢钠溶液滴眼。

3. 切除坏死组织,防止睑球粘连　如果球结膜有广泛坏死,或角膜上皮坏死,可做早期切除。一些病人在2周内出现角膜溶解变薄,需行全角膜板层移植术,并保留植片的角膜缘上皮,以挽救眼球。球结膜缺损较多时可做口腔黏膜或对侧球结膜移植。每次换药时用玻璃棒分离睑球粘连或安放隔膜。

4. 应用胶原酶抑制剂　防止角膜穿孔可滴用10%枸橼酸钠,或2.5%~5%半胱氨酸点眼;0.5%EDTA(依地酸二钠)促使钙质排出,可用于石灰烧伤病例。

5. 应用抗生素控制感染。

6. 1%阿托品每日散瞳　局部或全身使用糖皮质激素,以抑制炎症反应和新生血管形成。但在伤后2~3周内,角膜有溶解倾向,应停用。点用自家血清、纤维连接蛋白等。

7. 晚期治疗　针对并发症进行如手术矫正睑外翻、睑球粘连,进行角膜移植术等。出现继发性青光眼时,应用药物或手术降低眼压。

第六节　物理性眼外伤

物理性眼外伤常指由光波、超声波、电离辐射、高温、高压电能、强磁场等对眼部组织的损伤。

一、眼部热烧伤

高温液体如沸水、热油、铁水等溅入眼内直接引起的热烧伤(heat injury)称接触性热烧伤。由火焰喷射引起的烧伤称火焰性热烧伤。眼睑红斑、水泡,结膜充血水肿,角膜轻度混浊,当铁水溅入眼内,可引起眼睑、结膜、角膜和巩膜的深度烧伤、组织坏死。组织愈合后可

笔记

出现眼睑瘢痕性外翻,闭合不全,角膜瘢痕,睑球粘连甚至眼球萎缩。

【治疗】 处理原则是防止感染,促进创面愈合,预防睑球粘连等并发症。轻度热烧伤时局部滴用散瞳剂及抗生素眼药水。重度烧伤应去除坏死组织,滴用抗生素眼药水。角膜坏死时进行带角膜缘上皮的全角膜板层移植术。晚期针对并发症进行治疗。

二、眼部低温性损伤

低温性损伤,由寒冷引起的原发性组织冻结和继发性血循环障碍造成,又称冻伤。轻度冻伤复温后皮肤发红,有刺痒及发热感,亦可有水泡出现;重度冻伤可累及深层组织,出现坏死。眼球被冻伤的机会较少,可能出现眼睑或角膜冻伤。应对症处理。

三、眼部辐射伤

眼部辐射性损伤(radiation injury)包括各种辐射线造成的损害,如微波、红外线、可见光、紫外线、X线、γ射线等,中子或质子束照射也能引起这类损伤。

1. **紫外线损伤** 工业电焊、高原、雪地、及水面反光都可造成眼部紫外线损伤,因此又称为电光性眼炎(electric ophthalmia,flash ophthalmia)或雪盲。220~310nm紫外线对角膜损伤明显,产生光化学作用,使蛋白质凝固变性,角膜上皮坏死脱落。紫外线照射引起的眼部损伤有一潜伏期,一般在照射后3~8小时产生症状,有强烈的异物感,刺痛,畏光,流泪及睑痉挛,结膜混合性充血,角膜上皮点状脱落。24小时后症状减轻或痊愈。

治疗:对症处理,减轻疼痛,可涂抗生素眼膏包眼。应教育有关人员配戴防护面罩或眼镜。

2. **红外线损伤** 玻璃加工和高温环境可产生大量红外线,对眼部的损伤主要是热作用。短波红外线的波长为800~1200nm,可被晶状体和虹膜吸收,引起白内障。接触红外线人员应戴含氧化铁的特制防护眼镜。

3. **可见光损伤** 如观察日蚀可引起黄斑烧伤,称为日蚀性视网膜病变,眼科的强光源检查仪器也可能造成类似损害,影响中心视力。在强光下应戴有色镜。

4. **离子辐射性损伤** X线、γ射线、中子或质子束可引起放射性白内障、放射性视网膜病变或视神经病变、角膜炎或虹膜睫状体炎等,应注意防护。对肿瘤行放疗时,亦可引起离子辐射性损伤,这是一种常见原因。

5. **微波损伤** 微波频率较低,穿透性较强,可引起白内障或视网膜出血,应配戴防护眼镜。

四、眼部电击伤

雷电或工业用电均可造成眼部电击伤(ocular electrical injury)。主要表现为皮肤烧伤和电击性白内障。白内障的发生多为伤后2~6个月或更长些。还可产生脉络膜视网膜损伤,多位于后极部,影响视力。

五、应激性眼损伤

应激性眼损伤(ocular irritable injury)指外环境物理性因素的改变,如气压变化、加速度、噪声等引起的眼部损伤。气压突然减低可出现减压性损伤,表现为视力下降,视野缩小,结膜或视网膜出血。加速度也可引起不同程度的视力障碍,如视物模糊或中心视力丧失。噪声可使光敏感度下降,视野缩小,辨色力减低,这些反应是对中枢抑制的结果。

对这些应激性反应,应注意防护,必要时对症处理。

(沈丽君)

16-3

二维码 16-3
扫一扫,测
一测

笔记

参 考 文 献

1. 赵堪兴,杨培增.眼科学.第 8 版.北京:人民卫生出版社,2013

2. 宋国祥.眼眶病学.第 2 版 北京:人民卫生出版社,2010

3. 中华医学会眼科学分会神经眼科学组,我国外伤性视神经病变内镜下经鼻视神经管减压术专家共识
(2016 年).中华眼科杂志,2016,52(12):889-893

4. Erikitola OO,Shahid SM,Waqar S,et al. Ocular trauma:classification,manag ement and prognosis. Br J Hosp
Med(Lond), 2013,74(7):C108-111

5. Minderhoud J,van Nispen RM,Heijthuijsen AA,et al. Epidemiology and aetiology of childhood ocular trauma in
the Republic of Suriname. Acta Ophthalmol, 2016 ,94(5):479-484

6. Sahraravand A,Haavisto AK,Holopainen JM,et al. Ocular traumas in working age adults in Finland - Helsinki
Ocular Trauma Study. Acta Ophthalmol,2017,95(3):288-294

7. Al Wadeai EA,Osman AA,Macky TA,et al. Epidemiological features of pediatric ocular trauma in Egypt. J
Ophthalmol,2016,2016:7874084

8. Milder E,Davis K.Ocular trauma and glaucoma. Int Ophthalmol Clin,2008,48(4):47-64

9. McAlinden C,Saldanha M,Laws D. Evisceration for the management of ocular trauma. BMJ Case Rep,2013,30;
2013. pii:bcr2013201235

10. Yucel OE,Demir S,Niyaz L,et al. Clinical characteristics and prognostic factors of scleral rupture due to blunt
ocular trauma. Eye(Lond),2016,30(12):1606-1613

笔记

第十七章

全身疾病的眼部表现

本章学习要点

● 掌握：动脉硬化和高血压相关的眼部表现；糖尿病相关的眼部表现。

● 熟悉：外科疾病相关的眼部表现；皮肤病与性病相关的眼部表现；神经科疾病相关的眼部表现。

● 了解：儿科疾病相关的眼部表现；妇产科疾病相关的眼部表现；口腔科疾病相关的眼部表现；耳鼻喉科疾病相关的眼部表现；药物反应相关的眼部表现。

关键词 高血压性视网膜病变 糖尿病视网膜病变 获得性免疫缺陷综合征相关的眼部表现

眼作为人体的一个重要组成器官，与全身其他器官和系统有着十分密切的关系。很多全身疾病都可能在眼部表现为或多或少的症状和体征，例如神经系统疾病、糖尿病、高血压、结核、性病、血液病和皮肤病等均可有眼部损害，有些甚至还会有一些特征性的体征。病人先到眼科就诊，眼科医生如无全局观念，常会造成误诊和漏诊，以致贻误治疗。此外，不少眼病的发病原因也是由全身病引起，必须以整体观念来看待眼病的发生以及眼病的一切症候。

第一节　内科疾病相关的眼部表现

一、动脉硬化和高血压相关的眼部表现

（一）动脉硬化相关的眼部表现

动脉硬化一般包括动脉粥样硬化、动脉中层硬化、老年退化性动脉硬化和小动脉硬化等。

动脉粥样硬化主要累及大型及中型的肌弹力型动脉，以主动脉、冠状动脉以及脑动脉为多见。组织学上，人眼视网膜动脉除在视盘内的主干和紧邻视盘旁的大分支血管外，其余分支的管径均在 $100\mu m$ 以下，且无肌层，属于小动脉。因此，动脉粥样硬化很少累及眼底的视网膜动脉，偶尔可发生在视网膜中央动脉进入视神经后至筛板之间的一段，因而是引起视网膜中央动脉阻塞的原因之一。

动脉中层硬化很少发生在视网膜小动脉上。

眼底见到的视网膜动脉硬化为老年退化性动脉硬化和小动脉硬化。前者多发生在 $50\sim$ 60 岁以上的老年人，表现为全身弥漫性动脉中层玻璃样变性和纤维样变性；后者常和原发性高血压同时存在，可能是对血压缓慢而持续升高的一种反应性改变。这两型的眼底表现可能不完全一样，但在临床上单凭眼底检查难以区别。

笔记

201

眼底表现:视网膜动脉血管弯曲度增加,动脉管径粗细不均,管壁的光反射带显著增宽,颜色浅淡,呈铜丝状或银丝状外观;在动静脉交叉处,由于动脉管壁失去了正常的透明性,遮蔽了后面的静脉,交叉处静脉受硬化动脉的压迫而被推移、两端下陷变尖或和动脉呈垂直交叉。如果静脉在所跨越动脉之前,则静脉隆起呈驼峰状。由于硬化动脉管壁有较高的渗透性,尤其是在伴有高血压的情况下,视网膜上,尤其在后极部易发生渗出和出血。

(二)高血压性视网膜病变

原发性高血压按照病程的缓急,分为缓进型高血压和急进型高血压,也就是良性高血压和恶性高血压两种,二者的眼底改变也不尽相同。眼底改变和年龄以及病程长短有关。年龄越大,病程越长,眼底改变的发生率越高。详见第十一章。

二、肾脏疾病相关的眼部表现

肾脏疾病包括:肾小球肾炎、肾功能不全等,严重的肾功能衰竭病人需行肾脏透析。

临床上肾小球肾炎分为急性和慢性肾小球肾炎两型。

急性肾小球肾炎多见于儿童和青年,以全身水肿、血尿和蛋白尿为特征,并伴有不同程度的高血压症状。眼部除可表现为眼睑水肿外,眼底也可因血压改变而引起视网膜血管痉挛、视网膜出血和渗出等改变。急性肾小球肾炎的眼底改变多由于高血压所致,与肾炎本身无关。病变为可逆的,可因疾病的痊愈而恢复正常。

慢性肾小球肾炎的眼底改变多为器质性,表现为视网膜动脉呈铜丝状或银丝状、动静脉交叉压迹、视网膜弥漫性水肿、硬性渗出、视网膜出血和棉绒斑,如伴有视盘水肿,常为预后不良的征兆。慢性肾小球肾炎的眼底改变多由于高血压所致,与肾炎本身无关。

慢性肾功能不全可出现角膜带状变性和白内障;肾脏透析者视网膜水肿明显;肾脏移植病人因糖皮质激素和其他免疫抑制剂的使用,可发生白内障和巨细胞病毒感染综合征等。

三、糖尿病相关的眼部表现

糖尿病一词是描述一种多病因的代谢疾病,特点是慢性高血糖,伴随因胰岛素分泌和(或)作用缺陷引起的糖、脂肪和蛋白质代谢紊乱。随着病程的进展,可导致眼、肾、神经、血管和心脏等组织、器官的慢性并发症,以致最终发生失明、下肢坏疽、尿毒症、脑卒中或心肌梗死,甚至危及生命。

在糖尿病的诸多并发症中,占第一位的是心血管疾病,约45%~53%,其次就是眼部病变,占20%~34%。常见的眼部并发症有糖尿病视网膜病变、白内障和眼球运动神经麻痹等。

(一)糖尿病视网膜病变

糖尿病视网膜病变(diabetic retinopathy)是糖尿病的主要并发症之一,可导致失明。详见第十一章。

(二)糖尿病性白内障

可分为真性糖尿病性白内障和糖尿病病人年龄相关性白内障。前者多发生于严重的青少年糖尿病病人,开始表现为前囊上皮下出现典型的白点状或雪片状混浊,迅速扩展为完全性白内障。后者和无糖尿病的年龄相关性白内障相似,但发生较早,进展较快,容易成熟。

(三)屈光不正

由于血糖升高,血内无机盐含量减少,引起房水渗透压减低,使房水渗入晶状体,晶状体变凸,增加其屈光度,病人可突然发生近视,或原有的老视症状减轻;当血糖降低后晶状体又恢复原状,因此病人又可恢复为正视眼,或阅读时又需要再戴老花镜。这种短期内屈光度迅速变化,是糖尿病引起的晶状体屈光度改变的特征。

(四)虹膜睫状体炎

多见于青少年糖尿病病人,此型虹膜睫状体炎对局部应用糖皮质激素和散瞳剂反应

笔记

良好。

（五）眼球运动神经麻痹

糖尿病病人可出现眼球运动神经麻痹，从而引起复视或眼外肌运动障碍。较特殊的是糖尿病病人的动眼神经麻痹时瞳孔常不受累。眼球运动麻痹一般可在 1~2 个月或更长一段时间内恢复。

（六）虹膜红变

由于严重的糖尿病视网膜病变，使广泛的视网膜毛细血管闭塞，造成视网膜组织缺氧，产生血管生长因子，除可诱发视网膜产生大量新生血管引起增生性视网膜病变外，虹膜上也可产生新生血管，称为虹膜红变（rubeosis iridis）。裂隙灯显微镜检查，可见虹膜表面有一些细小的新生血管，尤以瞳孔缘更易见到，同时前房角处也可有新生血管。

（七）新生血管性青光眼

大量位于房角处的新生血管使房水排出发生障碍，进而发生新生血管性青光眼。

（八）糖尿病视神经病变

糖尿病视神经病变是糖尿病常见的慢性并发症之一，可表现为糖尿病视盘病变、缺血性视神经病变、视盘新生血管，晚期多表现为视神经萎缩。

四、亚急性细菌性心内膜炎相关的眼部表现

亚急性细菌性心内膜炎往往是在原有心脏瓣膜病的基础上继发了绿色链球菌等细菌性感染。其眼部的表现主要分为细菌性的脓毒性小栓子引起的脓毒性炎症，如转移性眼内炎和脓毒性视网膜炎（septic retinitis），以及心瓣膜赘生物脱落形成的栓子导致的血管机械性栓塞两种。转移性眼内炎多表现为急性化脓性葡萄膜炎、前房或玻璃体积脓、低眼压和眼球萎缩等。脓毒性视网膜炎则表现为视网膜出血和渗出。出血可为浅层火焰状、深层点状以及视网膜前出血，并出现中心有白点的出血（Roth 斑）和视网膜血管炎等改变。栓子脱落引起的血管机械性阻塞，依阻塞部位及血管大小而有不同表现。眼睑和结膜等小血管阻塞可发生细小的出血；视网膜和视神经血管的阻塞，则因主干和分支阻塞部位的不同而表现为视力丧失或相应的视野缺损，或视盘水肿和视神经萎缩。

五、贫血相关的眼部表现

贫血指外周血血红蛋白含量低于正常值（我国成年男性<120g/L，女性<110g/L）。贫血时出现乏力、头晕和面色苍白等全身表现。眼部表现依据贫血的性质和程度不同而异。急性大量失血可引起结膜苍白，眼底表现为视网膜动脉静脉血管变细，眼底颜色变淡，并可见棉绒斑和视盘水肿。若合并有前部缺血性视神经病变，视力可以明显下降或致完全失明。

慢性少量的长期失血，则表现为结膜苍白和眼睑水肿，眼底可见视网膜色泽变淡，血管稍细，或有少量视网膜出血。恶性贫血者可有视网膜脉络膜出血，一般认为红细胞少于 250 万/μl 以下，则可产生视网膜脉络膜出血。

六、白血病相关的眼部表现

白血病为造血系统的恶性肿瘤，主要表现为异常的白细胞及其幼稚细胞的大量异常增生，导致外周血中白细胞发生质和量的变化。临床表现为发热、感染、出血、贫血和肝脾大等全身症状。眼部病变多发生在血液循环丰富的组织，如视网膜、脉络膜和视神经等处。眼底表现有视网膜神经纤维层或视网膜前出血，有些出血斑中心可见有白色点，这是白血病眼底出血比较典型的改变，称为 Roth 斑。如出血位于黄斑部，可引起视力减退。白血病也常表现有眼底静脉血管扩张、迂曲和血管颜色变暗，并有微血管瘤形成和毛细血管闭塞，以及视

笔记

网膜深层点状出血等改变。

白血病的白细胞浸润可引起眼眶占位病变,从而发生眼球突出,称为绿色瘤。多见于小儿,多为双侧对称,且常伴有颞部的突出,致使面部呈"蛙面"状。如果浸润发生在视神经处,可引起失明。

七、流行性出血热相关的眼部表现

流行性出血热是一组以发热、出血和肾损害为主要临床表现的急性传染病,其病理改变主要是全身小血管和毛细血管的广泛损害,病原体是汉坦病毒。眼部表现依疾病的病程而异。发热期多可表现结膜充血和毛细血管扩张,或伴有结膜轻度水肿。低血压和少尿期结膜水肿较为显著,且可伴有眼睑水肿,同时还有结膜下出血和视网膜出血,以及视网膜水肿和血管痉挛。有的还有眼眶疼痛,甚至眶内出血者。视网膜出血是流行性出血热的严重表现,可能是全身体内器官出血的指征之一,系病情严重和预后不良之征兆。多尿期和恢复期时,随着病情缓解,眼部症状也逐渐消失。

八、结核病相关的眼部表现

结核病是由结核杆菌引起的一种可累及全身多脏器的慢性传染病。在眼部的表现形式多样,除晶状体外,眼部各组织均可发生结核。眼部结核多继发于全身结核,尤以肺结核为主。据统计,大约1%以下的肺结核病人有眼部结核。但眼部结核多发生于身体其他部位的原发结核已经痊愈或钙化时,很少发生于活动性结核病灶者。

1. **眼睑** 眼睑结核初为大小不定的硬结,以后发生干酪样坏死,形成溃疡和瘘管,经久不愈。痊愈后形成瘢痕,致使眼睑外翻。

2. **结膜** 结膜上的溃疡型结核较为少见。结膜结核更多表现为泡性结膜炎,多见于青少年。其发生原因和对结核菌蛋白过敏有关。病变如发生在角膜缘处,则称为泡性结膜角膜炎。

3. **角膜** 最易在角膜发生的结核改变为角膜基质炎,为角膜对结核菌菌体蛋白的一种过敏反应,多发生在年轻女性,病程较长,易反复发作。

4. **巩膜** 巩膜也可因对结核菌蛋白的过敏而产生表层巩膜炎、前巩膜炎或后巩膜炎。前部睫状区巩膜的炎症如病变向角膜扩展,形成三角形或舌状的角膜浸润区,称角巩膜炎或硬化性角膜炎,偶尔结核菌可直接损害巩膜,引起巩膜局限性干酪样坏死和溃疡,导致巩膜全层穿破。

5. **葡萄膜** 内因性葡萄膜炎中,结核占相当重要的地位。结核性葡萄膜炎也有多种表现。结核性虹膜睫状体炎,虹膜表面可见 Koeppe 结节,角膜后出现羊脂状 KP。渗出性虹膜睫状体炎则为葡萄膜组织对结核菌的过敏性炎症。全身粟粒性结核可在脉络膜出现小的黄白色结节,一般多同时伴有结核性脑膜炎。有时脉络膜可有一团球状结核瘤,多位于后极部,严重影响视力。

6. **视网膜、视神经** 累及视网膜、视神经的结核较少见,有人认为视网膜静脉周围炎和结核有关,为年轻男性病人较为常见的眼病之一。

7. **眼眶** 结核性眶骨膜炎亦较为常见,多发生在儿童或青年,易形成瘘管,或有死骨形成,病程迁延,经久不愈。

九、结节病相关的眼部表现

结节病是一种多系统损害的慢性肉芽肿性疾病,多见于黑人,但白人和黄种人也可见到。本病虽可见于各种年龄,然而更多发生于 20~40 岁的年轻人。其主要好发部位为肺部,

笔记

但肝和中枢神经系统有时也有损害,皮肤损害较为常见,表现为皮肤和皮下结节。25%～50%的结节病病人可发生眼部并发症。眼部表现多种多样。最常见的是葡萄膜炎,常表现为慢性肉芽肿性虹膜睫状体炎,有羊脂状 KP、虹膜 Koeppe 和 Busacca 结节、虹膜后粘连以及前部玻璃体中可有雪球状混浊团等,也可表现为急性或慢性非肉芽肿性虹膜睫状体炎。虽然结节病对眼球后段的损害较前段为少,但有时也可见到视网膜和脉络膜上有小的黄白色结节,沿静脉血管旁表现有"烛泪"状或视网膜静脉周围炎样的血管旁白鞘,有时也可发生黄斑囊样水肿、视网膜新生血管、视盘水肿以及视神经肉芽肿等。此外,眼睑皮肤和眼眶可发生结节,睑结膜和球结膜可有小结节,并可伴有泪腺肿大以及因泪腺浸润所致的干燥性角膜炎。

十、甲状腺功能亢进相关的眼部表现

甲状腺功能亢进可引起眼睑收缩和眼球突出,甚至眼肌运动障碍(详见第十五章)。

十一、红细胞增多症相关的眼部表现

红细胞增多症可分原发性和继发性两种,前者病因不明,后者多见于先天性心脏病、肺气肿以及高山病。当红细胞过多(男性>$6.5×10^{12}$/L,女性>$6.0×10^{12}$/L)时,由于血红蛋白和血容量增加,以致血黏度和周围循环阻力增大,血流迟缓,小静脉和毛细血管扩张。

眼底表现为视网膜呈青紫色,静脉明显扩张迂曲,呈腊肠状,距视盘愈近愈显著。动静脉管径之比超过 1：3 以上。动静脉血流均较正常者深,呈紫红色。血管的光反射带增宽。在缺氧情况下有毛细血管扩张、微血管瘤和新生血管形成,视盘充血或水肿。有时还可见视网膜出血,偶有静脉阻塞和玻璃体积血。上述改变随血内红细胞、血红蛋白和血容量的增加而加重。

此外,眼睑皮肤和结膜血管也充盈,呈紫红色。

十二、败血症相关的眼部表现

败血症是指病原菌侵入血流循环而发生的全身性感染。病原菌可在血中大量繁殖而引起全身中毒症状,并可随血液循环到各器官组织,造成迁徙性病灶。眼球和其附属器官均可因之而发生炎症或脓肿,如眼睑、眼眶或泪囊的蜂窝织炎或脓肿、化脓性虹膜睫状体炎或转移性眼内炎等。

十三、白化病相关的眼部表现

白化病是一种先天遗传性疾病,多为常染色体隐性遗传。此病是由于黑色素合成通路上多种基因突变引起的酪氨酸酶缺乏或功能减退,黑色素合成障碍导致皮肤、毛发呈白色或白里带黄,眼部各组织,如虹膜、视网膜等,呈部分或完全无色素。眼部表现可为严重畏光、眼球震颤、斜视、屈光不正等,少数病人仅有眼底改变即视网膜色素上皮层或脉络膜色素缺乏。目前,对此病尚无有效根治措施,对于眼部症状严重者可进行对症治疗。

第二节　外科疾病相关的眼部表现

一、颅脑外伤相关的眼部表现

颅脑损伤常由于外伤的部位、暴力的程度和受伤的方式不同而出现眼部不同部位或不同程度的损伤。

颅骨骨折常可同时伴有视神经管骨折,骨折片压迫视神经而致失明。但由于病人多处

笔记

于昏迷或严重衰竭情况下,易忽略其眼部体征,以致丧失早期手术减压的机会而发生视神经萎缩。因此颅脑损伤时,应特别注意双侧瞳孔的直接和间接对光反射的检查。如发现一侧瞳孔直接对光反射消失,而间接对光反射存在,则表明该侧视神经受损,应及时作 X 线片检查,如发现视神经管骨折,应争取及早手术治疗。

颅底骨折多伴有双侧眼睑、结膜和眼眶皮下淤血。颅前凹骨折者,除引起眼睑皮下淤血外,还可因眼眶内血肿而致眼球突出或眼眶皮下气肿。

硬膜外血肿多因脑膜中动脉的破裂所致,血肿使大脑半球向对侧移位,而使颞叶的钩回疝入小脑幕切迹,是头颅外伤的严重紧急情况,如不及时手术,多致病人死亡。钩回疝的一个重要体征就是先有同侧瞳孔短时间的缩小,继而瞳孔散大而固定,呈动眼神经麻痹的症状。如能及早发现这一体征,多可挽救病人生命,因此应时刻警惕颅脑伤后的瞳孔变化。

硬膜下血肿多因外伤引起颅内小静脉破裂所致,发病多较缓慢,引起颅内压的慢性增高,出现头痛、呕吐和视盘水肿等颅内高压症状。常误诊为颅内肿瘤,应特别注意。

颅脑损伤可引起颅内压增高、双眼视盘水肿或展神经麻痹。

严重颅脑损伤,还能引起不同部位的视路损伤,产生相应的视野偏盲,或伴有眼球运动神经麻痹。

二、几种与外伤有关的视网膜病变相关的眼部表现

(一) 远达性视网膜病变(Purtscher's retinopathy)

车祸、地震、房屋或矿井倒塌等所致的对头、胸和腹部的急性挤压伤,可引起一眼或双眼的视网膜病变。病人视力下降,但视力下降程度依黄斑病变的程度而定。眼睑和结膜充血、水肿,眼球突出。眼底检查在视网膜和视盘周围常见棉绒斑、出血和水肿,可伴有视盘水肿或玻璃体积血。荧光素眼底血管造影显示小动脉阻塞和渗漏。发病机制可能为:因系统性组织严重损伤,激活补体、颗粒细胞凝聚,白细胞栓子形成;局部的视网膜血管损伤,引起补体介导的白细胞凝聚和阻塞。挤压性损伤或长骨骨折,可引起类似的视网膜表现。通常视网膜内出血散布于黄斑周围,脂肪栓子造成的棉绒斑一般较小,常位于较周边区。

在没有外伤的情况下,其他一些凡能激活补体的疾病也可引起类似的眼底改变,称为类Purtscher 视网膜病变(Purtscher-like retinopathy)。例如,急性胰腺炎、胶原血管病(如系统性红斑狼疮)和分娩。

(二) Terson 综合征(Terson syndrome)

由各类颅内出血引起的眼内出血,包括:玻璃体内、玻璃体后、内界膜下或视网膜内出血。机制不清,推测因眼内静脉压急剧升高而造成视盘周围和视网膜血管破裂引起。根据颅内出血的病史,排除眼自身出血性疾病后,如病人有突然的视力下降,检查时有玻璃体或视网膜出血,则可作出诊断。约 2/3 的蛛网膜下腔出血病人伴有眼内出血,约 6% 有玻璃体积血。多见于 30~50 岁,也可发生于任何年龄。少有视网膜脱离。

(三) Valsalva 视网膜病变(Valsalva retinopathy)

腹腔内压力突然升高(如咳嗽、呕吐、举重和大小便用力),可使眼内静脉压上升,导致视网膜浅表的毛细血管破裂出血。出血位于内界膜下,通常较小,偶有 1~2PD,可无明显临床症状,或视力仅稍有下降,可密切观察,一般预后好,出血在数天至数月内自行消退。内界膜下出血不易吸收者,建议采用 YAG 激光或手术治疗。如出血严重者,可考虑尽早手术。

三、面部疖肿和体内深部脓肿相关的眼部表现

面部血液循环丰富,且面部多数静脉无静脉瓣,因此当发生面部疖肿等化脓性感染时,特别是疖肿位于眉尖和两侧口角之间的"危险三角区"时,不恰当的处理或自行挤压常使脓

笔记

毒性栓子进入面静脉和内眦静脉,经眼静脉进入海绵窦,产生海绵窦静脉炎或海绵窦血栓形成。体内深部感染或脓肿可因败血症引起转移性眼内炎或球后脓肿。

第三节　儿科疾病相关的眼部表现

一、麻疹相关的眼部表现

麻疹是由麻疹病毒引起的急性传染病,以皮肤上出现红色斑丘疹和颊黏膜上有麻疹黏膜斑为特征。初期病儿常有畏光、流泪和结膜充血等急性卡他性结膜炎表现,后期可因继发感染而产生脓性分泌物,重者可发展成为角膜溃疡。有时因高热、营养摄入不足或消耗过大,发生维生素 A 缺乏而导致角膜软化。少数病儿因继发感染和全身抵抗力下降引起败血症,而发生转移性眼内炎,最终引起眼球萎缩。

二、流行性腮腺炎相关的眼部表现

流行性腮腺炎是由腮腺炎病毒引起的急性传染病。妊娠期妇女若患腮腺炎,其出生的婴儿往往会有小眼球、小角膜、角膜混浊及先天性白内障等眼部先天异常。

儿童患腮腺炎,可有眼睑充血和水肿,上睑下垂或睑裂变窄,或可伴有急性泪腺炎。少数病例发生结膜炎、浅层点状角膜炎或深层角膜炎。有的于腮腺炎痊愈 10 天左右发生虹膜睫状体炎。也有视网膜静脉充盈和迂曲,甚至发生血管阻塞者。少数病儿并发视神经乳头炎或球后视神经炎。

三、百日咳相关的眼部表现

百日咳是由百日咳杆菌引起的急性呼吸道传染病,其临床特征为阵发性痉挛性咳嗽。由于剧烈咳嗽,常可引起眼睑水肿、眼睑皮下出血及结膜下出血,严重者可有前房积血和视网膜出血,甚至玻璃体积血。除玻璃体积血较难吸收外,其余各部出血均可于咳嗽减轻时自行吸收,预后良好。

四、白喉相关的眼部表现

白喉是由白喉杆菌引起的急性传染病,其临床特征是咽、喉和鼻等处假膜形成,并有全身中毒症状。病人常可发生卡他型、假膜型或坏死型的膜性结膜炎,以致眼睑红肿、触痛,结膜充血;脓性分泌物紧密黏附于结膜表面,很难除去。除去膜后,其下的结膜多有出血,但一般愈后结膜不产生瘢痕。少数严重者结膜可留下瘢痕,以致眼睑内翻倒睫。有时因膜性结膜炎表面粗糙,可引起角膜炎症及溃疡。白喉病人常因毒素损伤神经系统而发生眼肌麻痹和调节功能障碍,一般均在发病后 2~8 周时发生,但预后良好。

五、急性细菌性痢疾相关的眼部表现

急性细菌性痢疾可因失水而引起眼睑皮肤干燥和眼球内陷,也可因营养不良导致维生素 A 缺乏,导致角膜软化。中毒性痢疾有时可出现视网膜动脉痉挛和视网膜水肿。累及大脑枕叶皮层时可引起皮质盲。少数病人可伴有结膜炎、虹膜睫状体炎或视神经炎。

六、产伤相关的眼部表现

新生儿经过产道时,或因难产以产钳分娩,因头部受挤压或产钳安置不当,常可发生一些眼部损伤,如眼睑出血、挫伤或上睑下垂;结膜出血、水肿;角膜上皮擦伤、角膜实质层水肿

笔记

或后弹力层皱褶;前房积血、虹膜根部离断;视网膜出血或玻璃体积血;晶状体脱位或外伤性白内障;眼肌麻痹、眼眶骨折,甚至眼球脱位。

部分患儿因头部受挤压而发生颅内出血或静脉窦撕裂而引起颅内血肿,从而发生颅内高压和蛛网膜下腔出血,导致视盘水肿、视网膜前出血、玻璃体积血或眼球运动神经的麻痹和瞳孔障碍。

不少婴幼儿的一些原因不明的弱视、斜视、视神经萎缩、眼球震颤和眼球凹陷等均有可能与产伤有关。

第四节　妇产科疾病相关的眼部表现

妊娠高血压综合征眼部表现为眼睑皮肤和结膜水肿。球结膜血管改变也较常见,首先为结膜小动脉痉挛,以后可发生毛细血管弯曲以及结膜贫血等改变。这些血管的改变往往较视网膜血管改变早。严重的妊娠高血压综合征病人球结膜的小血管多呈蛇形状态,这种结膜的血管改变在分娩后1周可仍然存在,一般产后6周左右才逐渐恢复正常。

妊娠高血压综合征的眼底改变和急性高血压性视网膜病变基本相同,初期为视网膜动脉血管痉挛;随之视网膜动脉显著狭窄,视网膜普遍水肿,视网膜可出现棉绒斑和出血。病人常因高血压性脉络膜病变而引起浆液性视网膜脱离。然而这种浆液性视网膜脱离和眼底出血、棉绒斑和视网膜动脉血管的改变在产后血压恢复正常以后,多能自行恢复。

妊娠高血压综合征视网膜病变出现的迟早和程度的轻重与胎儿和孕妇的健康密切相关。出现早而病变广泛者,胎儿死亡率较高,也影响孕妇产后的视力。反之则胎儿死亡率低,孕妇的视功能可无改变。在发生严重的视网膜病变时,应考虑终止妊娠以保护孕妇视力。

第五节　皮肤病和性病相关的眼部表现

一、淋病相关的眼部表现

淋病是由淋病奈瑟球菌引起的性传播疾病。眼部表现为淋菌性结膜炎,本病是新生儿最严重的急性化脓性结膜炎,常致眼睑和结膜高度充血水肿以及结膜大量脓性分泌物,很容易侵犯角膜,产生角膜溃疡和角膜穿孔而致失明。

二、梅毒相关的眼部表现

梅毒在眼部的表现可分为后天性梅毒和先天性梅毒两大类。

(一)后天性梅毒

由于梅毒螺旋体的直接接触感染引起。一般可分为三期。早期梅毒可表现为接触部位的皮肤或黏膜发生下疳。眼睑和结膜偶有下疳发生。约5%的二期梅毒病人可出现急性虹膜睫状体炎,常和皮疹同时出现,多在初期感染后4~6个月发生。其表现和一般虹膜睫状体炎无明显差异,但有时也可在虹膜表面出现结节,或形成典型的梅毒性蔷薇疹。少数病人也可出现脉络膜视网膜炎或单侧角膜基质炎,甚至视网膜血管阻塞或脉络膜梅毒瘤。三期梅毒多在感染后20~30年内发生,临床表现为神经梅毒,如脊髓痨、脑膜血管梅毒和麻痹性痴呆。大约10%的脊髓痨病人有瞳孔缩小、光反射消失而近反射正常的表现,即Argyll Robertson瞳孔(Argyll Robertson pupil)。20%的脊髓痨病人可伴有原发性视神经萎缩。脑膜血管梅毒多损害颅底部脑膜,因而可引起眼球运动神经的麻痹以及视神经炎和继发性视神

笔记

经萎缩。麻痹性痴呆者偶可伴有 Argyll Robertson 瞳孔以及视神经萎缩和眼肌麻痹。

(二) 先天性梅毒

梅毒螺旋体可通过胎盘传给胎儿,引起先天性梅毒,其眼部表现主要是角膜基质炎和脉络膜视网膜炎。后者在眼底周边表现有许多细小棕色或黑色尘状色素小点,杂着黄灰色脱色素斑点,形成典型的"椒盐"状眼底;也有表现为大的孤立病灶,或和视网膜色素变性改变相似者。部分病人可出现视神经萎缩。

三、获得性免疫缺陷综合征相关的眼部表现

获得性免疫缺陷综合征(acquired immune deficiency syndrome,AIDS)又称艾滋病。可通过性接触、血液和母婴传播,常发生于性混乱和同性恋、静脉注射毒品、输血和使用血液制品者。在本病的不同时期均可累及眼部,引起视力损害或丧失。

1. **微血管病变** 球结膜微血管管腔不规则、节段性血柱、毛细血管瘤和小动脉狭窄等;眼底视网膜棉绒斑,后极部片状、火焰状出血和 Roth 斑,毛细血管瘤和血管白鞘等;黄斑区视网膜水肿和渗出。

2. **眼部感染** 包括:①巨细胞病毒性视网膜炎;②弓形虫性视网膜脉络膜炎;③眼部带状疱疹,可为首发症状,表现为皮疹重,病程长,常合并角膜炎和葡萄膜炎;④水痘-带状疱疹病毒性视网膜炎或急性视网膜坏死;⑤角膜炎,可为单纯疱疹性、真菌性或细菌性;⑥眼内炎,多为真菌性。

3. **眼部肿瘤** 包括:①卡波西肉瘤(Kaposi's sarcoma),肉瘤位于眼睑、结膜、睑板腺、泪腺、虹膜或眼眶等部位。以下睑和下穹隆部为最早发生部位。肉瘤呈暗红、青紫或鲜红色,扁平斑状、片状、结节状或弥漫性,孤立或多发性。②眼眶淋巴瘤(Burkitt's lymphoma),表现为上睑下垂、眼球运动障碍、瞳孔对光反应迟钝或消失。

4. **神经性眼部异常** 有脑血管性并发症时,第 III、IV 和 VI 对脑神经障碍,引起上睑下垂、眼肌麻痹、视盘水肿、视神经乳头炎、球后视神经炎和视神经萎缩,偶见巩膜炎、虹膜睫状体炎、葡萄膜炎或继发性青光眼。

第六节 神经科疾病相关的眼部表现

一、多发性硬化相关的眼部表现

多发性硬化为中枢神经系统的脱髓鞘性疾病,其病因不明,可能和病毒感染、过敏、代谢障碍、中毒或自身免疫反应有关。病理特征为中枢神经系统内散在的多发性脱髓鞘病灶,分布于视神经、脊髓白质和脑室周围,围绕静脉分布。本病多发生在 20~40 岁之间,神经系统症状形式多样,因病灶部位不同而表现不同。眼部最常见的损害为单眼或双眼球后视神经炎,视力可于 1~2 天内迅速减退甚至失明,但一般均可在数周内恢复,很少完全失明者,然而容易复发。据统计,有 50% 的病人发生球后视神经炎,约有 1/3 病人的首发症状即为球后视神经炎,视野中多有巨大的中心暗点,如病变距眼球较远,则眼底多正常。视神经损害较重者可导致视神经萎缩。此外也可表现为眼肌麻痹、眼球震颤、上睑下垂和 Horner 综合征等。

二、视神经脊髓炎相关的眼部表现

视神经脊髓炎又称 Devic 病(Devic's disease),是一种累及视神经和脊髓的急性或亚急性脱髓鞘疾病,常有复发与缓解,其病因不明。近年来有人将之归入多发性硬化的亚型,然

笔记

而多数学者仍将本病与多发性硬化分开为两种疾病。临床表现多为双侧急性视神经炎或球后视神经炎,以及在发生视神经炎的同时或前后发生的脊髓炎。病人视力多急剧下降至光感或完全失明。眼底表现为视盘充血、水肿(视神经炎型)或正常眼底(球后视神经炎型)。此外尚有瞳孔对光反射迟钝或消失、视野巨大的中心暗点或向心性缩小等改变,偶可伴有眼外肌麻痹。

三、重症肌无力相关的眼部表现

重症肌无力是一种自身免疫性疾病,主要损害横纹肌,由于神经肌肉传递功能障碍所致,常为乙酰胆碱不足,有的伴有胸腺增生或胸腺肿瘤(胸腺素可抑制乙酰胆碱的合成)。本病的主要症状为横纹肌稍经活动即迅速疲劳、无力以致瘫痪。通常肌无力症状常有波动,表现为朝轻夕重,疲劳时加重。本病多发生于 20~40 岁,女性病人较多,但幼儿和儿童也常见到。有的可在同一家族中发现。

临床症状可突然发生,也可缓慢起病。眼外肌受累为首发症状者最为常见。病人可有上睑下垂、复视和眼外肌运动障碍等症状。一般眼内肌不受累,因此瞳孔和睫状肌均正常。有眼部症状者占本病 90%。随着病情的进展,可以逐渐发生四肢和躯干肌或延髓支配的肌肉受累(分别约占 50% 和 20%~40%)。也有病变仅发生在眼肌,而全身其余肌肉均不受累者,称为眼型重症肌无力。

诊断重症肌无力主要依据:①多有朝轻夕重,疲劳时加重;②疲劳试验:使病肌反复地收缩,如令病人反复运动其眼睑、眼球或肢体,或令肌肉持续收缩,如向上凝视等,若出现暂时性瘫痪或无力,而休息后即恢复者为阳性;③药物试验:新斯的明试验最为常用,对可疑病例肌内注射新斯的明 0.5~1.0mg,症状在 15~30 分钟内明显缓解者即可诊断。

四、脑血管病相关的眼部表现

(一)缺血性脑血管病

包括短暂性脑缺血发作和脑梗死(脑血栓形成和脑栓塞)。根据血管阻塞部位不同而表现为不同的眼部症状。颈内动脉阻塞可引起患侧缺血性视神经病变、视网膜中央动脉阻塞甚至中央静脉阻塞、视网膜中央动脉血压降低和供血不足,表现为患侧眼一过性黑矇或持续性视力丧失、视神经萎缩,甚至无脉症眼底病变等。大脑中动脉的阻塞则可引起双眼病灶对侧的同侧偏盲。基底动脉阻塞可引起瞳孔缩小和第Ⅲ、Ⅳ、Ⅵ对脑神经麻痹。大脑后动脉阻塞则表现为皮质盲或双眼病灶对侧的同侧偏盲伴黄斑回避。

(二)出血性脑血管病

包括脑出血和蛛网膜下腔出血。

1. **脑出血** 以内囊-基底节区出血最为常见。急性期病人意识不清,瞳孔缩小或不等大,双眼向病灶侧凝视,但清醒时此征不明显。如病情允许检查视野,可查见双眼同侧偏盲。若病灶侧瞳孔散大,血压波动,呼吸不规则或暂停,提示有脑疝形成,脑干受累。脑桥出血可呈现中枢性高热、双眼瞳孔针尖样缩小和四肢瘫痪三种特征性体征。小脑出血可出现眼球震颤和共济失调等小脑体征。

2. **蛛网膜下腔出血** 主要是由于颅内脑底部的先天性动脉瘤、动脉粥样硬化瘤和脑表浅部动静脉畸形破裂,血液直接流入蛛网膜下腔所致。也可由于脑实质出血穿破脑室或皮质进入蛛网膜下腔。病人可表现为脑神经麻痹,视网膜小动脉狭窄或节段性收缩,视网膜静脉充盈、扩张,视网膜出血或视网膜前出血。严重者可出现视盘水肿。蛛网膜下腔出血可进入玻璃体腔,形成玻璃体积血,可表现为 Terson 综合征。

(三)脑血管瘤

脑血管瘤因位置不同而表现为不同的眼部体征。颈动脉海绵窦段动脉瘤因视神经或视

笔记

交叉受压而引起视力减退或双眼颞侧偏盲,此外还可有第Ⅲ、Ⅳ、Ⅵ对脑神经麻痹和角膜反射迟钝,眼静脉回流受阻。大脑前动脉和前交通动脉瘤则因视神经或视交叉受压而引起视力障碍或双眼颞侧偏盲,但无第Ⅲ、Ⅳ、Ⅵ对脑神经损害。大脑后动脉或后交通动脉瘤则可引起第Ⅲ对脑神经麻痹。脑动脉瘤除因机械压迫引起上述改变外,还可因瘤壁破裂而引起蛛网膜下腔出血,产生相应的体征。

五、脑炎和脑膜炎相关的眼部表现

1. **脑炎**　有眼痛和畏光等症状。脑干和枕叶、颞叶病变较重时,可表现为上睑下垂、眼球震颤、眼外肌麻痹和眼睑闭合不全;结膜炎、角膜知觉迟钝或消失;瞳孔扩大、缩小或不等大,对光反射迟钝或消失;眼底视盘充血、水肿,视网膜静脉扩张,动脉明显变细,视网膜水肿,可出现出血和渗出斑;少数有视神经乳头炎、视神经萎缩和皮质盲。

2. **脑膜炎**　眼球运动神经受损引起眼肌麻痹、结膜炎、角膜浅层溃疡和实质层浸润。昏迷者发生暴露性角膜炎。呼吸衰竭时有瞳孔异常,早期瞳孔缩小或时大时小,继而瞳孔散大,对光反射迟钝或消失。可见视神经炎、视神经视网膜炎或视神经萎缩、转移性眼内炎或全眼球炎等。

六、脑肿瘤相关的眼部表现

脑肿瘤引起的眼部症状有两大类:

一类是因为肿瘤的不断长大,占据了颅腔内位置,引起颅内压增高,从而发生视盘水肿,以及晚期的继发性视神经萎缩。视盘水肿的早期,病人可发生阵发黑矇,而晚期则多因继发性视神经萎缩而致盲。

脑肿瘤的第二类症状则根据肿瘤生长部位而表现不同的眼征。额叶肿瘤可引起患侧原发性视神经萎缩,对侧视盘水肿,即所谓的 Foster-Kennedy 综合征(Foster-Kennedy syndrome)。垂体肿瘤则引起双眼原发性视神经萎缩和双眼颞侧偏盲。颞叶肿瘤表现为病灶对侧的上象限同侧偏盲。顶叶肿瘤则表现为病灶对侧的下象限同侧偏盲。枕叶肿瘤多出现病灶对侧的同侧偏盲,且常伴有黄斑回避。蝶骨嵴脑膜瘤则表现为第Ⅲ、Ⅳ、Ⅵ对脑神经和第Ⅴ对脑神经眼支的损害。脑干肿瘤则因中脑、脑桥和延髓等部位的不同而分别表现为第Ⅲ、Ⅳ或Ⅵ、Ⅶ对脑神经的损害,以及侧方同向运动麻痹。小脑肿瘤则多有视盘水肿和眼球震颤等体征。小脑脑桥角肿瘤亦表现为视盘水肿、角膜反射消失和面神经损害引起的兔眼症。

七、癔症相关的眼部表现

癔症多发生于情绪不稳、情感脆弱和富于幻想的女性病人,病人往往有精神创伤或情绪激动的历史。癔症的眼部症状多种多样,如眼睑痉挛,不能睁眼;单眼或双眼突然失明,但瞳孔光反射正常,且行动自如;有的单眼或双眼复视、畏光、异物感、眼球或眼眶剧烈疼痛、色觉异常、眼球运动障碍、眼球震颤、调节痉挛或调节麻痹;视野向心性缩小或呈螺旋形缩小,颜色视野不符合正常规律,视野可随暗示的影响而改变等。癔症病人所有症状常可在暗示情况下加重、缓解或消失。

第七节　口腔科疾病相关的眼部表现

一、齿槽脓肿相关的眼部表现

齿槽脓肿多由龋齿引起,细菌毒素或组织蛋白分解物经常进入血液循环,引起眼部的过

笔记

敏反应而成为一些眼病的病灶,引起角膜炎症和葡萄膜炎症等。因此眼科临床上对上述疾病找不到明确病因者,常需检查口腔,根治病灶。

齿槽脓肿脓液通过上颌骨或上颌窦,可直接引起眼眶感染,发生眼球突出和眼眶蜂窝织炎,或骨膜炎和骨髓炎。

二、拔牙感染相关的眼部表现

拔牙后感染,细菌进入血内引起菌血症,可发生化脓性虹膜睫状体炎、化脓性眼内炎或眶蜂窝织炎。

三、下颌瞬目综合征相关的眼部表现

下颌瞬目综合征又名 Marcus Gunn 现象(Marcus Gunn phenomenon),是一种较为少见的先天性上睑下垂,伴有上睑与下颌共同运动的现象。病人多为单眼上睑下垂,当张口或下颌向侧方运动时,下垂之上睑立即提起,睑裂开大甚至超过健眼,闭口时上睑又恢复下垂位置。咀嚼时,眼睑随下颌的咀嚼运动不停地瞬目。这种现象被认为可能是三叉神经和动眼神经中枢或末梢先天存在异常联系之故。

第八节　耳鼻喉科疾病相关的眼部表现

一、扁桃体炎相关的眼部表现

扁桃体腺体内常可贮留不少致病菌,而形成一慢性病灶,细菌或其产生的毒素不断进入血内,引起菌血症或毒血症,从而导致葡萄膜组织过敏,而发生虹膜睫状体炎或全葡萄膜炎。有时急性扁桃体炎也可伴发急性结膜炎,重者尚可侵犯角膜,引起角膜溃疡。

二、中耳炎相关的眼部表现

化脓性中耳炎严重病例可有急性化脓性乳突炎,炎症累及颞骨岩部,引起颞骨岩部的尖端处脓肿或局部脑膜炎,从而导致患侧第 V、VI 脑神经或兼有面神经损害,称为 Gradenigo 综合征。严重者还可能发生大脑颞叶脓肿,除有发热中毒症状外,还兼有头痛、呕吐和视盘水肿等颅内压增高体征,视野检查可发现病灶对侧的双眼上象限同侧偏盲。如炎症引起乙状窦或横窦血栓性静脉炎时,则将导致视盘水肿。中耳炎也可因内耳受到波及而产生眼球震颤和眩晕。

三、鼻窦炎相关的眼部表现

眼眶的四壁中有三个与鼻窦紧邻,鼻窦的炎症常可侵犯眼眶,引起眼眶蜂窝织炎和眼眶脓肿。鼻窦炎也可引起眼眶的反应性水肿,使眼睑充血水肿和眼球轻度前突等。临床上应仔细和眼蜂窝织炎鉴别。前者反应较轻,且无明显触痛;后者炎症较重,疼痛和触痛明显。

四、鼻窦肿瘤相关的眼部表现

鼻窦源性肿瘤或囊肿常侵入眼眶,肿瘤不断向眼眶发展,致使眼球前突,临床上常误诊为眶内原发性肿瘤。然而鼻窦源性瘤引起的突眼,其眼球位置可因鼻窦不同而表现不一。上颌窦病变使眼球向前向上突出,眼球下转受限;额窦病变则使眼球向前向下突出,上转受限;筛窦肿瘤使眼球向前向外突出,眼球内转受限;蝶窦和筛窦后组病变多使眼球向正前方突出而无明显偏位,但可因视神经的受损而出现视盘水肿和视神经萎缩。鼻窦肿瘤可引起

笔记

眼外肌麻痹,而有相应的斜视和眼球运动障碍。

五、鼻咽癌相关的眼部表现

鼻咽癌是我国常见的恶性肿瘤之一,其原发肿瘤虽位于鼻咽部,但往往早期即转移,因此其原发部位症状常常不很显著,而因转移的症状求治。大约25%～42%的鼻咽癌病人具有眼部症状,不少病人首先因眼部症状而就诊于眼科。眼部的损害可由:①肿瘤经颅底破裂孔等处侵入中凹,引起第Ⅲ～Ⅶ脑神经和视神经的受损;②经鼻腔入筛窦而后进入眼眶;③经翼腭窝和眶下裂入眼眶。引起突眼、眼外肌麻痹和斜视等症状,也可因三叉神经的受损而有眼球和眼眶疼痛,角膜感觉消失和麻痹性角膜炎或溃疡,也有表现为 Horner 综合征者。总之,凡遇有眼眶内肿瘤或眼肌麻痹者应考虑有鼻咽癌的可能。

第九节　药物反应相关的眼部表现

一、糖皮质激素相关的眼部表现

糖皮质激素广泛用于临床各科,长期、大量应用或滥用,常可导致眼部损害。

1. 全身或局部长期应用糖皮质激素,可引起激素性青光眼,严重者可有杯盘比扩大和视野缺损等典型改变。其发病机制可能是影响了黏多糖的代谢,黏多糖堆积于小梁,引起房水流出困难,眼压升高,一般停药后眼压可下降。

2. 长期使用糖皮质激素可引起晶状体后囊下的皮质混浊。多见于类风湿关节炎等疾病而服用糖皮质激素者,而其他疾病如哮喘和溃疡性结肠炎等则很少见有此类白内障发生。

3. 长期局部使用糖皮质激素还可以使角膜发生细菌性感染、单纯疱疹病毒性角膜炎和真菌性角膜炎,甚至可导致角膜穿孔。

4. 全身或局部长期应用糖皮质激素因影响成纤维细胞的再生,可使伤口愈合减慢,然而小剂量短期使用,如白内障摘除或角膜移植术后局部滴用或结膜下注射,一般均无明显影响。

5. 长期或大剂量药物可使原已静止的眼弓形虫病和眼结核等病灶扩大,病情加重,炎症复发。

6. 局部用药偶可引起轻度上睑下垂、瞳孔散大和调节力的减弱。有的还可以引起近视。

7. 长期大量用药有引起视盘水肿和黄斑水肿的报道,尤多见于儿童。也有引起双眼突出和虹膜睫状体炎者。

8. 长期或大剂量的糖皮质激素可引起黄斑区色素上皮屏障功能受到破坏,而发生中心性浆液性脉络膜视网膜病变,或使原有病变加剧,甚至发生泡状视网膜脱离。因此,近年来对中心性浆液性脉络膜视网膜病变一般均主张禁用糖皮质激素。

二、氯喹相关的眼部表现

长期或大剂量使用氯喹,可导致角膜和视网膜的损害,一般认为总剂量超过100g或长期服用超过1年,眼部都可发生损害。

角膜的损害表现为角膜上皮或上皮下有氯喹的沉着,在裂隙灯下可见细小的灰白色小点呈环形沉着于角膜。病人可出现视力下降和虹视等症状,这种角膜改变为可逆的,停药后可自行消退,有时甚至不需停药也可自行消失。

然而氯喹对视网膜的损害为一种不可逆的病变,表现为黄斑区的色素沉着,周围环绕环状色素脱失区,外周再以色素沉着环绕,因而表现为"靶心"状改变,尤以荧光素眼底血管造

笔记

影时,这种"靶心"状改变更为醒目。病人中心视力下降,伴有中心暗点。晚期整个视网膜萎缩,血管变细,视盘可呈蜡黄色。视野可呈向心性缩小。氯喹对视网膜的毒性为一种积蓄作用,中毒后即使停药,病变仍继续发展,有时甚至在停药数年后,才发生视网膜损害。

三、奎宁相关的眼部表现

大剂量的奎宁可损害视网膜神经节细胞,并引起视网膜小动脉收缩以及视野向心性缩小,有时可呈管状视野。此外,还可有耳聋和中枢神经系统损害。奎宁中毒通常停药后可以好转,然而如继续服用,可引起不可逆的改变,如视野缩小、暗适应损害以及视力丧失等。

少数病人可以有虹膜色素上皮萎缩以及瞳孔对光反应差,可能是由于虹膜缺血所致。

四、氯丙嗪相关的眼部表现

长期服用氯丙嗪总剂量超过 350g 以上者,可发生晶状体和角膜的改变,超过 500g 以上者,几乎全部病例均有上述改变。晶状体改变表现为瞳孔区的晶状体前囊、前囊下浅棕色或灰白色小点沉着,并可逐渐向晶状体深入而形成白内障。角膜下半部分的内皮或实质层也可出现类似的混浊点,但上睑遮盖部分无损害,这些损害是不可逆的,但一般对视力无影响。从损害的部位来看,这种改变多和长期服用氯丙嗪后日光或紫外线的照射有一定关系。

五、洋地黄相关的眼部表现

少数病人服用洋地黄后可引起视物模糊和视物变色症。病人多有视物模糊和视力减退;物体被视为黄色、绿色、棕色、红色或雪白色;病人也可有畏光或闪光感觉;少数病人尚可有暗点或弱视。这可能是由于视网膜光感受器的直接中毒或因洋地黄引起的球后视神经炎或中枢性抑制所致。

六、胺碘酮相关的眼部表现

短期内大量用药时,部分病人出现灯周光环,药物减量后即消失。用药 2 周以上者,易产生角膜内色素沉着,表现为角膜下半部上皮内有棕黄色微粒沉着,停药后很快消失。

七、避孕药物相关的眼部表现

口服避孕药物对一些敏感病人可能引起血管阻塞性疾病。吸烟、高血压、偏头痛以及血管性疾病的妇女尤易发生。视盘水肿、视盘炎或球后视神经炎以及视网膜出血在服用避孕药物的妇女较之未服用避孕药物的妇女中更为常见。此外,也可表现出因脑梗死而引起的眼部改变。一些配戴角膜接触镜的病人在服用避孕药物期间,可因角膜水肿而发生不能耐受配戴角膜接触镜的反应,产生畏光等刺激症状。

二维码 17-1
扫一扫,测一测

> **知识拓展**
>
> ### "警惕性病重抬头"
>
> 性病是通过性接触传播的传染病,其在世界范围内广泛传播,不少性病累及眼部。如今随着国际交往日益增多,我国性病的发病率在逐年上升,其已成为新的社会问题。临床工作者对此应予以高度重视,熟悉性病相关的眼部表现,掌握有关的诊断和防治措施。

笔记

(许 迅)

参 考 文 献

1. 李凤鸣,谢立信.中华眼科学.第 3 版.北京:人民卫生出版社,2014

2. 中华医学会眼科学会眼底病学组.我国糖尿病视网膜病变临床诊疗指南(2014 年).中华眼科杂志,2014,50(11):851-864

3. 王保君,郭晓文,杨华,等.巨细胞病毒性视网膜炎与获得性免疫缺陷综合征.中华眼底病杂志,2002,18(2):4-6

4. 杨培增.葡萄膜炎诊断与治疗.北京:人民卫生出版社,2009

5. 储昭节,惠延年.结核性葡萄膜炎的研究进展.中华眼科杂志,2010,9(46):861-864

6. Holland GN. AIDS and ophthalmology:the first quarter century. Am J Ophthalmol,2008,145(3):397-408

7. Gaudio PA. Update on ocular syphilis. Curr Opin Ophthalmol,2006,17(6):562-566

8. Abu El-Assrar AM,Abouammoh M,Al-Mezaine HS. Tuberculous Uveitis. International Ophthalmology Clinics,2010,50(2):19-39

9. Hayreh SS,Servais GE,Virdi PS. Fundus lesions in malignant hypertension. Ⅵ. Hypertensive choroidopathy. Ophthalmology,1986,93(11):1383-1400

10. Kert E,Eide N. Chronic Ocular ischemia. Acta Ophthalmol,1989,67(4):386-392

笔记

附　录

眼科检查的正常值

解剖生理部分

眼球　前后径 24mm，垂直径 23mm，水平径 23.5mm

　　　　眼内轴长（角膜内面～视网膜内面）22.12mm，容积 6.5ml，重量 7g

　　　　突出度 12～14mm，两眼相差不超过 2mm

睑裂　平视时高 8mm，上睑遮盖角膜 1～2mm，长 26～30mm

　　　　内眦间距 30～35mm，平均 34mm

　　　　外眦间距 88～92mm，平均 90mm

　　　　睑板中央部宽度　上睑 6～9mm，下睑 5mm

睫毛　上睑 100～150 根，下睑 50～75 根。平视时倾斜度分别为 110°～130°，100°～120°，寿命 3～5 个月。拔除后 1 周生长 1～2mm，10 周可达正常长度

结膜　结膜囊深度（睑缘至穹隆部深处）上方 20mm，下方 10mm

　　　　穹隆结膜与角膜缘距离上下方均为 8～10mm，颞侧 14mm，鼻侧 7mm

泪器

　泪小点　直径 0.2～0.3mm，距内眦 6～6.5mm

　泪小管　直径 0.5～0.8mm，垂直部 1～2mm，水平部 8mm

　　　　　直径可扩张 3 倍

　泪囊　长 10mm，宽 3mm

　鼻泪管　全长 18mm，下口位于下鼻甲前端之后 16mm

　泪囊窝　长 17.86mm，宽 8.01mm

　泪腺　眶部 20mm×11mm×5mm，重 0.75g

　　　　睑部 15mm×7mm×3mm，重 0.2g

　泪液　正常清醒状态下，每分钟分泌 0.9～2.2μl

　　　　每眼泪液量 7～12μl

　　　　比重 1.008，pH 7.35，屈光指数 1.336

　　　　渗透压 295～309mOms/L，平均 305mOms/L

眼眶　深 40～50mm，容积 25～28ml

　　　　视神经孔直径 4～6mm，视神经管长 4～9mm

眼外肌肌腱宽度　内直肌 10.3mm，外直肌 9.2mm，上直肌 10.8mm，下直肌 9.8mm，上斜肌 9.4mm，下斜肌 9.4mm

直肌止点距角膜缘　内直肌 5.5mm，下直肌 6.5mm，外直肌 6.9mm，上直肌 7.7mm

锯齿缘距角膜缘　7～8mm

赤道部距角膜缘　14.5mm

黄斑部距下斜肌最短距离（下斜肌止端鼻侧缘内上）　2.2mm，距赤道 18～22mm

角膜　横径 11.5～12mm，垂直径 10.5～11mm

厚度　中央部 0.5~0.55mm，周边部 1mm

曲率半径　前表面 7.8mm，后表面 6.8mm

屈光力　前表面+48.83D，后表面−5.88D，总屈光力+43D

屈光指数　1.337

内皮细胞数　（2899±410）/mm2

角膜缘　宽 1.5~2mm

巩膜　厚度　眼外肌附着处 0.3mm，赤道部 0.4~0.6mm，视神经周围 1.0mm

瞳孔　直径 2.5~4mm（双眼差<0.25mm）

瞳距男 60.9mm，女 58.3mm

前房　中央深度 2.5~3mm

房水　容积 0.15~0.3ml，前房 0.2ml，后房 0.06ml

比重 1.006，pH 7.5~7.6

屈光指数 1.3336~1.336

生成速率 2~3μl/min

氧分压 55mmHg，二氧化碳分压 40~60mmHg

睫状体　宽度约 6~7mm

晶状体　直径 9mm，厚度 4mm，体积 0.2ml

曲率半径　前表面 10mm，后表面 6mm

屈光指数 1.437

屈光力　前表面+7D，后表面+11.66D，总屈光力+19D

玻璃体　容积 4.5ml，屈光指数 1.336

脉络膜　平均厚度　约 0.25mm，脉络膜上腔间隙 10~35μm

视网膜

视盘　1.5mm×1.75mm

黄斑　直径 2mm，中心凹位于视盘颞侧缘 3mm，视盘中心水平线下 0.8mm

视网膜动静脉直径比例　动脉：静脉=2：3

视网膜中央动脉　收缩压 60~75mmHg，舒张压 36~45mmHg

视神经　全长 40mm（眼内段 1，眶内段 25~30，管内段 6~10，颅内段 10）

视功能检查

视野　用直径为 3mm 的白色视标，检查周边视野

正常：颞侧 90°，鼻侧 60°，上方 55°，下方 70°

用蓝、红和绿色视标检查，周边视野依次递减 10°左右

立体视觉　立体视敏度<60″

对比敏感度　函数曲线呈倒"U"形，也称为山形或钟形

泪膜检查

泪膜破裂时间　10~45s；<10s 为泪膜不稳定

Schirmer 试验正常值　（10~45）mm/5min；<10mm/5min 为低分泌，<5mm/5min 为干眼

眼压和青光眼的有关数据

平均值　10~21mmHg；病理值>21mmHg

双眼差异　不应大于 5mmHg

24h 波动范围　不应大于 8mmHg

房水流畅系数（C）　正常值 0.19~0.65μl/（min ·mmHg）

　　　　　　　　　　　病理值<0.12μl/（min ·mmHg）

房水流量（F）　正常值（1.84±0.05）μl/min，>4.5μl/min 为分泌过高

压畅比（P/C）　正常值≤100

　　　　　　　　病理值≥120

巩膜硬度（E）　正常值 0.0215

C/D 比值　正常<0.3，两眼相差<0.2，>0.6 为异常

饮水试验　饮水前后相差　正常值<5mmHg

　　　　　　　　　　　　病理值>8mmHg

暗室试验　试验前后眼压相差　正常值<5mmHg

　　　　　　　　　　　　病理值>8mmHg

暗室加俯卧试验　试验前后眼压相差　正常值≤5mmHg

　　　　　　　　　　　　病理值>8mmHg

荧光素眼底血管造影

臂-脉络膜循环时间平均为 8.4s

臂-视网膜循环时间为 7~12s

（周子梅）

汉英对照索引

T

Z

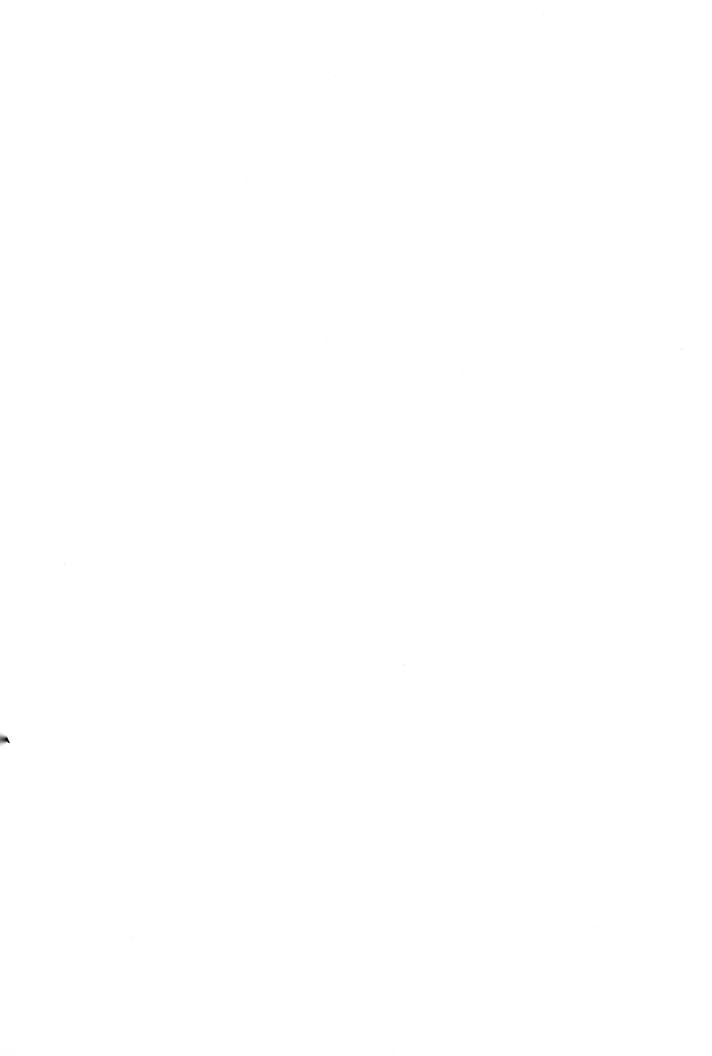